시 대 에 듀

독학사 4단계

— 간호학과 —

간호연구방법론

머리말

학위를 얻는데 시간과 장소는 더 이상 제약이 되지 않습니다. 대입 전형을 거치지 않아도 '학점은행제'를 통해 학사학위를 취득할 수 있기 때문입니다. 그중 독학학위제도는 고등학교 졸업자이거나 이와 동등 이상의 학력을 가지고 있는 사람들에게 효율적인 학점인정 및 학사학위취득의 기회를 줍니다.

간호학과는 4단계 학위취득과정만 합격하면 4년제 간호학사 학위를 취득할 수 있어 더 효율적인 방법이라 할 수 있습니다. 최근 정부의 간호인력개편의 일환으로 3년제 간호학과가 4년제로 대부분 개편이 되었습니다. 이제 3년제 출신 간호사들의 4년제 학위취득은 직장에서의 승진과 경쟁력 강화를 위해 선택이 아니라 필수가 되었습니다.

독학사 간호학과는 타 제도에 비해 일과 병행하여 더 낮은 비용과 한 번의 시험으로 4년제 간호학사학위를 취득할 수 있는 가장 효과적인 제도라고 할 수 있습니다.

본 저자는 독학사 시험에 응시하는 수험생들에게 단기간에 효과적인 학습을 할 수 있도록 다음과 같이 저술하였습니다.

> **» 출제영역표 반영**
> 이 책은 출제영역표에 맞추어 수험생들이 꼭 학습해야 할 필수사항들을 수록하였습니다.
>
> **» 색인(★)**
> 수험생들이 학습하는 동안 놓치지 말아야 할 부분들은 다시 한번 강조하여 색으로 표시하였고 중요 빈도를 색인(★)으로 표시하였습니다.
>
> **» 주관식 레벨 UP & 실제예상문제**
> 특히 주관식 문제의 배점이 큰 부분을 염두에 두고 단원이 끝나는 부분에 주관식 레벨 UP을 수록하여 주관식 문제를 풀 때의 감을 익히도록 하였으며, 실제예상문제를 통해 핵심이론의 내용을 문제로 풀어보면서 4단계 객관식과 주관식 문제를 충분히 연습할 수 있게 구성하였습니다.
>
> **» 최종모의고사**
> 마지막으로 실력 점검을 할 수 있도록 실제 시험과 같은 문제 수와 기출동형 문제로 최종모의고사를 수록하였습니다. 실제 시험을 보듯이 시간을 재면서 OCR 답안지로 풀어보고, 정답 및 해설을 통해 오답 내용과 본인의 약점을 최종 파악하여 실제 시험장에서는 실수하지 않도록 구성하였습니다.
>
> **» 핵심요약집**
> 별책 부록인 <핵심요약집>은 시간이 부족한 수험생들이 꼭 알아야 할 부분들을 다시 한번 정리할 수 있도록 구성하였습니다.

잠시도 한눈팔 수 없는 바쁜 임상 실무를 하면서 시험까지 준비하시는 수험생 여러분들께 모두 좋은 결과가 있기를 진심으로 바랍니다. 물론 결과도 중요하겠지만 이미 수험을 시작한 그 순간부터 수험생 여러분들 모두가 빛나는 승리자라고 생각합니다. 집필을 진행하면서 도움을 주셨던 출판사 관계자분들과 연구실 선생님께 특별한 감사의 말씀을 올립니다.

편저자 씀

독학학위제 소개

독학학위제란?

「독학에 의한 학위취득에 관한 법률」에 의거하여 국가에서 시행하는 시험에 합격한 사람에게 학사학위를 수여하는 제도

- ✓ 고등학교 졸업 이상의 학력을 가진 사람이면 누구나 응시 가능
- ✓ 대학교를 다니지 않아도 스스로 공부해서 학위취득 가능
- ✓ 일과 학습의 병행이 가능하여 시간과 비용 최소화
- ✓ 언제, 어디서나 학습이 가능한 평생학습시대의 자아실현을 위한 제도
- ✓ 학위취득시험은 4개의 과정(교양, 전공기초, 전공심화, 학위취득 종합시험)으로 이루어져 있으며 각 과정별 시험을 모두 거쳐 학위취득 종합시험에 합격하면 학사학위취득

독학학위제 전공 분야 (11개 전공)

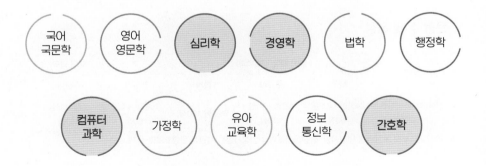

국어국문학　영어영문학　심리학　경영학　법학　행정학

컴퓨터과학　가정학　유아교육학　정보통신학　간호학

※ 유아교육학 및 정보통신학 전공 : 3, 4과정만 개설
※ 간호학 전공 : 4과정만 개설
※ 중어중문학, 수학, 농학 전공 : 폐지 전공으로 기존에 해당 전공 학적 보유자에 한하여 응시 가능

※ 시대에듀는 현재 4개 학과(심리학, 경영학, 컴퓨터과학, 간호학과) 개설 중

독학학위제
시험안내

과정별 응시자격

단계	과정	응시자격	과정(과목) 시험 면제 요건
4	학위취득	• 3년제 전문대학 간호학과를 졸업한 자 • 4년제 대학교 간호학과에서 3년 이상 교육과정을 수료한 자 • 4년제 대학교 간호학과에서 105학점 이상을 취득한 자	없음(반드시 응시)

응시 방법 및 응시료

• 접수 방법 : 온라인으로만 가능
• 제출 서류 : 응시자격 증빙 서류 등 자세한 내용은 홈페이지 참조
• 응시료 : 20,200원

독학학위제 시험 범위

• 시험과목별 평가 영역 범위에서 대학 전공자에게 요구되는 수준으로 출제
• 시험 범위 및 예시문항은 독학학위제 홈페이지(bdes.nile.or.kr) – 학습정보–과목별 평가영역에서 확인

문항 수 및 배점

과정	일반 과목(간호학과)			예외 과목		
	객관식	주관식	합계	객관식	주관식	합계
전공심화, 학위취득 (3~4과정)	24문항×2.5점 =60점	4문항×10점 =40점	28문항 100점	15문항×4점 =60점	5문항×8점 =40점	20문항 100점

※ 2017년도부터 교양과정 인정시험 및 전공기초과정 인정시험은 객관식 문항으로만 출제

합격 기준

• 4과정(학위취득 종합시험) 시험 : **총점 합격제 또는 과목별 합격제 선택**

구분	합격 기준	유의 사항
총점 합격제	• 총점(600점)의 60% 이상 득점(360점) • 과목 낙제 없음	• 6과목 모두 신규 응시 • 기존 합격 과목 불인정
과목별 합격제	• 매 과목 100점 만점으로 하여 전 과목(교양 2, 전공 4) 60점 이상 득점	• 기존 합격 과목 재응시 불가 • 기존 합격 과목 포함하여 총 6과목 초과하여 선택할 수 없음 • 1과목이라도 60점 미만 득점하면 불합격

시험 일정 및 간호학과 4단계 시험 시간표

※ 시험 일정 및 시험 시간표는 반드시 독학학위제 홈페이지(bdes.nile.or.kr)를 통해 확인하시기 바랍니다.

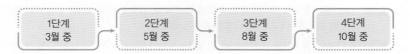

| 1단계
3월 중 | 2단계
5월 중 | 3단계
8월 중 | 4단계
10월 중 |

• 간호학과 4단계 시험 과목 및 시험 시간표

구분(교시별)	시간	시험 과목명
1교시	09:00~10:40 (100분)	**국어, 국사**, 외국어 중 택2 과목 (외국어를 선택할 경우 **실용영어**, 실용독일어, 실용프랑스어, 실용중국어, 실용일본어 중 택1 과목)
2교시	11:10~12:50 (100분)	•간호연구방법론 •간호과정론
중식	12:50~13:40 (50분)	
3교시	14:00~15:40 (120분)	•간호지도자론 •간호윤리와법

※ 입실시간: 08:30까지 완료, 합격기준: 6과목 합격(교양 2과목, 전공 4과목)
※ 시대에듀에서 개설된 과목은 빨간색으로 표시

독학사 간호학과 시험 예시문제 I - 간호연구방법론

> ※ ※ 아래는 국가평생교육진흥원에서 발표한 간호학과의 예시문제를 분석한 것으로 본 기본서를 학습하기 전에 참고용으로 활용하시기 바랍니다.

객관식

01 〈보기〉에서 간호 연구를 해야 하는 이유들을 모두 묶은 것은?

> ㄱ. 연구는 간호의 전문성을 보장해 준다.
> ㄴ. 연구를 통해 과학적 지식이 축적된다.
> ㄷ. 양질의 간호를 제공하기 위한 근거를 제공한다.
> ㄹ. 간호 대상자의 질 높은 서비스를 받고자 하는 요구에 부응하기 위해서이다.

① ㄱ, ㄷ   ② ㄴ, ㄹ

③ ㄱ, ㄴ, ㄷ   ④ ㄱ, ㄴ, ㄷ, ㄹ

정답 ④

해설 간호연구는 전문직 지식에 형성, 간호의 범주 규명, 간호 중재의 효율성 입증, 의사결정, 간호교육과 간호행정 및 간호실무에 기여 등 다양한 목적이 있다.

교수님 코칭 나열식으로 개념을 암기하여 정답과 맞추는 방법이 아니라 전체적인 간호연구의 개념에 대해서 읽고 폭넓게 이해한다면 쉽게 풀 수 있다.

02 연구 방법의 유형은 문헌 연구 방법, 실증적 연구 방법, 사례연구 방법 등으로 나누어 볼 수 있다. 실증적 연구 방법에 속하는 것은?

① 기술적 연구 방법
② 역사적 연구 방법
③ 분석적 연구 방법
④ 도서관 서베이 방법

정답 ①

해설 실증적 연구 방법은 경험적 자료를 수집하고 계량화하여 사회·문화 현상을 통계적으로 분석하는 연구 방법으로 양적 연구 방법이다. 해당 문제에서 기술적 연구 방법이 이에 해당한다.

교수님 코칭 연구방법의 경우 다양한 교과서에서 같은 내용을 조금씩 다른 용어로 상이하게 묶기도 한다. 모르는 용어가 나오더라도 각 연구 방법 분류의 특징과 보기 문항의 내용을 따져가며 묶어 본다면 문제 풀이가 가능하다.

03 실험 연구에서 외생 변인을 통제하기 위하여 외생 변인이 동일하게 작용하는 대상자만을 표본으로 사용하여 그 외생 변인이 동등하게 작용하도록 하는 방법은?

① 상쇄법
② 격상법
③ 짝짓기법
④ 조건 고정화법

정답 ④

해설 조건 고정화법이란 외생변인이 동일하게 작용하는 대상자만을 표본으로 사용함으로서 피험자들에게 그 외생변인이 동등하게 작용하게 하는 방법이다.

교수님 코칭 연구방법 자체는 과학적 논리의 틀을 유지하여 다양한 학문분야에서 응용되어 사용된다. 따라서 같은 개념을 다른 용어로 사용하거나, 간호학에서 잘 사용되지 않는 변인통제 방법도 문제에 나올 수 있다. 외생변인 통제의 기본적인 개념에 대해 알고 다양하게 응용하여 적용할 수 있어야 한다.

04 방사선 치료를 받는 유방암 환자의 피로를 조사하고자 서울시 소재 대학 병원에서 방사선 치료를 받는 유방암 환자 1,200명 중 250명을 임의 표집한 경우 표적 모집단은?

① 임의표집한 대상자 250명
② 방사선 치료를 받는 유방암 환자
③ 서울시 소재 병원 유방암 환자
④ 서울시 대학 병원 유방암 환자 1,200명

정답 ②

해설 • 모집단(Population) : 정해진 기준에 맞는 모든 사례의 집단
• 표적 모집단(target population) : 연구자가 관심 있어서 일반화하고자 하는 전 사례집단
• 근접 모집단(accessible population) : 연구자가 접근할 수 있는 사례집단

교수님 코칭 비슷한 용어가 유사한 개념을 다루는데 그 층위가 다른 경우이다. 개념에 대한 설명이 쉽게 이해가 되지 않는다면, 예시를 들어서 이해하고 문제 풀이에 응용해서 적용하는 것도 방법이 될 수 있다.

05 질문지를 만들 때 주의할 점으로 잘못된 것은?

① 전문적인 용어를 피한다.
② 두 가지 내용이 포함되지 않게 한다.
③ 가능한 한 긍정문으로 진술한다.
④ 기억을 유도하는 설명은 하지 않는다.

정답 ④

해설 보기 ①~③은 질문어구 작성원칙에 해당한다. 또한 응답자의 응답 수준을 고려, 작성자의 편견 배제, 간략한 질문어구 사용, 개인적인 질문 시 프라이버시 보호 등의 내용이 포함된다.

교수님 코칭 질문지 작성 원칙의 경우 일반적으로 일반적인 상식 수준의 내용으로 각 원칙이 작성된 이유에 대해서 한 번 생각해 보고 꼼꼼하게 읽고 넘어간다면 쉽게 기억할 수 있을 것이다.

독학사 간호학과 시험
예시문제 II – 간호연구방법론

06 〈보기〉는 생리적 측정 방법의 사용에 관한 내용이다. 바르게 짝지은 것은?

> ㄱ. 기계가 고가이므로 개인적으로 구입하기 어려울 수 있다.
> ㄴ. 다른 사회심리학적인 측정 방법보다 신뢰도가 높다.
> ㄷ. 관찰법이나 자가 보고에 의한 방법보다 객관성이 낮다.
> ㄹ. 측정 방법으로 인해 인체에 손상을 줄 수 있다.

① ㄱ, ㄴ, ㄷ   ② ㄴ, ㄷ, ㄹ

③ ㄱ, ㄴ, ㄹ   ④ ㄱ, ㄷ, ㄹ

정답 ③

해설 ㄱ, ㄴ, ㄹ은 모두 생리적 측정방법에 특징(장점과 단점)에 해당하는 내용이다. 생리적 측정은 특히나 다른 측정 방법보다 객관적인 측정이 가능하다는 장점이 있다.

교수님 코칭 시험에 많이 등장하는 측정 방법에 관한 내용이다. 각 측정 방법의 특성을 이해하는 것도 중요하지만, 다른 측정 방법과 비교하여 비교우위인 점에 대해서도 알아두어야 한다.

07 서술통계에 해당되는 설명으로 잘못된 것은?

① 두 개 또는 그 이상의 변인들 사이에 상관관계를 기술해 준다.

② 어떤 현상 또는 집단의 수량적 특징이나 양상을 그대로 기술해 준다.

③ 복잡하고 다양한 수량적 자료들을 이해하기 쉽게 정리하여 제시해 준다.

④ 표본의 통계값을 가지고 가설을 검증하여 모집단의 특성을 알게 해 준다.

정답 ④

해설 서술통계(기술통계)는 수집한 데이터의 특성을 표현하고 요약하는 통계기법이고 추론통계는 표본집단의 통계량을 토대로 모집단의 특성을 추론하는 통계 기법이다. 추측통계라고도 한다.

교수님 코칭 서술통계와 다음 단계인 추론통계에 관해서 공부를 하고 난 뒤 두 개가 어떻게 다르고 연구에서는 각각 어떤 부분에서 사용되는지를 이해하면 문제 풀이에 응용하기 쉬울 것이다.

주관식

08 윤리적 연구를 위해 연구 대상자에게 보장되어야 할 권리를 3가지 이상 간단히 제시하시오.

정답

> ① 해를 받지 않을 권리 　　　　　② 연구에 대해 무엇이든 알 권리
> ③ 스스로 결정할 권리/사전동의 　　④ 프라이버시, 익명, 비밀 보장

해설 정답에 제시되어 있는 해를 받지 않을 권리, 연구에 대한 무엇이든 알 권리, 스스로 결정할 권리/사전동의, 프라이버시, 익명, 비밀 보장은 인간을 대상으로 하는 모든 연구에서 지켜져야 하는 4가지 큰 권리이다.

교수님 코칭 연구 윤리의 경우는 역사와도 연계되어 있어서 일차적인 암기가 중요하다. 시기별로 중요한 사건과 그로 인해 발생한 내용을 중심으로 암기하면 문제 풀이에 도움이 될 것이다.

09 실험 연구에서 외생 변인의 변량을 통제할 방법을 3가지 이상 쓰시오.

정답

> ① 외생변수가 같은 대상자만을 사용한다, ② 외생변수가 동일하도록 집단을 무작위(randomization) 배치한다, ③ 외생변수 자체를 독립변수로 포함시킨다, ④ 통제하여야 할 외생변수가 같은 대상자를 짝짓기하여 배치한다, ⑤ 외생변수를 통제하는 통계법을 사용한다.

해설 외생변수의 통제개념은 외적 통제와 내적 통제로 분류될 수 있다. 외적 통제는 연구상황을 통제하는 방법이다. 내적 통제는 연구 대상자의 특성이 종속변수에 미치는 영향을 통제하는 것이다.

교수님 코칭 외생변수의 통제는 중요한 내용으로 본 시험뿐만 아니라 많은 곳에서 출제가 되는 내용이다. 각각의 포인트를 가지고 암기하는 방법도 좋지만, 전반적인 연구 진행 상황을 머릿속에 그리면서 각각의 방해요인을 어떻게 제거하면 좋을지 생각해 보아야 한다.

10 관찰법 중 참여관찰과 비참여관찰의 특징을 구분하여 설명하시오.

정답

> 참여관찰은 관찰대상자 집단의 구성원이 되어 함께 생활하거나 활동하면서 자료를 수집하는 방법
> 이고 비참여관찰은 관찰대상자에게 관찰 사실을 알리고 시행하는 방법이다.

해설 • 참여관찰 : 관찰대상 집단의 내부에 들어가서 그 구성원의 일부가 되어 공동생활에 참여하면서 관찰하는 방법으로 조사대상자들의 생생한 삶을 깊이 있게 파악하고자 할 때 유익하다.
　　• 비참여관찰 : 조사자의 신분은 밝히지만, 구성원으로서 임무를 수행하지 않고 제 삼자의 입장에서 관찰하는 방법으로 조직적 관찰에서 많이 사용된다.

교수님 코칭 문제에서 구체적으로 개념의 하위 속성까지 제시하면서 비교서술을 요구했다면 어려운 문제가 될 수도 있었을 것이다. 눈으로 문제를 보고 정답을 생각하지 말고, 직접 수기로 작성을 해보는 것이 실제 시험장에서 큰 도움이 될 것이다.

이 책의
구성과 특징

study with me

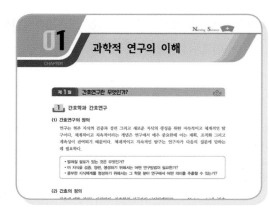

1 시험에 나오는 내용
중심으로 쏙쏙

독학사 시험의 출제 경향에 맞춰
시행처의 평가영역을 바탕으로
과년도 출제문제와 이론을
빅데이터 방식에 맞게 선별하여
가장 최신의 이론과 문제로
시험에 출제되는 영역 위주로 정리되었다.

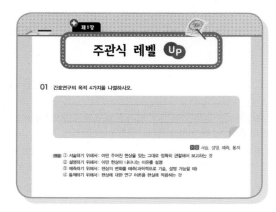

2 4단계 주관식을 공략하는
주관식 레벨 UP

본 교재는 4단계 합격의 분수령인 주관식 문
제를 완벽 대비할 수 있도록 〈주관식 레벨
UP〉 코너를 구성하였다. 독학사 주관식의 여
러 기출 유형 중 부분 배점이 가미된 키워드
형 문제와 해당 정답 내용을 약술하는 약술문
제를 다수 수록하여 수험생들이 실제 독학사
주관식 유형을 접할 수 있도록 하였다.

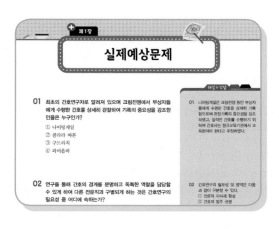

3 4단계 시험에 특화된
객관식과 주관식으로 구성된
실제예상문제

본서는 최근 실시된 독학사 간호학과 기출문제
와 각종 간호 관련 시험 및 간호사 국가고시의
해당 기출문제를 선별하여 독학사 간호학과의
수준에 맞게 변형하여 수록하였다. 특히 합격을
좌우하는 40점 배점의 주관식 문제의 경우 다양
한 형식의 문항 유형을 수록했으며 실제 문항 수
에서도 국내 어느 교재보다 풍부하게 수록하여
충분한 학습 대응이 가능하도록 구성했다.

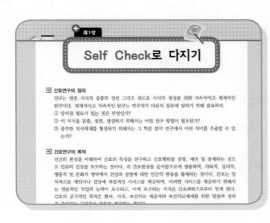

4 교재의 이론과 문제를
학습한 후 한 번 더 정리하는

Self Check로 다지기

하나의 장 내용이 끝날 때마다 각 장의 핵심 내용들을 빠르고 정확하게 복습할 수 있는 〈Self Check로 다지기〉를 구성하였다. 각 장의 이론들과 문제들을 공부한 후 이 코너를 통해 다시 한 번 더 정리하고 학습한다면 시험에 합격하는 점수 향상에 큰 도움이 될 것이다.

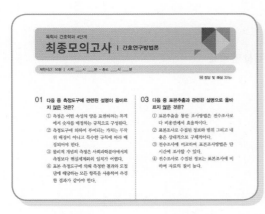

5 **최종모의고사**로
실전 감각 UP!

〈핵심이론〉을 공부하고, 〈주관식 레벨 UP〉과 〈실제예상문제〉를 풀어보았다면 이제 남은 것은 실전감각 기르기와 최종 점검이다. 〈최종모의고사〉를 실제 시험처럼 시간을 두고 OCR 답안지를 이용해서 풀어보고, 정답과 해설을 통해 복습한다면 좋은 결과가 있을 것이다.

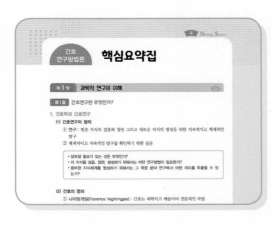

6 시험장에 가져가는
핵심요약집 제공!

전체 기본서의 과정을 중요부분 위주로 정리한 핵심요약집을 통해 무엇이 중요하며 강조해서 학습해야 하는지를 파악하고 틈틈이 학습할 수 있도록 하였으며 최종 마무리 정리용으로 학습의 효과를 극대화할 수 있도록 하였다.

목차

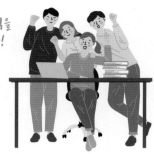

당신의 합격을
기원합니다!

Study with me

제 **1** 장

－

과학적 연구의 이해

－

시대에듀
www.**sdedu**.co.kr
자격증 · 공무원 · 취업까지
BEST 온라인 강의 제공

(주)시대고시기획
(주)시대교육
www.**sidaegosi**.com
시험정보 · 자료실 · 이벤트
합격을 위한 최고의 선택

I wish you the best of luck!

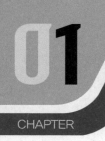

과학적 연구의 이해

CHAPTER

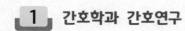

제 1 절 간호연구란 무엇인가?

1 간호학과 간호연구

(1) 간호연구의 정의

연구는 현존 지식의 검증과 정련 그리고 새로운 지식의 생성을 위한 지속적이고 체계적인 탐구이다. 체계적이고 지속적이라는 개념은 연구에서 매우 중요한데 이는 계획, 조직화 그리고 계속성이 관여되기 때문이다. 체계적이고 지속적인 탐구는 연구자가 다음의 질문에 답하는 데 필요하다.

- 알려질 필요가 있는 것은 무엇인가?
- 이 지식을 검증, 정련, 생성하기 위해서는 어떤 연구방법이 필요한가?
- 풍부한 지식체계를 형성하기 위해서는 그 학문 분야 연구에서 어떤 의미를 추출할 수 있는가?

(2) 간호의 정의

간호에 대한 정의는 다양하다. 간호학의 선구자인 나이팅게일(Florence Nightingale)은 '간호는 과학이고 예술이며 전문적인 직업'으로 정의했으며, 현대 간호 지도자들은 '매일의 일상적인 과업을 수행할 수 있게 모든 연령의 개인과 사회적·문화적 집단을 돕는 것'으로 정의한다. 국제간호사협의회(International Council of Nurses, ICN)에서는 '간호는 모든 연령의 개인, 가족, 집단, 지역사회를 대상으로 아프거나 건강한 사람에게 돌봄을 제공하기 위하여 협력하고 자율적으로 행하는 것'이라고 정의한 바 있다.

간호연구의 큰 목적은 인간의 본성을 이해하여 간호의 특성을 연구하고 간호행위를 설명, 예측 및 통제하는 것으로 인류의 건강을 도모하는 것이다. 즉 간호 현상을 분석함으로써 생물학적, 사회적, 심리적, 행동적 및 문화적 영역에서 건강과 질병에 대한 인간의 반응을 통제하는 것이다. 간호는 일차적으로 개인이나 집단에 직접적인 서비스를 제공하며, 이러한 서비스를 제공하기 위해서는 전문적인 직업적 능력이 요구되고, 이에 요구되는 지식은 간호과학으로부터 얻게 된다. 간호의 궁극적인 목적은 환자, 가족, 보건의료 제공자와 보건의료 체계를 위한 양질의 성과를 증진하는 근거 중심의 간호를 제공하는 것이다.

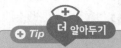

과학적 연구의 목적
① 서술(describe) : 어떤 주어진 현상을 있는 그대로 정확히 관찰해서 보고하는 것
② 설명(explain) : 어떤 현상이 나타나는 이유를 설명
③ 예측(predict) : 현상의 변화를 예측(과학적으로 기술, 설명 가능할 때)
④ 통제(control) : 현상에 대한 연구 이론을 현실에 적용하는 것

2 간호연구의 필요성 및 영역 중요 ★★

간호는 인간에 대한 서비스이며 도움을 필요로 하는 사람을 돌보는 것에 관심을 두는 분야로써 실무 위주로 발전되어 왔으며, 전통이나 권위자에게서 나오는 지식을 아무 의문 없이 받아들이는 경향을 보여 왔다. 그러나 건강이 주개념이 되는 간호에서는 건강에 영향을 주는 복잡한 변수를 고려하면서 간호를 제공해야 하므로 타당성 있는 지식에 근거한 간호활동이 요구된다.
대상자의 건강을 위한 간호를 중재하고 평가하는 데에 이러한 타당한 지식이 필요함은 간호행정가, 교육자, 실무 간호사에 의해 한결같이 인정되고 있다. 타당성 있는 지식을 얻기 위해서는 관심 있는 문제에 관하여 연구를 시행하며 이를 통해 이론을 구축하거나 검증해야 한다.
간호사는 질적 간호를 제공하기 위하여 실무를 개선시키는 데에 관심을 가져야 하므로 창조적인 연구 활동을 하고 이를 통해 지식을 얻으며 그 지식을 실무에 적용해야 한다.

(1) 전문직 지식체 형성

연구는 새로운 지식을 축적하고 기존의 지식을 검증하며 전문직의 책임(accountability)과 자율성(autonomy)을 증진하는데 이바지한다. 이러한 지식체 발달은 간호를 전문직으로서 성장하게 하는데 필수적이다. 과학적 지식을 바탕으로 임상적 판단을 하는 간호사만이 대상자를 돌보는 데 전문가적인 책임감과 자율성을 가질 수 있다.

(2) 간호의 범주 규명

간호의 범주는 매우 넓고 경계가 모호하다. 간호는 인간이 태어나면서부터 죽을 때까지, 아주 건강한 상태에서 위급한 상황에 이르기까지의 모든 인간에 대한 지식이 필요하다.
연구를 통해 간호의 경계를 분명하고 독특한 역할을 담당할 수 있게 하므로 다른 전문직과 구별된다.

(3) 간호중재의 효율성 입증

"간호 서비스가 다른 전문직 서비스에 비하여 어떻게 다른 효과를 줄 수 있는가?"라는 질문을 할 수 있다. 이때 대중에게 간호중재의 효율성을 입증해 보이고 대상자의 건강상태에 차이를 가져오며 비용을 절감할 수 있다는 것을 알려줘야 한다.

(4) 의사결정

"대상자에게 무엇을 사정해야 하나?", "어떤 간호진단을 끌어낼 것인가?", "그 문제를 해결하려면 어떤 간호계획을 세워야 할까?", "어떤 간호중재가 효과적일까?", "간호결과를 어떻게 평가해야 하는가?"라는 질문에 대해서 의사결정을 잘 할 수 있도록 돕는 역할을 한다.

(5) 간호교육에 기여

간호교육자는 연구결과를 활용하여 교과과정의 내용을 개발하고 수정 보완하여 발전시키며, 새로운 교육방법을 구상한다. 그리고 연구를 수행함으로써 학생들에게 전문직으로 연구를 수행해야 하는 역할을 교육할 수 있다. 간호교육자는 연구수행과 동시에 학생들을 연구 현장에 노출해 학생들에게 지식의 본질이 어떻게 변화되는지 인식할 수 있게 한다.

(6) 간호행정에 기여

간호행정 분야 연구는 간호 인력이 가장 효과적인 태도를 보이게 하는데 유용한 자료가 된다. 예를 들어 의료진을 대상으로 손 씻기 교육을 시행하면 병원 감염률을 감소시킨다는 결과를 얻었다면 이 연구결과는 간호행정가가 예산편성에 활용할 근거자료가 되며, 간호사의 권리 향상과 인력 확보에도 근거자료가 된다.

(7) 간호실무에 기여

실무중심의 간호연구는 간호실무를 향상시키는 기초라 할 수 있다. 그동안 간호연구는 이론에 근거한 실무중심 연구와 간호의 효과를 정확히 측정할 도구개발 연구가 미흡했다. 간호연구자는 간호실무와 관련된 문제와 많은 대상자에게 유익한 문제를 연구해야 한다. 간호는 질병을 가진 대상자뿐만 아니라 건강한 대상자들의 적정 기능 수준 향상에 초점이 있다. 대상자들은 간호중재를 통하여 건강을 유지하고 안녕 수준을 증진시킬 수 있다. 따라서 간호의 질을 향상시킬 과학적 연구를 통해 대상자의 건강을 유지 또는 회복하게 돕고 사회의 요구에 부응해야 한다.

3 간호연구의 발전과 전망

(1) 1900년대 이전

간호연구는 나이팅게일에서 시작되었다. 나이팅게일은 자신의 최초 연구 활동을 「Notes on Nursing」(1859)에 발표하였다. 크림전쟁에서 부상자들에게 수행한 간호를 상세히 기록함으로써 관찰기록의 중요성을 강조했고, 전쟁 동안 환자의 건강에 대한 영향을 조사하기 위해 자료수집과 통계분석도 기록하였다. 나이팅게일의 연구는 태도, 조직, 사회 변화를 일으키는 데 영향을 미쳤다. 그러나 나이팅게일(1850~1910)의 연구 후에 1900년대 중반까지는 연구가 관심을 받지 못하였다.

(2) 1900년 초기

1900~1950년대까지 간호연구 활동은 제한적이었다. 간호사들은 전문적 위상 정립이나 교육적 기준 확립에 노력을 많이 기울였으며, 간호교육은 대학 수준이 아니라 실무 위주로 병원에서 이루어졌다. 미국의 간호연구 초창기인 1900~1940년은 병원 간호학교 안에 디플로마 학위과정이 신설되어 근대 간호학이 성장하고 간호직이 직업으로 조직되는 시기였다. 1900년에는 「American Journal of Nursing」이 발간되었고 1920년대 말부터 이 잡지에 사례연구들이 등장하기 시작하였다. 미국 간호교육위원회는 전국적인 간호교육과 관련된 조사를 시행했으며 조사 결과로 간호 고등교육의 필요성을 강조하는 골드마크 보고서(Goldmark Report, 1923)가 발표되었고 이에 따라 예일 대학교, 컬럼비아 대학교 등 더 많은 간호대학이 설치되었고 임상실습보다 이론교육 시간이 늘어났다. 1940년대 또한 간호연구의 주요 관심사는 간호교육에 관한 것이었으나 2차 세계대전의 발발로 간호사의 요구도가 증가하면서 이 시기 간호연구자들에게 간호사의 수요 공급, 병원 환경, 미국 여러 지역에서의 간호사의 위치 등에 대한 관심을 끌게 하였다.

(3) 1950~1960년대

간호연구의 발전기로서 학사 간호사의 증가, 석사학위를 위한 장학금 지원, 정부와 민간재단의 연구비 지원 등 간호연구에 좋은 조건들이 마련되었다. 1952년 간호 전문조직의 연구잡지인 「Nursing Research」가 창간되었다. 실무 관련 간호연구의 시작이라 할 수 있다. 1950년 미국 간호협회가 간호 기능과 활동에 관한 5년간의 연구를 시작되었고 연구의 결과는 미국 간호사의 기능, 표준, 자격 기준을 정하는 데 이용되었다. 이 기간에 임상연구가 다양한 분야의 전문 영역으로 확대되었으며 각 분야의 간호표준이 개발되었다. 1950년대와 1960년대에는 교육 관련 연구가 많이 수행되었는데 특히 전문직 간호사에게 가장 효과적인 교육 프로그램이 무엇인지 연구하였다.

1960년대에는 임상연구의 수가 증가하면서 질적 간호, 환자 성과 준거 개발 등의 연구가 수행되었다. 중환자실이 도입되었으며 간호중재, 직원 배치, 간호의 비용 효과에 대한 연구가 주로 이루어졌다. 또한, 간호학은 학제 간 접근이 필요한 학문이라는 인식과 함께 간호연구영역에 다양한 인접 학문의 이론과 방법론이 등장하게 되었다.

(4) 1970년대

1970년대는 간호과정이 사정 기능, 지침, 목표설정 방법, 특정분야의 간호 중재 등 많은 연구의 초점이 되었다. 이 시절 교육연구는 교육방법의 평가와 학생의 학습경험 등에 관심을 두었다. 서비스 환경에서 1970년대의 경향은 주로 일차간호에 중점을 두고 있었고 일차간호의 수행과 성과와 관련하여 연구가 수행되었다. 1970년대 초 의료인력의 배치 부족 현상이 두드러지면서 건강관리의 접근성과 관련하여 전문간호사(NP, CNS)의 역할 증대가 요구되었다. 이 시기에 전문간호사의 유용성, 고용자의 만족도와 적합성 연구, 전문직으로서 타당성이나 과학적 기초를 수립하려는 연구가 지속해서 진행되었다. 1960년과 1970년대 후반에는 간호실무를 안내할 모델, 개념, 이론개발에 관심을 가졌다. 이들 이론가의 연구가 미래 간호연구의 방향을 제공하였다. 1970년대 박사학위자의 증가와 간호연구 증가는 지역적 연구 모임을 활발하게 했으며, 늘어나는 연구논문을 발표하기 위해 다양한 간호학 잡지가 창간되었다.

(5) 1980년대

간호연구자들은 임상연구에 더 많이 참여했고, 연구 관련 학술지도 많이 늘어났다. 미국 간호협회 간호연구위원회는 향후 10년간 연구 방향을 간호현장에서 활용할 실무중심 연구로 제시하였다. 1983년 미국 간호협회는 간호연구센터(Nursing Research Center)를 세워 연구·교육·실무 통합을 지지했고 「Annual Review of Nursing Research」가 창간되었다. 또한, 인간을 깊게 이해하기 위해 인간 경험의 주관적 측면을 고려하는 질적 연구가 대두되었고, 간호를 과학적 지식체를 지닌 학문으로 발전시키려면 이 두 접근법이 모두 필요함을 인식하였다. 1986년에는 미국 국립보건원에 국립간호연구센터가 설립되어, 간호연구에 안정적으로 재정적인 지원 및 타 학문과 협동하여 연구할 기회가 증대되었으며, 1980년대에는 후반 근거 중심 의학이 대두되면서 전문가의 의견보다는 연구결과가 임상적 판단에 있어서 훨씬 효과적이라는 사실이 밝혀졌다.

(6) 1990년대

1900년대 이후 건강관리 서비스의 효율성을 강조하는 결과연구가 대두되었으며, 이러한 연구를 장려하기 위해 미 보건복지부(Department of Health Research and Human Service)에 보건관리정책 및 연구기구가 설립되었다. 1993년에는 미국 국립간호연구센터가 국가 지원으로 인해 더욱 활성화되었다. 1990년대에는 간호사들을 위한 임상 중심의 심층적인 연구 및 근거 중심 실무에 관한 관심이 가속화되어 더 많은 전문학술지가 발행되었다. 근거 중심 실무에 대한 다른 하나의 큰 공헌인 'Cochrane Collaboration'이 1993년에 창립되었으며, 이는 근거 중심 실무를 촉진하기 위하여 기관과 개인의 국제적인 네트워크로서 수백 건의 임상 중재의 체계적인 고찰을 유지하며 관리하고 있다.

1990년대의 간호연구는 국립간호연구센터의 연구 우선순위 결정 집담회가 선정한 우선순위에 의해 수행되기도 하였다. 여기에는 저체중 신생아, 면역결핍 바이러스 감염, 만성환자 간호와 증상 관리, 건강 증진 등의 주제가 포함되었다. 두 번째 집담회에서는 지역사회 중심 간호 모델, 인지 손상의 치료방법, 만성질환에 대한 대처, 면역력 증진을 위한 중재 등이 강조되었다.

1997년 국제간호협회는 연구의 우선순위를 보건의료체계 변화, 만성적 건강문제, 상해의 증가, 인구의 노령화, 만성질환의 복합요인(사회, 경제, 환경, 행동, 박테리아나 바이러스 또는 유전적 요인) 때문에 발생한다고 보아, 간호연구 우선순위를 보건의료개혁의 영향평가, 사회경제 수준과 환경에 따른 간호 인력의 수요공급 비교, 생산성 평가, 교육의 질 분석, 의료인력의 교육서비스 효과분석, 취약집단 케어 모형에 관한 연구, 건강관리체계간 간호의 질, 그 밖에 윤리적, 가정간호, 직업병, 감염관리 등의 연구로 결정했다.

(7) 국내 간호연구 동향

국내에서 간호연구의 출발은 타 학문에 비하여 비교적 늦게 시작되었다. 구체적인 간호연구의 시작은 1940년대 후반기로 볼 수 있는데 당시의 간호는 서비스 중심에 머무른 수준이었다. 이후 1953년 「대한 간호」의 출간과 1955년 간호대학 과정의 설립으로 간호교육이 향상되기 시작했으며 1962년 대학원 교육의 확대로 연구 활동이 본격적으로 전개되었다.

1960년대 연구는 초보적 연구단계로 기술적 연구가 주류를 이루었다. 1970년대 초반부터는 대학과정에 간호연구 과목이 개설되었는데 이것이 연구 발전의 계기가 되었다. 1970년에는 순수 학술지인 「간호학회지」가 창간되어 많은 연구논문이 게재되었고, 1978년 간호계 첫 박사학위 과정 신설과 함께 현재에 이르기까지 석·박사학위 논문이 급속하게 증가하고 있으며, 1989년 성인간호학회지 발간과 함께 대한 간호과학회 산하 7개 분야별 학회에서 학회지가 발간되고 2006년에는 모든 학회지가 학술진흥재단에 등재되기에 이르렀다. 또한, 간호교육학회지 등 많은 간호 관련 학회지들이 발간되고 있으며 학술진흥재단에 등재 또는 등재를 준비하고 있다. 더불어 각 병원에서 격년마다 실시하고 있는 병원 평가를 계기로 임상 연구가 활발히 진행되고 있으며 「임상 간호연구」라는 학술지가 발간되어 1995년 창간호를 시작으로 많은 임상 관련 논문이 발표되고 있다.

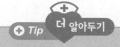

⊕ Tip 더 알아두기

대한간호과학회의 창설과 학술활동(1970)
① 목적 : 간호학문의 발전과 연구에 관한 활동, 타 학문과의 교류
② 회원학회 : 간호행정, 기본, 성인, 아동, 여성건강, 정신, 지역사회, 기초간호 자연과학회
③ 정기적인 학술대회 등을 통한 간호학술의 발전과 학구적인 연구

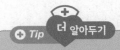

1955년 이화여대에 간호학과가, 1960년 이화여대에 대학원 석사과정이, 1978년 연세대학교에 최초로 박사과정이 개설되었다.

4 간호연구에서의 문제점과 전망 [중요] ★

간호연구의 문제점을 다음과 같이 정리할 수 있다.

- 환자 중심의 연구 부족
- 타 보건의료인과의 학제 간 연구 부족
- 교육과 임상과의 거리감
- 간호사 스스로 고등교육 준비에 대해 가치를 두지 않음
- 보건의료직 및 타 분야가 간호사의 고등교육 준비에 대해 가치를 두지 않음
- 간호 교수가 간호현장으로부터 소외되어 있음
- 임상 간호를 위한 축적된 간호지식의 부족
- 실제로 활용될 수 있는 연구 부족
- 반복연구 부족

미래의 간호연구 방향을 알기 위해서는 사회가 개인과 지역에 특히 건강과 관련되어 어떻게 영향을 미치려는지를 알아야 한다. 사회의 발전은 현대인에게 건강하게 살 권리를 주장하게 하고, 사회는 이에 대해 마땅히 책임을 져야 한다고 의식하는 시대에 살고 있다. 간호연구의 미래방향은 다음과 같이 정리할 수 있다.

- 근거중심 실무에 대한 초점 증가
- 반복연구를 통한 강력한 지식체 구축
- 통합적인 고찰의 강조
- 다학제간 공동 연구의 강조
- 연구결과의 보급 및 확대
- 성과연구에 대한 관심 증가
- 간호연구의 가시화 증가

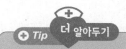

+ Tip 더 알아두기

2003년 미국 국립간호연구소에서 제시한 다섯 가지 미래간호연구 주제
① 더 나은 건강을 위한 생활방식의 변화
② 삶의 질을 향상하기 위한 만성 질환의 관리
③ 건강의 불균형을 감소시키기 위한 효과적인 전략의 규명
④ 인간의 요구를 충족하기 위한 진보된 기술의 이용
⑤ 환자와 가족을 위한 생의 종말 경험 연구의 강화

제 2 절 과학, 이론 그리고 연구

1 과학적 연구의 의미

(1) 과학적인 연구란 무엇인가?

① 과학이란 체계적이고 조직적인 방법에 의해 얻어진 지식체이다.
② 좁은 의미의 과학이란 용어는 자연과학의 뜻으로 흔히 사용되나, 넓은 의미로 사용될 때는 인문과학, 사회과학, 철학 등 모든 학문을 포함한다.
③ 과학적 연구는 관심 있는 문제를 연구하기 위해 과학적 방법을 적용하는 것이다.
   연구는 아직 알려지지 않은 어떤 질문에 대해 타당성 높은 해답을 얻으려고 탐구하는 과정이며, 과학적 방법은 인간의 지식 습득 방법 중 가장 진보된 방법으로 오류가 있을 수 있으나 전통, 전문가의 지식, 경험, 논리적 추론의 단독 사용에 비하여 훨씬 신뢰할 수 있는 방법이다.
④ 과학적 방법의 연구란 정보를 얻기 위해 질서 있는 체계적 절차를 따르는 것을 의미한다.
   즉, 문제의 정의, 연구 개념의 선택, 연구설계와 정보수집에서부터 문제해결까지 질서 있고 체계적인 방법을 따르는 것이다. 전통적 과학자들은 현실세계에서 얻은 직관이나 육감을 검증하기 위해 이 방법을 사용한다.
⑤ 광범위한 과학적 연구방법에는 양적 연구와 질적 연구가 있다.

(2) 왜 연구를 하는가? 중요 ★★★

① 서술(description)하기 위해서
   ㉠ 관심 있는 현상을 관찰, 기술하고, 분류하는 것으로써 지식체 개발의 기초가 되며 새로운 정보와 통찰력을 준다.
   ㉡ 특히 간호전문직과 관련된 현상의 본질과 속성을 규명하여 현상을 서술하는 것이다.

> **☑ 예**
> • 수면양상, 식습관, 체온변화, 스트레스, 통증 양상 등
> • AIDS 환자에 대한 가정간호에는 어떤 유형의 활동이 포함되는가?

② 설명(explanation)하기 위해서

ⓐ 현상 간의 체계적인 관계를 설명하는 것이다. 즉 변수 간의 관계를 설명한다.

ⓑ 현상의 원인을 규명하려고 시도함으로써 현상에 대한 이해를 촉구한다.

ⓒ 간호 시 고려되어야 할 현상을 설명한다.

> **☑ 예**
> 부모 역할 스트레스의 원인은 무엇이고, 이 스트레스를 완충하는 요인은 무엇인가?

③ 예측(prediction)하기 위해서

ⓐ 어떤 현상의 인과관계에 대한 설명이 가능해지면 원인적 요인의 발생시 그 현상이 일어날 것이라는 것을 예측할 수 있게 된다. 더 나아가 현상에 대한 예측이 가능해지면 바람직한 결과를 초래하기 위하여 원인적 요인을 통제할 수 있다.

ⓑ 환자를 위해 내린 결정에 대한 결과를 예측한다.

> **☑ 예**
> **1** 간호사가 환자의 불안이 수술 후 통증을 심하게 한다는 것을 알 때 수술 후 불안이 심한 환자를 보면 그 환자가 다른 환자보다 통증호소가 더 많으리라는 것을 예측할 수 있게 된다. 이 때 간호사는 환자가 통증을 호소할 때까지 기다리기보다는 환자의 불안을 경감시키는 간호중재를 통해 불안을 통제하는 조치를 취함으로써 통증이 심해지는 것을 예방할 수 있다.
> **2** 담낭절제술 후 합병증 발생을 예측하는 요인은 무엇인가?

④ 통제(control)하기 위해서

Dickoff, James와 Wiedenbach(1968)은 통제를 '바람직한 결과를 초래하기 위해 처방하는 것'이라고 기술하고 있다. 반대로 바람직하지 않은 결과를 통제한다.

> **☑ 예**
> 고령임산부의 Down 증후군을 통제하기 위해 양수검사를 시행하도록 함으로써 결과를 부분적으로 통제할 수 있다.

2 이론과 과학적 연구

이론은 한 개념이나 개념 간의 관계에 대한 일반화된 서술 또는 설명이다. 이론은 어떤 현상을 서술하고, 설명하고, 예측하고, 통제하는 것으로서 과학적인 연구결과에 의해 검증되어 의미를 부여하고 일반화하여 과학적 지식을 발전시키는 과학의 최종목표가 된다. 이론과 연구 사이의 관계는 서로 특

별한 혜택을 주고받는 이익이 있는 관계이다. 이론은 관찰로부터 귀납적으로 구축되어야 하며 이러한 관찰을 위해선 과학적 연구가 가장 좋은 출처이다. 개념과 실증적 영역에서 타당성이 검정된 관계는 이론개발의 기초가 된다. 또한 이론은 가설에서 과학적 탐구에 이르기까지 연역적으로 검증되어야 한다. 그러므로 연구는 이론구축과 검증에서 이원적이며 계속적인 역할을 하고 있다. 이론은 연구를 위한 아이디어를 유도하고 만들어 낸다. 연구는 이론의 가치를 사정하고 새로운 이론을 위한 기초를 제공한다. 이론적 기초가 없는 연구는 쓸모없다고 주장하는 것은 합리적이지 못하다. 간호연구에는 축적할 필요가 있는 사실들이 여전히 많으며 서술적 탐구는 차후의 이론개발을 위해 좋은 기초를 형성할 것이다. 과학이란 이론을 만들어 내는 것이다. 이론이 만들어지려면 많은 연구가 이루어져야 한다. 혼자 한 번만 실행한 연구로는 이론이 형성되지 않는다. 그래서 많은 연구결과가 비슷하게 나왔을 때 이론이 만들어진다.

(1) 이론과 연구와의 관계

사고와 관념은 이론적 세계이며, 경험이나 사실은 경험적 세계이다. 이론을 구축하거나 검증하는 과정에서 연구는 필수적인 방법이다.

논리적인 이론 전개방법은 연역적(deductive) 방법과 귀납적(inductive) 방법의 두 종류가 있다.

① 가설적인 이론이 존재하는 경우라면 그것을 근거로 하여 연역적 접근방법 이용
② 근거되는 이론이 존재하지 않는다면 귀납적 방법으로 경험세계 또는 현실세계에 흩어져 있는 사건을 관찰함으로써 공통원리를 찾아내고 그로부터 이론을 형성
③ 간호연구의 궁극적인 목적
　　㉠ 체계적이고 객관적인 관찰법을 이용
　　㉡ 경험적인 간호현상 속에 내재하는 제반 규칙을 찾음
　　㉢ 이를 계량적인 방법으로 검증함으로써 그 규칙을 타당성 있게 기술하고 설명
　　㉣ 이를 토대로 하여 이론과 법칙으로 일반화
　　㉤ 이론이나 법칙에 의해 앞으로 나타날 현상을 예견하고 조절

3　과학, 이론 그리고 연구와의 관계

연구는 이론, 교육, 실무와 연계되어 있다. 연구 결과에 의해 지지받는 이론의 형식화(formulation)는 이론 중심 간호실무의 기반이 된다. 이론은 연구와 실무를 이어주는 틀을 제공하며, 의미 있고 일반화가 가능한 과학적 연구에 이바지한다. 실무와 이론 모두 연구문제 도출에 이용된다. 또한, 간호이론은 연구문제에 대한 해답을 찾는 적절한 방법이 무엇인가에 대한 방향도 제시한다.

연구는 이론을 검증하고 수정하는 방법이다. 이 순환경로는 연구를 통해 지지받아왔던 이론이 실무를 안내할 수 있을 때 비로소 완성된다. 간호이론은 전문직의 자율성과 힘의 근원이다. 즉 간호사에게 간호에 영향을 주는 요인의 서술, 설명, 예측에 대한 견고한 기초를 제공한다. 그리하여 간호이론에서

대두되는 주제는 간호교육, 연구, 실무를 안내하고 간호실무를 다른 학문과 차별화한다. 결국, 간호이론은 간호사가 특정 간호방법을 선택하는 이유를 설명하고 중재의 결과를 예측할 수 있도록 한다.

간호교육을 통해 각기 다른 이론을 탐구하며 연구결과에 비추어 이들을 평가하게 된다. 무작위 임상시험 설계와 같은 엄격하게 통제된 임상연구를 통하여 비용면에서 효과적이며 양질의 성과를 유지할 수 있는 혁신적인 간호중재 프로토콜을 개발할 수 있다. 보건의료비에 대한 지속적인 관심을 쏟고 있는 현시점에서, 간호의 질을 위협하지 않는 범위 내에서 비용이 효과적인 근거 기반 프로그램을 개발하는 것이 필요하다.

간호연구에서 교육이 이론과 실무에 어떻게 연계되는지는 두 가지 방법을 통하여 그 해답을 얻을 수 있다. 즉 연구 활동에 적극적으로 참여하는 것과 연구의 지적 소비자가 되는 것이다. 연구 소비자는 적극적인 방법으로 연구를 이용하고 적용하는 것이다. 지적 소비자가 되기 위해서 간호사는 연구 과정을 이해하고 이를 실무에 적용하기 전에 연구결과에 의해 제공된 근거의 장점과 관련성을 판단하는데 필요한 비판적 평가 능력을 습득하여야 한다.

이러한 이해와 발달이 근거 중심 실무를 위해 전제되어야 하며, 연구 소비자로서의 유능한 기술을 사용할 수 있는 능력과 함께 많은 연구 관련 활동들을 통하여 근거 중심 실무를 발달시켜야 할 것이다.

(1) 간호연구에서 과학적 연구의 한계성 중요★

간호연구는 인간의 행태를 관찰하거나 사회현상을 관찰하는 속성이 있다. 인간의 행태는 여러 요인에 의해 영향을 받고 있으므로 한두 가지 요인과 행태와의 관계를 규명하려 할 때 수많은 요인을 통제해야 하므로 연구수행에 있어서 현실적으로 어려움이 발생한다.

인간은 상황에 따라 행태를 바꾸므로 예측이 어렵고, 바꾸지 않더라도 객관적 측정법의 결여로 정확한 자료수집이 어렵다. 또한, 윤리적인 이유로 인간을 대상으로 위험한 실험을 할 수 없으므로 정확한 자료수집이 불가능하다. 실험 연구에서와 같이 정확성과 신뢰성을 강조한 나머지 실제 현실에서의 적합성과 타당성이 무시되는 경우가 발생할 수 있다.

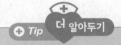

연구의 필요성 진술에 대한 평가기준

① 연구문제의 배경정보가 제공되었는가?
② 읽는 사람이 문제의 크기(중요성)에 동의할 수 있는가?
③ 연구의 의의가 기술되었는가?
④ 연구의 수준(descriptive, explanatory, correlational, experimental)을 알 수 있는가?
⑤ 제시된 대상자와 변수가 연구수준과 일치하는가?
⑥ 이 연구결과가 어떻게 간호에 적용이 될 지에 대한 서술이 있는가?
⑦ 결론적인 문제 진술이 명료하고 단순한가?
⑧ 연구하려는 변수에 근거하여 연구가능한 문제인가?
⑨ 연구가 시간, 경비, 대상자 유치, 시설, 기구 등의 관점에 있어서 실행가능한가?
⑩ 이 연구의 어느 과정에서 대상자가 이득보다 손해를 보는 측면은 없는가?

중요 ★★★

제 3 절 　**간호연구자의 역할 및 일반적 연구과정**

1 　**전문직 간호사와 간호연구** 중요 **★★**

(1) 간호연구에서 간호사의 역할

간호사의 교육적 배경이 무엇이든 간에 연구능력이 필요하며 간호현장에서 일하는 간호사들의 실제적인 경험을 기반으로 하는 연구 활동이 활발해지는 추세이다.

단순히 연구논문을 읽는 소비자로서의 소극적 역할에서부터 연구를 계획하고 진행하는 연구자로서의 적극적 역할까지 가능하다. 따라서 모든 교육과정에서 간호연구는 필수과목으로 포함되어야 한다.

(2) 교육수준별 간호연구의 역할 중요 **★**

① 간호 학생의 수준

　㉠ 간호실무를 위해 연구의 필요성 또는 가치를 파악한다.

　㉡ 간호실무에서 연구문제 확인을 돕는다.

　㉢ 연구자료 수집을 돕는다.

② 간호학사 수준

　㉠ 간호실무에 적용하기 위해 보고서를 읽고 해석하고 평가한다.

　㉡ 간호결과를 간호실무에 적용한다.

　㉢ 연구문제 확인과 연구수행에 참여한다.

　㉣ 간호실무를 향상할 자료를 수집한다.

　㉤ 동료와 연구결과를 공유한다.

③ 간호학 석사 수준

　㉠ 간호실무 문제를 분석하고 재구성한다.

　㉡ 간호연구의 질과 임상적 연관성을 강화한다.

　㉢ 연구 활동을 지지하고, 다른 연구 분야와 협조하여 연구 활동을 진행한다.

　㉣ 임상상황에서 간호실무의 질 향상을 위한 연구를 수행한다.

　㉤ 간호실무에서 연구를 통해 얻은 결과를 적용할 수 있도록 다른 사람들을 도와준다.

④ 간호학 박사 수준

　㉠ 실무 향상을 목표로 과학적 지식과 다른 지식자원 사이의 상호작용을 위해 지도력을 발휘한다.

　㉡ 대상자들의 안녕에 대한 간호활동의 공헌도를 평가한다.

　㉢ 간호실무의 질 향상과 간호활동의 공헌도를 평가하려는 방법을 개발한다.

　㉣ 연구방법을 배우려는 다른 간호사들을 지도하고 격려하는 역할모델이 된다.

　㉤ 교육기관이나 건강 관련 기관과 협동 연구하거나 상담하는 역할을 한다.

2 연구의 유형 ★★★

(1) 양적 연구(quantitative research)와 질적 연구(qualitative research)

① 양적 연구 : 주어진 행위, 특징 또는 현상이 얼마나 많이 존재하는지, 이들이 다른 개념과 어떤 관계를 갖고 있는지, 건강문제에 대한 간호중재법은 어떤 것이 있는지를 조사함으로써 지식을 구조화하고, 설명하며, 처방하는 방법을 말한다. 이 방법은 특히 연역적이며 객관성과 그 결과를 일반화하는 능력을 강조한다.

② 질적 연구 : 질적 연구는 지식을 발견하거나 확대하는 귀납적 접근법이다. 개인에 있어서 특정 현상의 의미나 관련성을 확대하는데 연구자의 참여가 요구된다. 연구결과를 분석하고 해석할 때에는 일반적으로 관측결과의 수량화에 의존하지 않는다. 즉, 주관성과 개인의 경험의 의미를 강조하는 탐구방법을 이용하여 지식을 구조화하는 방법이다.

항목	양적 연구	질적 연구
연구초점	변수들에 대한 특정적 연구 초점	전반적 연구 초점
연구관점	객관적	주관적
조건	과학적으로 철저하게 조작화, 통제화, 통제된 연구 현장, 무작위화	무조작화, 무통제화, 자연스러운 현장
이론과의 관계	이론적 틀을 검증함, 연역적	이론을 검증하지 않음, 이론을 형성, 귀납적
연구가설	가설	광범위한 연구 질문들
연구도구	정신사회적 또는 생리적 도구를 사용	면담, 관찰, 다른 의사소통 방법
대상자 선정	표본추출 절차에 근거하여 대상자 선정, 대상자수 결정	• 주정보제공자 확인 • 이론적 포화도의 개념에 기초한 정보제공자의 수 결정
통계분석	자료의 통계 분석	패턴이나 주제에 따라 자료의 기호화

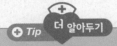

⊕ Tip 더 알아두기

양적 연구와 질적 연구의 차이점

① 내부인과 외부인의 견해

양적 연구는 외부인의 견해를 가지고 연구현상과는 동떨어진, 즉 모든 편견에서부터 자유로운 상태에서 연구현상을 이해하려고 한다. 이에 반해서 질적 연구자는 내부인의 견해를 가지고 연구현상을 이해하려고 한다. 즉, 어떤 행위나 현상을 경험하는 연구 참여자를 관찰함에 있어서 자신이 그러한 것을 직접 경험하는 사람과 같은 시각에서 연구현상을 이해하려고 한다. 질적 연구자들은 연구현상을 직접 경험하는 사람의 견해와 시각을 가지고 있어야만 그 연구현상에 대한 가장 의미있는 연구 자료를 얻을 수 있다고 믿는다.

② 정체성/역동적 현실

양적 연구자는 사실의 축적과 행위의 원인에 관심을 가지고 연구에 임한다. 따라서 그들이 모은 연구 자료는 그 연구 자료가 모아진 한 시점에서는 변하지 않는다고 믿는다. 이에 반해서 질적 연구자는 본질적으로 변화하거나 역동적인 연구현상에 관심을 가진다. 따라서 한 시점에서 수집한 연구현상에 관한 자료가 다른 시점에서 그 연구현상을 그대로 기술하고 설명할 수는 없다고 믿는다.

③ 특정적/전반적 연구초점

연구되는 현상을 통제하기 위해서 양적 연구자는 연구현상에 영향을 미친다고 생각되는 특정한 변수들을 뽑아내고 여러 가지 방법을 통해서 통제하려 한다. 또한 그러한 변수를 측정해낼 수 있는 특정한 연구도구를 사용한다. 이에 반해서 질적 연구자는 연구현상을 전반적인 시각에서 보고자 애를 쓴다. 이를 위해서 여러 가지 형태의 질적 연구방법(서류, 보고서, 기록, 사진, 관찰, 면담, 사례연구, 때에 따라서 양적 연구 자료도 포함)과 관련된 연구 자료를 모은다.

④ 증명/발견 오리엔테이션

양적 연구자에 의해서 사용되는 연구과정은 미리 정해진 연구 가설들을 증명하거나 반증하려는 목적 하에 자세히 구성되고 설계된다. 또한 가능한 편견과 유동성을 최소화시키려고 한다. 이에 반해서 질적 연구자는 유동적, 탐색적, 그리고 발견에 의미를 두는 연구과정을 택한다. 연구가 점차 진행됨에 따라서 연구자는 연구 자료의 형태나 원천을 변화시키고 계속해서 첨가하거나 제거한다. 이러한 유동성은 연구하는 현상을 좀 더 깊이 이해하게 한다.

⑤ 객관적/주관적 연구 자료

양적 연구자는 개인적인 감정이나 생각을 배제한 객관적인 자료에 중심을 둔다. 따라서 연구현상을 수치에 의존하여 표현한다. 이에 반해서 질적 연구자는 개인의 마음에 존재하는 주관적인 연구 자료에 중심을 두고 이러한 연구 자료는 보통 언어적인 자료로서 표현된다. 질적 연구자는 개인이 자신의 환경에 부여하는 의미를 이해하는 것이 중요하다고 믿는다.

⑥ 통제된/자연적인 연구조건

보통 양적 연구에서는 연구 중인 변수 이외의 다른 변수가 연구변수 사이의 관계에 영향을 미치는 것을 배제하기 위해서 통제된 연구조건 하에서 연구 자료를 수집한다. 이에 반해서 질적 연구에서는 연구현상이 자연스럽게 일어나는 상태에서 연구 자료를 수집한다. 즉, 질적 연구는 연구 자료에 영향을 미치는 변수들을 통제하기보다는 그러한 변수를 허용하고 그 의미를 파악하는데 중점을 둔다.

⑦ 신뢰도/타당도 높은 연구결과

양적 연구자와 질적 연구자 모두 신뢰도와 타당도가 높은 연구결과를 원한다. 양적 연구자는 신뢰도를 중요시하여 연구 자료가 변하지 않고 일관성이 있는 것을 원하며 똑같은 연구 상황 하에서 다른 연구자가 연구를 하더라도 같은 연구결과를 얻을 수 있기를 원한다. 이에 반해서 질적 연구는 정확도에 좀 더 집중한다. 즉, 연구 자료가 얼마나 사실에 근접하며 연구자가 연구하고자 하는 연구현상의 완전한 그림을 그려낼 수 있는지를 중요시한다.

이와 같이 질적 연구와 양적 연구는 근본적으로 차이점을 가진다. 하지만 어떤 연구방법이 월등하다고 말할 수도 없고 말할 필요도 없다. 각각의 방법은 연구하려는 연구문제에 따라서 특징적으로 장점을 가지기도 하고 단점을 가지기도 한다. 따라서 자신이 연구하고자 하는 연구문제에 어떤 연구방법이 더 적절하다고는 말할 수 있겠으나 이러한 연구방법 중 어떠한 방법이 더 월등하다고는 말할 수 없다.

(2) 종적 연구(longitudinal research)와 횡적 연구(cross-sectional research)

① 종적 연구 : 동일한 대상으로부터 장기간에 걸쳐 자료를 수집하는 방법이다. 정상적인 노화과정에 대해 연구자들은 지금까지 알려지지 않은 양상을 밝혀내기 위하여 20년 이상 성인 대상자를 추적 조사하는 것이다. 종적 연구의 장점은 시간에 따른 변화과정을 개인 특성의 영향 없이 측정 가능하다는 점이다. 그러나 단점은 단기간의 종적 연구라 하더라도 이를 완성하는데 오랜 시간이 걸린다는 것이다.

"4년간의 간호교육 동안 간호학생들의 직업관에 대한 변화"에 관심이 있다는 연구문제에 해답을 얻기 위해서 "2017년 3월 1학년 학생의 직업관을 조사하고 그 후 2018년 3월, 2019년 3월, 2020년 3월에 매년 조사를 하면 총 4회의 자료수집을 하게 된다. 3년간에 걸친 3회의 자료수집을 통해 1학년에서 4학년으로 학년이 올라감에 따라 직업관에 어떠한 변화가 왔는가를 확인해 낼 수 있다.
특히 현상의 연속성은 인과관계 수립에 중요한 기준이 되며 종적 연구는 시간에 따른 변수 또는 현상의 역동성을 연구하는 데에 유용하다. 자료수집의 간격과 자료수집 회수는 연구의 특성에 달려 있다. 변화 또는 발달의 속도가 빠르면 자료수집 간격을 짧게 하여 여러 번 자료수집을 함으로써 변화의 양상을 파악하여 미래를 예측할 수 있다.

② 횡적 연구: 여러 다른 시점에 있는 대상자의 다양한 상태를 동시에 조사하는 것이다. 횡적 연구는 방사선 치료와 화학요법의 증상을 보기 위해 치료 초기 환자에서부터 더 이상의 치료를 받을 수 없는 환자, 즉 경한 증상을 나타내는 환자에서부터 임종에 직면한 환자까지 같은 시기에 자료를 수집한다. 즉 연구자는 다른 시기에 존재하는 다른 사람을 동시에 표집하게 되므로 시간표출의 제한점이 있다. 그러므로 만일 연구목적이 시간에 따른 변화와 발달 또는 안전성에 관한 것을 파악하고자 한다면 횡적 연구보다는 종적 연구를 선택하는 것이 바람직하다. 횡적 연구는 실용적이며, 경제적이고 관리하기에 용이하다는 장점이 있지만 시간변화에 따른 추세와 변화를 추론하는 데는 문제가 있다. 횡적 연구는 모든 측정이 한 시점에서 이루어지며, 모집단에서의 발생률을 추정하는 것이어서 표본의 대표성이 연구 타당도를 결정하고, 측정결과 간의 상관관계를 사정하며 논리적인 이론적 틀과 일치하면 인과관계를 암시할 수 있는 특징들이 있다.

'4년간의 간호교육 동안 간호학생들의 직업관에 대한 변화'에 관심이 있다는 연구문제에 대한 해답을 얻기 위해 2017년 4월 1, 2, 3, 4학년 전체 학생의 직업관을 조사하여 4개 집단을 비교하는 방법이다. 이 때 4학년 학생들이 1학년 학생에 비해 직업관에 대해 보다 긍정적인 자세를 보여준다면 간호학생들은 교육적 경험에 의해 직업적으로 사회화되는 것으로 추론할 수 있다. 즉 1학년 학생들을 대상으로 4년이 지난 후 조사를 다시 한다면 직업관이 보다 긍정적으로 변화될 것이라는 주장을 할 수 있다.

(3) 역사적인 연구(archival or historical research)

역사적 연구는 연구자가 설정한 가설의 논리성과 관련지어 과거의 기록을 추적한다든지 또는 당시에 살았던 사람들과 면담을 함으로써 과거를 객관적으로 정확하게 재구성해보려는 목적으로 시행된다. 역사적 연구를 위한 자료의 출처는 살아 있는 사람들의 증언이나 문헌, 당시의 인구센서스 자료나 당시 사람들의 의식조사 결과 등 역사적 자료와 사진 등이다. '조선시대 의녀제도에 대한 연구', '한국의 간호교육제도의 변천' 등이 역사적 연구의 예이다.

(4) 사례 연구(case study)

관심을 가지는 사회적 단위(개인, 소규모 집단, 대규모 집단 등)의 현재 상황 및 주위환경과의 상호작용 등을 집중적, 심층적으로 연구하고자 하는 목적으로 행해지는 연구이다. 양적인 측정이 가능하고 다수의 대상자를 다룰 때에는 통계적 기법을 사용하지만, 어떤 현상을 깊이 있게 다루기 위해서는 한 개인이나 한 집단에 대해 심도 있게 조사할 필요가 있을 때 사례 연구를 적용한다. 그러므로 사례 연구는 한 개인이나 가족 및 집단의 현상을 집중적으로 장기간 조사하고 그 결과를 서술하는 것이다. 사례 연구에서 시간에 따른 여러 가지 치료법만 서술하는 것이 아니라 여러 사실로부터 한 중요한 개념을 끌어낸다면 주어진 상황의 중요한 면을 유용하게 특징지을 명칭을 창조하는 요인추구 연구로서 자격이 있다. 그리고 필수적인 요인인 추상성(자료에 대한 지적인 작업)이 없는 단순한 사례의 보고는 사례 연구라고 할 수 없다.

(5) 자연 관찰 연구(natural observation study)

자연발생적인 사건에 대한 관찰을 통해 이루어지므로 연구설계는 개입(intervention)이 없는 것이 특징이다. 즉, 비개입적 특성이 관찰연구와 실험연구를 구별하는 요소가 된다. 인류학자들이 인간의 특정한 행위나 동물의 행위를 연구할 때 사용한다.

> ☑ 예
> 수술실에서 scrub하는 시간이나 형태를 관찰하는 것

(6) 조사 연구(survey research)

조사 연구는 변수 간의 상호관련성, 분포 및 이환율에 대한 정보를 얻기 위해 설계되며 비실험 연구로 이루어진다. 대개 인간에 대한 행동, 지식, 의도, 여론, 자세 및 가치에 대한 정보를 수집한다. 조사 연구에서는 자가 보고라는 방법을 통해 표본으로부터 정보를 얻게 되는데 'Gallup'에 의해 수행된 정치적 여론조사는 조사 연구의 좋은 예이다.

조사 연구의 일반적인 방법에는 사적으로 얼굴을 마주 대하는 면담, 전화에 의한 면담과 우편에 의한 설문지 등이 있으며 연구 대상자는 일련의 질문에 답하게 된다. 조사 연구는 융통성과 범위가 넓어 많은 모집단에서 적용될 수 있고, 보다 넓은 범위의 연구주제에 초점을 둘 수 있으며, 조사 연구를 통해 얻은 자료는 많은 목적에 이용된다는 장점이 있다.

(7) 실험 연구(experimental research)

① 실험 연구는 인과관계를 파악하기 위한 연구이다. 그러나 간호학의 관심영역은 대개 여러 개의 원인을 가지고 있으므로 관심 없는 원인들은 통제하고 관심 있는 원인만을 다루게 된다. 원인을 명확히 파악하면 예측과 통제가 가능해진다.

② **조작**(manipulation), **통제**(control), **무작위**(randomization)가 특징이다.(세 가지 원칙을 모두 지키면 순수실험 연구, 일부 원칙만 지키면 유사실험 연구)

③ 실험 연구란 용어 자체가 독립변수의 조작이란 의미이다.

> ☑ 예
>
> **1** 식이요법이 혈중 콜레스테롤 수준에 미치는 효과를 연구하고자 한다.
> 20~30세 사이의 사람 200명을 대상으로 장수식이요법(macrobiotic diet)을 실시하여 식이요법 실시 전 혈중 콜레스테롤 수준을 측정하고 식이요법을 실시한 후의 혈중 콜레스테롤 수준을 측정하였다.
>
> **2** 한 약품을 산모에게 복용시켰을 경우 저체중 출생아의 발생이 줄어듦을 알아보기 위해 산과에 내원한 산모 중 실험군 100명을 확률화 과정을 통해 추출하고, 대조군 100명을 또한 확률화를 통해 추출하였다. 실험군 산모에게 산전 기간 동안 약품을 계속 투여하고 대조군에 속한 산모에게는 투여하지 않고, 두 집단의 출산 후 저체중아의 발생 정도의 차이를 비교했다.

④ 실험 연구의 한계

   ㉠ 본질적으로 조작이 불가능한 독립변수가 있는 상황 : 성, 혈액형, 성격, 나이

   ㉡ 윤리적으로 조작이 어렵다(IRB 승인 고려).

   ㉢ 실제적이지 못한 상황 : 불충분한 시간, 불편감, 협조부족, 자금부족

> ☑ 예
>
> 혈당 자가 조절 프로그램 효과 연구를 위해 연구대상자 모두에게 혈당측정기를 사줄 수가 없다.

(8) 개인차 연구(individual difference research)와 상관관계 연구(correlational research)

① 개인차 연구는 차이점을 보기 위해 실시하며, 두 그룹간의 차이가 있다 없다만 가린다.

> ☑ 예
>
> • 태교를 한 그룹과 하지 않은 그룹 간의 분만진통 차이
> • 그룹 간의 영양상태 차이 비교

② 상관관계 연구는 개념 간의 관계의 정도와 양상을 파악하기 위한 연구이며, 변수 간의 관계를 조사하는 것이다.

   ㉠ 두 변수 간에 서로 같은 방향으로 변하는지? 다른 방향으로 변하는지?

   ㉡ 즉, 정적(+)으로 변하냐? 부적(−)으로 변하는지?

> ☑ 예
>
> • 태교 교실에 참석한 횟수가 많을수록 산고가 적다.
> • 태교 교실에 참석한 횟수가 적을수록 산고를 많이 겪는다.
> • 가계소득이 많을수록 성적이 높고 가계소득이 적을수록 성적이 낮다.
> • 스트레스가 많을수록 질병발생률이 높고 스트레스가 적을수록 질병발생률이 낮다.

3 연구의 일반적 절차 중요 ★★★

(1) 연구기본용어 중요 ★★

과학적인 연구과정을 이해하려면 기본적으로 연구과정에서 상용되는 용어와 그 정의를 이해해야 한다. 연구과정을 이해하는데 기초가 되는 용어는 다음과 같다.

① 개념
  ㉠ 현상의 속성
  ㉡ 어떤 현상이나 사물에 대한 추상적이며 상징적인 언어적 표현(예 스트레스, 죽음)
  ㉢ 명제나 이론을 구성하는 가장 필수적이고 기본적인 요소
  ㉣ 개념은 이론의 주체(subject matter)로서 이론은 현상을 구성하는 사물이나 사건의 상징적인 표현, 이론은 수량화할 수 있는 사실적인 면을 나타냄
② 개념의 기능
  개념의 기능은 4가지로 나누어 볼 수 있다.

> ㉠ 인지적 기능 : 관찰한 것을 조직하고 질서를 부여하는 기능
> ㉡ 평가적 기능 : 지각한 것이 얼마나 중요하고 의의가 있는지를 판단하는 기능
> ㉢ 실용적 기능 : 개념이 규정하는 뜻을 바탕삼아 우리의 행위를 좌우하는 기능
> ㉣ 의사소통 기능 : 개념을 사용하여 서로의 뜻을 전달하고 소통하는 기능

가장 중요하고도 필수적인 개념의 기능은 의사소통이다. 개념은 일정한 존재를 지시하는 의미체이지만 비가시적이고 비감각적인 것이기 때문에 상호 합의된 개념이 아니면 의사소통에 문제가 된다. 개념을 가리키는데 사용되는 과학적 용어(원시용어, 파생용어)의 가장 중요한 특징은 의미에 대한 동의, 개념 특성에 대한 동의의 정도이다.

개념은 크게 두 가지로 표현이 되는데 하나는 이론적인 세계에서 추상적인 단어를 사용하여 해당 개념을 추상적으로 표현하는 이론적 정의이고, 다른 하나는 해당 개념을 경험적인 세계(실제적 세계)로 가지고 내려와서 측정이 가능한 수준으로 변화시켜 표현한 조작적 정의이다. 조작적 정의는 특정한 상황에서 해당 개념이 무엇인지를 구체적으로 나타내는 정의이다.

(2) 이론적 정의(개념적 정의, 구조적 정의, 명명적 정의, 합리적 정의)

① 다른 개념, 다른 단어를 이용하여 그 개념이 갖고 있는 본래의 의미를 명확히 하는 것
② 모든 사람들이 정의 없이도 명확히 이해할 수 있을 때까지 수정, 보완(최신의 정의로)

> ☑ 예
>
> 습관 : 비의도적으로 반복되는 개인의 행위

③ 기존 이론이나 다른 학자들의 정의 또는 개념분석을 통해 얻음
④ 조작적 정의보다 훨씬 넓은 범위를 포함하며 추상적임

⑤ 시대와 학자에 따라 다를 수 있고 수정, 보완, 기각하는 작업이 계속 이루어짐

⑥ 개념의 의사소통을 위해 일관성, 정확성, 명확성을 고려해야 함

⑦ 개념이 명확하게 정의내려지지 않으면 혼란을 초래하여 연구진행이 순조롭지 못하게 됨

(3) 조작적 정의(측정하는 도구를 적용한 정의)

① 이론적 개념을 가장 잘 나타낼 방법

② 이론적 정의보다 훨씬 구체적으로 정의를 내리는 것. 이론적 정의를 내린 개념을 경험세계에서 관찰하기 위한 경험적 지표를 형성하는 것

③ 직접측정을 위한 목적이 추가, 어떤 이론적 개념을 경험적으로 확인하기 위하여 관찰자가 따라야만 하는 활동 또는 절차를 세밀하게 묘사해 주는 과정이 포함

④ 연구 시 사용될 측정의 수단인 경험적 지표, 지수, 척도가 제시

⑤ 개념을 측정할 수 있게 하려고 혹은 연구자의 연구목적에 따라 개념을 축소하거나 이론적 개념의 일부만으로도 정의 내림

> ☑ 예
>
> 혈당
>
> | 이론적 정의 | 혈액 내 포도당이 가능한 정상수준과 가까운 상태가 되도록 조절된 결과 |
> |---|---|
> | 조작적 정의 | 식후 2시간이 지나고 측정한 혈당과 당화혈색소(HbA1c) 농도(%)를 의미 |

4 상수(constant)와 변수(variable) 중요 ★★

(1) 상수(constant)

수식 따위에서 늘 일정하여 변하지 않는 값을 가진 수나 양이다.

> ☑ 예
>
> 손가락의 개수, 국적, 우리학교의 가장 높은 건물의 창문 숫자

(2) 독립변수(independent variable)

독립변수는 종속변수의 원인 또는 선행조건이 되는 변수를 말하며, 순수실험 혹은 유사실험 연구에서 조작되는 변수를 말한다. 즉, 종속변수에 변화를 가져오게 하는 또는 종속변수에 영향을 미친다고 생각되는 변수를 독립변수라고 하며 예측변수라고도 한다.

(3) 종속변수(dependent variable)

① 종속변수는 연구효과로 측정되는 변수이며 독립변수의 효과나 반응을 말하므로 결과변수 또는 준거변수(criterion variable)라고도 한다. 하나 또는 그 이상의 독립변수들의 영향에

의해 변화가 일어나는, 즉 독립변수에 의해 영향을 받는 변수를 말한다. 독립변수가 선행
조건, 원인 또는 요인이라고 한다면, 종속변수는 결과, 귀결 또는 효과라고 말할 수 있다.

② 실험 연구에서는 처치, 즉 실험변수에 의해 변화가 일어난 피험자의 어떤 특정한 변수가
종속변수가 된다. 다시 말해서 실험처치의 효과가 종속변수이다. 그러나 비실험적 연구에
서는 변수들 사이의 관계를 볼 때 추정 또는 예측의 근거가 되는 요인이 독립변수가 되고
추정받는 변수는 종속변수가 된다.

> ☑ 예
> - 만성환자를 돌보는 가족의 부담감에 관한 연구에서 환자의 일상활동 수행능력이 영향을 주는 변수
>   라면 환자의 일상활동 수행능력은 독립변수가 되고, 가족의 부담감은 종속변수가 된다.
> - 비실험 연구인 '임부의 임신에 대한 관심 정도가 임신결과에 미치는 영향'에서 임신에 대한 관심정
>   도는 독립변수이고, 임신결과는 종속변수이다.
> - 실험 연구인 '수술 전 수술에 관한 정보제공이 스트레스에 미치는 효과'에서 수술에 관한 정보제공
>   은 독립변수이고, 스트레스는 종속변수이다.

[표 1-1] 독립변수와 종속변수의 비교 **중요** ★★

독립변수	종속변수
① 종속변수의 원인으로 가정됨 ② 선행조건 ③ 실험에서 실험자에 의하여 조작되는 처치 ④ 다른 변수의 예측의 근거	① 독립변수의 결과로 가정됨 ② 귀결 ③ 실험에서 실험효과이며 독립변수의 변화에 따라 같이 변화 ④ 다른 변수에 의한 예측의 대상

(4) 가외(외생)변수(extraneous variable)

① 외생변수는 연구결과에 영향을 주는 변수이긴 하지만, 연구에서 관심 있게 다룰 변수가 아
닌, 일종의 또 다른 독립변수이므로 혼동변수라고도 한다. 연구자가 두 변수 간의 관계를
밝히고자 할 때 독립변수와 종속변수 간의 관계가 본질적으로 존재하는 것인지, 우연에 의
한 것인지에 관심을 두게 된다. 이는 두 변수 간의 관계가 독립변수와 종속변수 간에 실제
로 의미 있는 관계가 없으면서 어떤 다른 변수에 의해 우연히, 마치 두 변수 간에 관계가
있는 것처럼 보이는 의사관계인 경우가 흔히 있기 때문이다.

> ☑ 예
> - 경구피임약 복용 여부에 따라 혈청 콜레스테롤 수준에 차이가 있는가?
>   → 비만여부, 운동여부는 가외변수가 될 수 있다.
> - 커피를 자주 마시는 그룹과 자주 마시지 않는 그룹 간에 혈압의 차이가 있는가?
>   → 연령은 가외변수가 될 수 있다.
> - 조산아 분만율에 영향을 주는 산모의 나이
>   → 사회계급, 인종 등은 가외변수가 될 수 있다.

② 도식

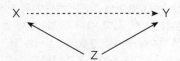

③ 설명

X와 Y 각각에 영향을 주는 변수로서, X와 Y에 아무런 관계가 없는데 Z의 영향을 받으면 인과관계가 있는 것으로 나타난다.

(5) 통제변수(control variable)

① 외생변수에 해당되지만 연구결과를 명확하게 해주는 변수 : 외생변수가 큰일을 함

> ☑ 예
>
> 사회학자 뒤르깽은 "국가적 위기가 집단 결속력을 증가시키고 사회적 통합 수준을 높여 자살률이 감소된다."는 이론을 주장했다. 그러나 전쟁터에서도 남자들이 자살한다는 사실을 감안해 여성의 자살률을 조사하였더니 전쟁기간 동안 자살률이 감소한다는 이론이 지지되었다. 여기에서 성(sex or gender)은 통제되어야 할 외생변수가 아니라 필요한 외생변수이다.

② 도식

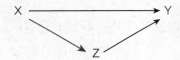

③ 설명

㉠ X와 Y 사이에 잠재적으로 존재하면서 Y에 영향을 주는 변수이다.

㉡ X와 Y 사이의 인과관계를 더 확실하게 돕는 변수이다.

㉢ Z를 통제하면 X와 Y 관계가 사라지거나 약화될 수 있다.

(6) 중재변수(intervening variable)

독립변수와 종속변수 사이에서 이들 두 변수의 관계를 더 확실하게 이해하도록 돕는 변수로서 매개변수라고도 하며 이는 독립변수의 결과인 동시에 종속변수의 결정요인이나 원인변수가 되는 변수이다. 매개변수를 도입하지 않으면 단지 사실 발견에 그치며 불완전한 이해에 머무르게 되므로 매개변수의 파악은 두 변수 간의 관계를 더 깊이 이해하는데 기여한다.

> ☑ 예
>
> • '임부의 임신에 대한 관심정도가 신생아 체중에 미치는 영향'을 연구하고자 할 때 임신에 대한 관심이 산전관리 횟수에 영향을 주고 그 결과 신생아 체중이 증가된다고 생각된다면 이때 산전관리 횟수는 매개변수가 된다.

- 여성 근로자의 공장 결근에 관한 연구에서 '기혼녀가 미혼녀보다 높은 결근율을 가진다.'는 사실이 발견되었을 때 무엇이 결혼상태(독립변수)와 결근(종속변수)의 관계를 결정짓는가? 분명한 설명은 가사량(매개변수)이다. 즉 기혼녀는 요리, 세탁, 육아 등 집안일에 좀 더 많은 시간을 보낸다. 만약 가사량이 실제로 매개변수라면 이 변수를 통제할 경우 결혼상태와 결근과의 관계는 사라질 것이다. 이는 집안일이 없다면 기혼녀와 미혼녀는 결근율이 다르지 않았고, 같은 양의 집안일을 하는 여자는 결근율의 차이가 거의 없었을 것이다. 가사량이 단독 설명요인으로 고려될 수는 없지만 분명히 주요 요인이 된다. 이러한 논리적 관계 또한 분명하므로 가사량이 결혼상태와 결근율의 매개변수가 된다. 결론적으로 매개변수는 독립변수와 종속변수 사이에 개입된다고 할 수 있다.

(7) effect modifier

① 도식 : 점선 화살표는 영향을 미칠 수도 있지만 아닐 수도 있다는 것을 말한다.

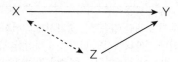

② 설명 : X와 Y의 결과에 영향을 미치는 제2의 X와 같은 변수로 통제되어야만 하는 변수이다.

5 가외(외생)변수를 만들어 내는 4가지 근원

(1) 피험자(subject)

① 임부를 대상으로 연구를 시행할 때 20대 임부도 포함시키고, 40대 임부도 포함시킬 때 : 나이차로 인한 가외변인이 발생

② 대상자가 서양인이냐 한국인이냐 : 인종으로 인한 가외변인이 발생

(2) 연구자(researcher)

① 태교정도 측정은 A라는 연구자가 측정하고, 분만진통 정도에 대한 측정은 B라는 연구자가 측정할 때

② 같은 연구자이지만 아침, 저녁으로 할 때

(3) 환경(environment)

① 어떤 대상자는 연구자의 사무실에서 만나고, 다른 대상자는 대상자의 직장에서 만나서 측정하는 것은 바람직하지 않다. 환경이 다르면 각 환경 내에서 대상자가 맡은 역할이 어느 정도 영향을 준다.(아내나 남편으로서, 직장인으로서, 고객으로서 등)

② 측정 장소가 조용한지, 소음이 있는지 등

(4) 측정(measurement)

정확한 측정이어야 한다(cm로 측정할 것인지, inch로 측정할 것인지, 반올림 등의 유무 등).

6 양적 연구의 일반적인 절차 중요★

아래에 제시한 연구의 각 단계는 마치 연결된 고리와 같이 새로운 단계로 이어져서 일반적인 양적 연구의 단계를 나타낸다.

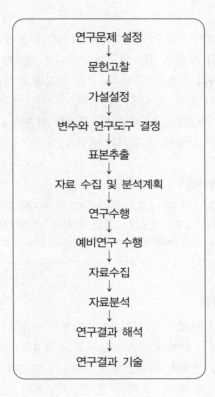

연구문제 설정
↓
문헌고찰
↓
가설설정
↓
변수와 연구도구 결정
↓
표본추출
↓
자료 수집 및 분석계획
↓
연구수행
↓
예비연구 수행
↓
자료수집
↓
자료분석
↓
연구결과 해석
↓
연구결과 기술

(1) 연구문제와 연구목적 설정

연구문제는 간호실무와 이론과 부합되지 않는 관심 분야에서 비롯된다. 연구자는 연구문제를 가능한 한 정확하게 정의하고, 연구문제를 더 명확하게 제시해야 한다. 연구문제는 진술형과 의문형으로 제시할 수 있으나 진술형보다 의문형으로 언급되는 경우가 많다. 연구문제가 지나치게 애매하거나 광범위하면 진행단계가 모호해져서 연구자들의 연구진행이 어렵다.

연구문제는 연구문헌을 통해서나, 임상실무에서, 연구자 간의 상호작용으로 혹은 간호학 이론 등에서 찾아낼 수 있다. 연구의 목적은 문제로부터 생성되고 어떤 현상을 좀 더 정확하고 구체적으로 기술하며, 현상의 문제 해결을 예측하며, 긍정적인 결과가 나오도록 현상을 통제하는 것이다.

(2) 관련 문헌 고찰

연구 주제에 대해 지금까지 무엇이 얼마만큼 이루어졌는지 잘 알아야 한다. 이미 행해진 연구범위를 확실히 아는 것은 그 영역에 대한 연구수행의 필요성 여부에 대해 당위성을 제공해준다. 그러한 연구문제를 가지고 해결점을 찾기 위하여 무엇을 고려해야 하는지, 연구방법은 어떠하였는지 등에 관한 정보를 얻을 수 있다. 또한 선행 연구자의 연구결과를 토대로 연구자가 원하는 연구방법에 접근할 수 있다. 그러므로 관련 문헌 고찰에서는 가장 최신 자료를 찾는 것이 중요하다.

(3) 연구가설 설정

가설은 비록 과학적으로 증명되지 못하였더라도 당연하게 고려되는 진술이다. 가설은 둘 또는 그 이상의 변수 사이의 관계에 관한 연구자의 기대를 진술한 것을 말한다. 연구자들은 추상적으로 진술된 연구문제와 목적, 연구설계, 자료 수집과 분석을 위한 계획 간의 차이를 연결하기 위해 연구목표, 연구질문, 가설을 설정한다. 가설은 연구문제에 대한 잠정적인 해답으로서 둘 또는 그 이상의 변수들 간의 예상되는 관계를 기술한 문장이다. 가설은 또한 연구설계의 방향과 자료 수집, 자료 분석 및 해석의 방향을 세워준다.

> **⊕ 가설의 3가지 기본 원칙은?**
> ① 간단할 것(simple : 반드시 한 가지의 종속변수와 한 가지의 독립변수만 포함)
> ② 지시적일 것(directional : 충분한 문헌고찰을 통해 지시적인 가설 설정)
> ③ 검증할 수 있어야 할 것(quantifiable : 수량화해서 검증이 가능해야 함)

(4) 연구변수와 연구도구 결정

연구문제의 설정을 통해서 문제가 제기되었던 주제를 연구개념이라고 한다. 이러한 연구개념들은 연구목적을 달성하기 위하여 측정이 가능하고 구체적인 개념들로 정의되는데 이를 변수라고 한다. 변수는 개념적 정의와 조작적 정의로 나누어 정의된다. 개념적 정의는 개념분석이나 다른 이론에서 도출되기도 한다. 조작적 정의는 개념들이 연구에서 구체적으로 측정 가능한 수준으로 정의한 것을 말한다.

> **☑ 예**
>
> **1 개념 : 신장**
>
> | 이론적 정의 | 물체나 신체의 수직방향의 길이 |
> |---|---|
> | 조작적 정의 | 연구 대상자의 머리부터 발끝까지의 수직방향의 길이를 정확한 자를 사용하여 cm로 측정한 것 |

개념 : 가족지지

이론적 정의	가족체제가 가족 구성원들 간의 상호작용을 통하여 사랑과 지지를 교환하는 것
조작적 정의	환자의 자기간호 행위에 대한 가족의 정서적, 정보적, 물질적 및 평가적 지지의 정도로서 연구자가 개발한 가족의 지지에 관한 12개 문항, 4점 척도로 측정한 점수

(5) 표본 추출

연구를 시작하기에 앞서 이 연구를 수행하여 효과를 일반화할 수 있도록 모집단에서 대상자를 선정하는 계획을 표본 설계라고 한다. 모집단을 규정할 때는 연구목적, 연구설계와 연구대상자의 참가 가능성을 고려해 정한다. 이렇게 모집단을 규정하면 표본 선택의 기준이 마련되며, 연구결과를 누구에게 적용할 수 있는지 알 수 있게 된다. 표본은 모집단에서 추출하되 모집단을 대표할 수 있어야 한다. 연구문제와 연구목적, 연구설계, 대상자의 특성, 필요한 대상자 수는 표본설계에 영향을 미친다. 표본을 모집단에서 얻는 방법은 크게 2가지, 즉 확률표집법과 비확률표집법이 있다. 확률표집법과 비확률표집법은 표본으로 선택될 기회가 균등한지에 따라 나뉜다.

(6) 자료 수집과 분석 계획

연구목적에 맞도록 정확하고 진실에 가까운 자료를 획득하는 방법을 기술하는 것이다. 연구를 수행하는데 있어서 자료를 수집하는 모든 과정이 명확하게 표현되어야 한다. 연구자는 자료 수집 기간과 절차, 대상자의 동의를 얻기 위한 절차, 자료 수집자의 훈련절차 등을 계획해야 한다. 이때 연구대상자의 윤리적 측면을 반드시 고려한다.

분석 계획은 획득한 자료를 연구목적을 달성하기 위하여 분석하려는 방법을 기술하는 것이다. 즉 연구목적, 연구설계, 수집된 자료의 특성과 분석방법이 잘 부합되어야 한다. 따라서 수집한 자료를 이용하는 통계 프로그램에 대해서도 훈련을 받아놓는 것이 필요하다.

(7) 연구수행

① 예비연구 수행

예비연구는 수행하려는 연구를 소규모로 시행해 보는 것이다. 예비조사를 하면 연구의 실행 가능성이 어느 정도인지 알 수 있고, 연구를 향상시킬 정보도 얻게 된다. 즉 연구 과정 가운데 어떤 부분에 수정이 필요한지 알게 된다. 예비연구를 통하여 연구설계의 문제를 발견할 수 있으며 측정도구의 적절성을 알아볼 수 있다. 따라서 예비연구의 대상자는 본 연구의 모집단과 특성이 같아야 하고 동일한 실험처치, 환경조건, 자료수집과 분석방법을 사용한다.

② 자료 수집

자료 수집은 필요한 정보를 실제로 얻는 것으로 연구목적이나 특별한 목적, 문제, 가설과 관련된 정확하고 체계적인 정보수집이다. 연구자는 자료를 수집하기 위해 연구가 행해지는 기관이나 장소, 잠재적 대상자의 승낙이나 허가를 받아야 한다. 일반적으로 연구의 목적, 정보의 비밀 보장, 대상자의 자발적 연구 참여와 연구 참여 중단의 자유 등이 명시된 동의서에 연구 참여 대상자의 서명을 요청한다.

연구자는 관찰, 면담, 설문지, 도구 등을 이용하여 연구변수를 측정하는 기술이 있어야 한다. 생리적 변수를 측정하는 연구가 증가하면서 첨단장비를 적절히 사용할 수 있어야 한다. 연구자가 생리적 기구의 기술적 특성을 잘 이해하지 못할 경우 오차를 발생시킬 수 있으며 대상자에게 위험을 줄 수 있다.

③ 자료 분석

자료 분석은 자료를 정리하고 체계화하여 의미를 부여하는 과정이다. 분석을 위한 자료준비를 위해 수집된 자료가 완전한지 살펴보아 누락된 자료가 있을 때 분석 자료에 포함할지 말지를 결정해야 한다. 연구자는 연구목적, 연구문제나 가설, 측정도구의 측정 수준에 따라 알맞은 통계 방법을 선택하여 통계를 산출해야 한다.

(8) 연구결과의 해석

자료 분석에서 얻은 결과는 체계적이고 의미 있는 해석이 필요하다. 연구결과의 해석은 자료 분석에서 나온 결과를 검사하고, 결론을 내리며, 간호와의 관계성을 고려하며, 결과의 중요성을 찾고, 결과를 일반화하고, 학문에 어떻게 적용할지를 논의하며, 추후 연구에 대한 제안을 포함한다.

(9) 연구보고서 작성

연구결과가 다른 사람과 의사소통되지 않으면 그 결과는 아무 소용이 없게 된다. 아무리 좋은 가설로써 신중하고 철저하게 설계된 연구였을지라도 결과가 알려지지 않으면 전혀 가치가 없게 된다. 연구결과의 해석이 마무리되면 결론을 내리고 연구보고서를 작성한다. 서론에서는 연구문제를 제기하고 이 연구문제와 관련 있는 문헌을 찾아 논리적으로 전개하여, 가설을 예측하게 된다. 연구방법 부분에서는 연구대상자, 자료 수집방법, 연구설계, 측정도구와 절차, 자료 분석방법이 제시된다. 자료를 수집하여 얻은 결과는 연구결과 부분에 제시되며, 그 결과를 해석하고 결과의 학문적 의의를 논의 부분에 제시한다. 연구를 진행하는 과정에 있던 연구의 문제점, 앞으로의 연구방향이 제언에서 언급된다. 결론 부분에서는 연구결과를 간략히 언급한다. 이렇게 연구결과를 보고하기 위해서는 학자로서 조직력, 창조력, 상상력, 예측력, 기술력이 필요하다.

(1) 표지(title page)

(2) 초록(abstract)

(3) 서론(introduction)

(4) 연구방법(method)

　　① 설계(design)

　　② 참가자(participants)

　　③ 도구(instrument, material, apparatus or questionnaire)

　　④ 절차(procedure)

(5) 결과(results)

(6) 논의(discussion)

(7) 참고문헌(references)

(8) 부록(appendices)

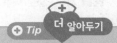

좋은 연구의 특징은 무엇인가?

① 연구는 이미 실시된 다른 사람의 연구를 기초로 한다.

② 연구는 반복적으로 실시될 수 있어야 한다.

　동일한 환경에서 동일한 현상이 동일한 결과를 가져온다는 사실이 반복 확인될 때 '신뢰도가 높다' 라고 판정된다.

③ 연구 결과는 유사한 다른 환경이나 피험자에게 일반화될 수 있어야 한다.

④ 연구는 합리적인 논리와 이론에 근거를 두어야 한다.

⑤ 연구는 그 실행이 가능해야한다.

⑥ 연구는 또 다른 연구로 이어질 수 있는 새로운 의문점을 만들어내야 한다.

⑦ 연구는 정치적인 성격을 배제해야 하며 인류와 사회복지 향상에 그 목적을 두어야한다.

주관식 레벨 UP

01 간호연구의 목적 4가지를 나열하시오.

정답 서술, 설명, 예측, 통제

해설 ① 서술하기 위해서 : 어떤 주어진 현상을 있는 그대로 정확히 관찰해서 보고하는 것
② 설명하기 위해서 : 어떤 현상이 나타나는 이유를 설명
③ 예측하기 위해서 : 현상의 변화를 예측(과학적으로 기술, 설명 가능할 때)
④ 통제하기 위해서 : 현상에 대한 연구 이론을 현실에 적용하는 것

02 간호연구의 필요성 및 영역에 대해 3가지 이상 기술하시오.

정답 ① 전문직 지식체 형성
② 간호의 범주 규명
③ 간호중재의 효율성 입증
④ 의사결정에 도움
⑤ 간호교육에 기여
⑥ 간호행정에 기여
⑦ 간호실무에 기여

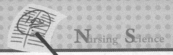

03 2003년 미국 국립간호연구소에서 제시한 미래간호연구 주제에 대해 3가지 이상 기술하시오.

정답 ① 더 나은 건강을 위한 생활방식의 변화
② 삶의 질을 향상하기 위한 만성 질환의 관리
③ 건강의 불균형을 감소시키기 위한 효과적인 전략의 규명
④ 인간의 요구를 충족하기 위한 진보된 기술의 이용
⑤ 환자와 가족을 위한 생의 종말 경험 연구의 강화

04 간호연구의 문제점에 대해서 3가지 이상 기술하시오.

정답 간호연구의 문제점을 다음과 같이 정리할 수 있다.
① 환자 중심의 연구 부족
② 타 보건의료인과의 학제 간 연구 부족
③ 교육과 임상과의 거리감
④ 간호사 스스로 고등교육준비에 대해 가치를 두지 않음
⑤ 보건의료직 및 타 분야가 간호사의 고등교육 준비에 대해 가치를 두지 않음
⑥ 간호 교수가 간호연장으로부터 소외되어 있음
⑦ 임상 간호를 위한 축적된 간호지식의 부족
⑧ 실제로 활용될 수 있는 연구 부족
⑨ 반복연구 부족

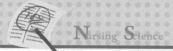

05 현 시점에서 간호연구가 발전하려면 어떠한 연구를 진행해야 하는지 3가지 이상 기술하시오.

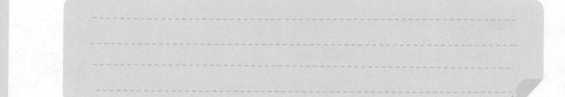

정답 ① 기존 간호연구를 뒷받침하는 후속연구가 많이 진행되어야 한다.
② 임상실무에 적용할 수 있는 연구들이 많아져야 한다.
③ 간호현상을 측정할 수 있는 방법론적 연구 등이 필요하다.
④ 자료의 타당성을 뒷받침할 수 있게 인과관계를 강화할 자료를 수집해야 한다.
⑤ 변화, 과정, 장기적 결과를 알기 위한 종단적 연구가 필요하다.

해설 앞으로 간호연구가 임상실무와 이론개발에 더욱더 활용되려면, (1) 연구가 많이 축적되어야 하므로 사전연구에 기초하여 후속연구로 연결되게 하며, (2) 연구결과를 임상 실무자가 읽고 이해하게 하기 위해 실무에 도움이 되는 연구를 해야 하며, (3) 간호 현상을 측정할 개념 도출과 도구개발의 방법론적 연구가 필요하며, (4) 자료의 타당성을 뒷받침할 수 있게 인과관계를 강화할 생리적 변화, 관찰 등 보완방법으로 자료를 수집해야 하며, (5) 변화, 과정, 장기적 결과를 알기 위한 종단적 연구가 더 필요하다.

06 과학적 연구란 무엇인지 간략하게 서술하시오.

정답 과학적 연구란 논리적이고 체계적인 절차를 통해 알려지지 않는 질문에 대한 답을 구하는 것이다.

해설 과학적 연구란 관심있는 연구문제나 아직 알려지지 않은 질문에 대한 타당성 높은 해답을 얻기 위해서 질서 있는 체계적 절차를 따르는 것을 의미한다. 즉, 문제의 정의, 연구 개념의 선택, 연구설계와 정보수집에서부터 문제해결까지 질서 있고 체계적인 방법을 따르는 것이다.

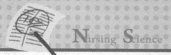

07 이론과 과학적 연구의 관계에 대해 간략하게 서술하시오.

정답 이론은 과학적인 연구결과에 의해서 반복적으로 검정되는 일반적인 사실로, 과학적 지식을 발전시키는 과학의 최종목표가 된다.

해설 이론은 어떤 현상을 서술하고, 설명하고, 예측하고, 통제하는 것으로서 과학적인 연구결과에 의해 검증되어 의미를 부여하고 일반화하여 과학적 지식을 발전시키는 과학의 최종목표가 된다. 과학이란 이론을 만들어 내는 것이다. 이론이 만들어 지려면 많은 연구가 이루어져야 한다. 혼자 한번만 실행한 연구로는 이론이 형성되지 않는다. 그래서 많은 연구결과가 비슷하게 나왔을 때 이론이 만들어진다.

08 다음은 이론과 연구와의 관계를 서술한 내용이다. 빈칸에 들어갈 적절한 개념을 쓰시오.

> 사고와 관념은 이론적 세계이며, 경험이나 사실은 경험적 세계이다. 이론을 구축하거나 검증하는 과정에서 연구는 필수적인 방법이다. 논리적인 이론 전개방법은 (㉠) 방법과 (㉡) 방법의 두 종류가 있다.
> • 가설적인 이론이 존재하는 경우라면 그것을 근거로 하여 (㉠) 접근방법을 이용한다.
> • 근거되는 이론이 존재하지 않는다면 (㉡) 방법으로 경험세계 또는 현실세계에 흩어져 있는 사건을 관찰함으로써 공통원리를 찾아내고 그로부터 이론을 형성한다.

정답 ㉠ 연역적, ㉡ 귀납적

해설 연역적 접근법은 이론을 세우고 이론을 검증하기 위한 실험을 통해서 문제에 대한 답을 찾는 과정이고 반면에, 귀납적인 접근법은 현상을 수집하고 분석하여 그 특성을 파악하는 방법으로 질적 연구에서 일반적으로 사용되는 접근방법이다.

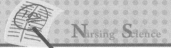

09 간호연구에서 과학적 연구가 어려운 이유를 2가지 이상 기술하시오.

정답 ① 연구의 대상이 사람이기 때문에 연관요인의 통제가 어렵다.
② 측정하는 개념이 대부분 객관적인 측정방법으로는 측정이 어려운 개념들이다.
③ 대부분의 연구가 인간을 대상으로 하는 연구이므로, 윤리적인 측면도 고려해야 하기 때문에 연구 수행이 어렵다고 할 수 있다.

해설 간호연구의 대상이 되는 인간은 현실세계에서 다양한 요인에 의해 영향을 받고 있어 원인을 알아내기 위한 연구를 진행할 때 다양한 연관요인을 통제하기 어렵고, 특정하려는 개념에 따라서 다르겠지만 일반적으로 객관적인 측정법 또한 어렵기 때문에 정확한 자료수집의 어려움이 있다. 더불어 연구 수행에 있어 윤리적인 측면도 고려해야 하기 때문에 연구 수행이 어렵다고 할 수 있다.

10 연구에 있어서 외생변수를 통제하는 것은 중요하다. 외생변수를 생성하는 요인 4가지를 적으시오.

정답 ① 피험자(subject)
② 연구자(researcher)
③ 환경(environment)
④ 측정(measurement)

해설 외생변수(extraneous variable)는 종속변수에 영향을 미칠 수 있는 변수들 중에서 연구자가 선정한 독립변수 이외의 변수들을 외생변수라고 한다. 일반적인 연구에서 정답과 같은 4가지 요인으로 인해 외생변수가 발생할 수 있다.

11 가설의 3가지 기본원칙을 나열하시오.

정답 ① 간단할 것 ② 지시적일 것 ③ 검증할 수 있어야 할 것

해설 ① 간단할 것(simple) : 반드시 한 가지의 종속변수와 한 가지의 독립변수만 포함한다.
② 지시적일 것(directional) : 충분한 문헌고찰을 통해 지시적인 가설을 설정한다.
③ 검증할 수 있어야 할 것(quantifiable) : 수량화해서 검증이 가능해야 한다.

12 다음은 일반적인 연구의 순서이다. 빈칸에 들어갈 알맞은 내용을 기술하시오.

연구문제 설정 – (㉠) – 가설설정 – 변수와 연구도구 결정 – (㉡) – 자료 수집 및 분석계획 – 연구수행 – 예비연구 수행 – 자료수집 – (㉢) – 연구결과 해석 – 연구결과 기술

정답 ㉠ 문헌고찰 ㉡ 표본추출 ㉢ 자료분석

해설 일반적인 연구의 순서는 다음과 같다.
연구문제 설정 – 문헌고찰 – 가설설정 – 변수와 연구도구 결정 – 표본추출 – 자료 수집 및 분석계획 – 연구수행 – 예비연구 수행 – 자료수집 – 자료분석 – 연구결과 해석 – 연구결과 기술

13 다음은 일반적인 연구보고서 작성의 순서이다. 빈칸에 들어갈 내용을 기술하시오.

> 표지→(㉠)→서론→연구방법설계→참가자→(㉡)→절차→결과→논의→(㉢)→
> 부록

해설 연구보고서 작성에 대한 상세규정은 출판할 기관에 따라 상이하지만 일반적으로 아래와 같은 순서로 작성하게 된다.
표지→초록→서론→연구방법설계→참가자→도구→절차→결과→논의→참고문헌→부록

14 연구의 필요성을 설득력 있게 제시하는 것은 연구계획서 작성 단계에서 매우 중요한 과정이다. 연구의 필요성에 포함되어야 하는 내용을 3가지 이상 제시하시오.

정답 ① 주제가 연구가 필요한 부분이라는 것을 강조(선행연구들의 고찰결과 이 분야의 지식단계가 어느 수준에 와 있는지에 대한 이해가 있어야 가능하다.)
② 문제 분야의 크기 : 얼마나 많은 사람들이 영향을 받는가? 얼마나 심각한 문제인가?
③ 이 연구를 하는 것이 왜 중요한가?
④ 연구결과가 간호과학이나 실무에 어떤 영향을 미치는가?
⑤ 시도하려고 하는 연구의 전체적인 연구목표는 무엇인가?

실제예상문제

01 최초의 간호연구자로 알려져 있으며 크림전쟁에서 부상자들에게 수행한 간호를 상세히 관찰하여 기록의 중요성을 강조한 인물은 누구인가?

① 나이팅게일
② 클라라 바튼
③ 구드리치
④ 파비올라

01 나이팅게일은 크림전쟁 동안 부상자들에게 수행한 간호를 상세히 기록함으로써 관찰기록의 중요성을 강조하였고, 질적인 간호를 수행하기 위하여 간호사는 정규교육기관에서 교육받아야 한다고 주장하였다.

02 연구를 통해 간호의 경계를 분명하고 독특한 역할을 담당할 수 있게 하여 다른 전문직과 구별되게 하는 것은 간호연구의 필요성 중 어디에 속하는가?

① 전문직 지식체 형성
② 간호의 범주 규명
③ 간호중재의 효율성 입증
④ 의사결정

02 간호연구의 필요성 및 영역은 다음과 같이 구분할 수 있다.
① 전문직 지식체 형성
② 간호의 범주 규명
③ 간호중재의 효율성 입증
④ 의사결정
⑤ 간호교육에 기여
⑥ 간호행정에 기여
⑦ 간호실무에 기여
문제에서 간호의 경계를 확고하게 하여 다른 전문직영역과 분명한 차별성을 나타내는 부분과 관련한 내용을 설명하고 있으므로 정답은 간호의 범주 규명이다.

03 국내 간호에서 간호학 박사과정이 신설된 시기는 언제인가?

① 1960년
② 1967년
③ 1970년
④ 1978년

03 1955년 이화여자대학교에 간호학과가, 1960년 이화여대에 대학원 석사과정이, 1978년 연세대학교에 최초로 대학원 박사과정이 개설되었다.

정답 01 ① 02 ② 03 ④

04 간호연구의 필요성은 다음과 같다.
① 전문직 지식체 형성
② 간호의 범주 규명
③ 간호중재의 효율성 입증
④ 의사결정
⑤ 간호교육에 기여
⑥ 간호행정에 기여
⑦ 간호실무에 기여
정치적 역량강화는 직접적인 목적이
되기 어렵다.

05 1900~1940년은 병원 간호학교 안에 디플로마 학위 과정이 신설되어 근대 간호학이 성장하고 간호직이 직업으로 조직되는 시기였고, 전국적인 간호교육과 관련된 조사를 시행했으며 조사 결과로 간호고등교육의 필요성을 강조하는 골드마크 보고서(Goldmark Report, 1923)가 발표되었다.

06 간호연구의 발전기로서 학사 간호사의 증가, 석사학위를 위한 장학금 지원, 정부와 민간재단의 연구비 지원 등 간호연구에 좋은 조건들이 마련되었다. 1952년 간호 전문조직의 연구잡지인 「Nursing Research」가 창간되었다.

04 간호연구의 다양한 필요성 중 해당하지 않는 것을 고르시오.

① 전문직 지식체 형성
② 간호의 범주 규명
③ 정치적 역량 강화
④ 의사결정

05 미국에서 병원 간호학교 안에 디플로마 학위과정이 신설되고, 간호교육의 필요성을 주장한 골드마크 보고서가 나온 시기는 언제인가?

① 1900년 초기
② 1900년 ~ 1940년대
③ 1950년 ~ 1970년대
④ 1970년대

06 미국 간호연구의 발전기로서 학사 간호사의 증가, 정부 및 민간재단의 연구비 지원이 수행되었으며 연구잡지인 「Nursing Research」가 창간된 시기는 언제인가?

① 1900년 초기
② 1900년 ~ 1940년대
③ 1950년 ~ 1970년대
④ 1970년대

정답 04 ③ 05 ② 06 ③

07 임상연구의 수가 증가하고, 질적 간호, 환자 성과 준거 개발 등의 연구가 수행, 중환자실이 도입되었으며 간호에 관한 비용 효과연구가 주로 이루어졌고 다학제적 연구의 인식이 등장한 시기는?

① 1940년
② 1950년
③ 1960년
④ 1970년

07 1960년대에는 임상연구의 수가 증가하면서 질적 간호, 환자 성과 준거 개발 등의 연구가 수행되었다. 중환자실이 도입되었으며 간호중재, 직원 배치, 간호에 대한 비용 효과연구가 주로 이루어졌다. 또한, 간호학은 학제 간 접근이 필요한 학문이라는 인식과 함께 간호연구영역에 다양한 인접 학문의 이론과 방법론이 등장하게 되었다.

08 간호과정이 많은 연구의 초점이 되었고, 교육방법의 평가, 일차간호의 수행과 성과에 관련된 연구가 많이 수행되었던 시기는 언제인가?

① 1940년
② 1950년
③ 1960년
④ 1970년

08 1970년대는 간호과정이 사정 기능, 지침, 목표설정 방법, 특정 간호 중재 등 많은 연구의 초점이 되었다. 이 시절 교육연구는 교육방법의 평가와 학생의 학습경험 등에 관심을 두었다. 서비스 환경에서 1970년대의 경향은 주로 일차간호에 중점을 두고 있었고 일차간호의 수행과 성과와 관련하여 연구가 수행되었다.

09 의료인력의 배치부족 현상이 두드러지면서 건강관리의 접근성과 관련하여 전문간호사의 역할증대가 대두된 시기는?

① 1940년
② 1950년
③ 1960년
④ 1970년

09 1970년대 초 의료인력의 배치부족 현상이 두드러지면서 건강관리의 접근성과 관련하여 전문간호사(NP, CNS)의 역할 증대가 요구되었다.

정답 07 ③ 08 ④ 09 ④

10 1980년대에 미국간호협회 간호연구 위원회는 향후 10년간 연구방향을 간호현장에서 활용할 실무중심 연구로 제시하였다. 1983년에는 미국간호협회는 간호연구센터(Nursing Research Center)를 세워 연구·교육·실무 통합을 지지했고 「Annual Review of Nursing Research」가 창간되었다.

11 국내에서 간호연구는 타 학문분야에 비해서 출발이 비교적 늦어 그 시작은 1940년대 후반기로 볼 수 있다. 본격적인 연구 활동이 시작된 1960년대에는 초보적 연구단계로 현상을 기술하는 기술적 연구가 주류를 이루었다.

12 1970년대 초반부터 대학과정에서 간호연구 과목이 개설되었는데 이것이 연구 발전의 계기가 되었다. 1970년에는 순수 학술지인 「간호학회지」가 창간되어 많은 연구논문이 게재되었고 1978년 간호계 첫 박사학위 과정 신설과 함께 현재에 이르기까지 학위논문들이 출판되었다.

10 향후 10년간 연구방향을 간호현장에서 활용할 실무중심 연구로 제시하였고, 간호연구센터가 세워져 연구·교육·실무 통합을 지지한 시기는 언제인가?

① 1950년대
② 1960년대
③ 1970년대
④ 1980년대

11 국내 간호연구의 흐름에서 초보적 연구단계로 기술적 연구가 주류를 이루었던 시기는 언제인가?

① 1940년
② 1950년
③ 1960년
④ 1970년

12 국내 간호연구의 역사에서 대학과정에서 간호연구 과목이 개설되었고 「간호학회지」가 창간된 시기는 언제인가?

① 1940년
② 1950년
③ 1960년
④ 1970년

정답 10 ④ 11 ③ 12 ④

13 간호연구에서의 문제점으로 옳지 <u>않은</u> 것은?

① 환자 중심의 연구 부족
② 타 보건의료인과의 다학제 간 연구 부족
③ 교육과 임상과의 거리감
④ 간호사의 높은 교육열

14 다음 중 과학적 연구의 의미로 올바르지 <u>않은</u> 것은?

① 과학이란 체계적이고 조직적인 방법에 의해 얻어진 지식체이다.
② 사회과학, 철학은 과학이 아니다.
③ 전문가의 지식은 과학적 방법보다 신뢰하기 어렵다.
④ 과학적 연구는 알려지지 않은 질문에 대한 해답을 얻는 과정이다.

15 과학적 방법의 연구로 올바르지 <u>않은</u> 것은?

① 정보를 얻기 위해서 체계적 절차를 따르는 것이다.
② 현실세계에서 얻은 직관이나 육감이 결과가 될 수 있다.
③ 과학적 연구방법은 크게 양적 연구와 질적 연구가 있다.
④ 연구과정에는 문제의 정의, 연구 개념의 선택 등이 있다.

16 연구의 목적은 서술, 설명, 예측 그리고 통제로 크게 나눌 수 있다. 특히 간호전문직과 관련된 현상의 본질과 속성을 규명하여 현상을 서술하는 것은 연구의 목적 중 '서술하기 위한 것'과 관련한 내용이다.

16 다음 설명과 가장 일치하는 연구의 목적은 무엇인가?

> 관심 있는 현상을 관찰, 기술하고, 분류하는 것으로써 지식체 개발의 기초가 되며 새로운 정보와 통찰력을 준다.

① 서술하기 위해서
② 설명하기 위해서
③ 예측하기 위해서
④ 통제하기 위해서

17 보기 ④번의 경우 연구의 목적 중 설명하기 위한 것과 관련이 있는 내용이다.

17 다음은 연구의 목적 중 '예측'과 관련된 내용이다. 올바르지 <u>않</u>은 것은 무엇인가?

① 인과관계에 대한 설명이 가능해야 현상을 예측할 수 있게 된다.
② 예측이 가능해지면 이후에는 요인을 통제할 수 있다.
③ 예로 '담낭절제술 후 합병증 발생을 예측하는 요인은 무엇인가?'가 있다.
④ 예로 '부모 역할의 스트레스 원인과 완화 요인은 무엇인가?'가 있다.

18 보기 ③의 경우 연구의 목적 중 서술하기 위한 것과 관련이 있는 내용이다.

18 다음은 연구의 목적 중 '설명'과 관련된 내용이다. 올바르지 <u>않</u>은 것을 고르시오.

① 현상 간의 체계적인 관계를 설명하는 것이다.
② 현상의 원인을 규명하려고 시도한다.
③ 예로 'AIDS 환자에 대한 가정간호의 유형은?'이 있을 수 있다.
④ 간호 시 고려되어야 할 현상을 설명한다.

정답 16① 17④ 18③

19 연구의 목적 중 바람직한 결과를 초래하기 위해 처방하고, 또한 바람직하지 않은 결과를 제한하기 위한 것은 무엇인가?

① 서술하기 위해서
② 설명하기 위해서
③ 예측하기 위해서
④ 통제하기 위해서

19 Dickoff, James와 Wiedenbach(1968)은 통제를 '바람직한 결과를 초래하기 위해 처방하는 것'이라고 기술하고 있다. 또한 바람직하지 않은 결과를 통제한다.

20 다음의 이론에 대한 설명 중 올바르지 <u>않은</u> 것은?

① 이론은 한 개념이나 개념 간의 관계에 대한 일반화된 서술 또는 설명이다.
② 이론은 관찰로부터 귀납적으로 구축된다.
③ 이론은 연구를 위한 아이디어를 유도한다.
④ 이론과 연구는 서로 독립적인 관계이다.

20 이론과 연구 사이의 관계는 서로 특별한 혜택을 주고받는 이익이 있는 관계이다.

21 다음 연구, 이론 실무에 관계에 대한 진술 중 올바르지 <u>않은</u> 것을 고르시오.

① 이론은 연구와 실무를 이어주는 틀을 제공한다.
② 간호사는 연구결과를 활용하여 근거 중시 실무를 발달시킨다.
③ 간호실무는 전문직의 자율성과 힘의 근원이다.
④ 실무와 이론 모두 연구문제 도출에 이용된다.

21 간호이론은 전문직의 자율성과 힘의 근원이다. 즉 간호사에게 간호에 영향을 주는 요인의 서술, 설명, 예측에 견고한 기초를 제공한다. 그리하여 간호이론에서 대두되는 주제는 간호교육, 연구, 실무를 안내하고 간호실무를 다른 학문과 차별화한다.

정답 19 ④ 20 ④ 21 ③

22 간호연구의 대상자인 인간의 행태는 예측이 어렵고, 현실상황의 통제도 쉽지 않기 때문에 간호연구의 한계로 지적된다. 인간을 상대로 한 위험한 실험의 진행은 비용적인 문제보다는 윤리적인 문제로 인해서 시행되기 어렵다.

22 간호연구에서 과학적 연구의 한계성에 대한 서술로 올바른 것을 고르시오.

① 간호연구의 대상자인 인간의 행태는 예측이 쉽다.
② 인간을 대상으로 한 연구는 실험 연구와 같이 정확한 자료수집이 어렵다.
③ 간호연구에서 상황의 통제는 쉬운 편이다.
④ 비용적인 문제로 인간을 대상으로 위험한 실험의 진행은 어렵다.

23 간호사의 교육적 배경이 무엇이든 간에 연구능력이 필요하다. 따라서 간호연구는 필수과목으로 포함되어야 한다.

23 간호연구에서 간호사의 역할로 올바르지 <u>않은</u> 것은?

① 간호전문대 출신 간호사에게는 연구능력이 요구되지 않는다.
② 현장간호사들의 실제적인 경험을 기반으로 하는 연구 활동이 활발해지는 추세이다.
③ 간호사는 연구자면서 연구논문을 읽는 소비자이다.
④ 간호연구는 모든 수준에서 필요하다.

24 교육수준별 간호연구의 역할에서 간호학생 수준의 역할에 대한 기술이다. 전반적으로 연구의 필요성을 확인하는 능력과 연구수행의 보조적인 역할이 간호연구에서 학생의 역할로 기대된다고 할 수 있다.

24 다음의 수준은 간호연구자 수준에서 무엇인가?

> • 간호실무를 위해 연구의 필요성 또는 가치를 파악한다.
> • 간호실무에서 연구문제 확인을 돕는다.
> • 연구 자료 수집을 돕는다.

① 간호학생 수준
② 간호학사 수준
③ 간호석사 수준
④ 간호박사 수준

정답 22 ② 23 ① 24 ①

25 다음 중 간호학 박사 수준의 역할은 무엇인가?

① 간호실무에 적용하기 위해 보고서를 읽고 해석하며 평가한다.

② 간호결과를 간호실무에 적용한다.

③ 연구문제 확인과 연구수행에 참여한다.

④ 대상자들의 안녕에 대한 간호활동의 공헌도를 평가한다.

25 ①~③은 간호학 학사 수준의 역할이다. 이 밖에도 학사 수준에서는 간호실무 향상을 위한 자료수집, 동료와 연구결과를 공유하는 역할도 기대된다. ④는 간호학 박사 수준에서 기대되는 역할에 대한 설명이다.

26 간호학 석사수준의 역할로 올바른 것은?

① 간호실무를 위해 연구의 필요성 또는 가치를 파악한다.

② 간호실무 문제를 분석하고 재구성한다.

③ 간호결과를 간호실무에 적용한다.

④ 간호실무의 질 향상과 간호활동의 공헌도를 평가하기 위한 방법을 개발한다.

26 ①은 학생 수준, ③은 학사 수준, ④는 박사 수준의 역할이다. 간호학 석사 수준에서 기대되는 역할로는 간호연구의 질과 임상적 연관성을 강화, 연구 활동을 지지하고 타 연구 분야와 협조, 임상에서 간호실무의 질 향상을 위한 연구를 수행, 연구를 통해 얻은 결과를 적용할 수 있도록 지지 등이 있다.

27 다음 설명은 어떤 연구의 유형인가?

> 지식을 발견하거나 확대하는 귀납적 접근법이다. 개인에 있어서 특정 현상의 의미나 관련성을 확대하는데 연구자의 참여가 요구된다. 연구결과를 분석하고 해석할 때에는 일반적으로 관측결과의 수량화에 의존하지 않는다.

① 양적 연구

② 질적 연구

③ 종적 연구

④ 횡적 연구

27 연역적 접근법은 이론을 세우고 이론을 검증하기 위한 실험을 통해서 문제에 대한 답을 찾는 과정이고 반면에, 귀납적인 접근법은 현상을 수집하고 분석하여 그 특성을 파악하는 방법으로 질적 연구에서 일반적으로 사용되는 접근방법이다. 또한, 결과를 해석하면서 양적 연구와 같이 수량화된 관측결과를 이용하지 않고 다양한 접근방법을 이용하는 것 또한 질적 연구의 특징이라고 할 수 있다.

정답 25 ④ 26 ② 27 ②

28 역사적 연구는 과학적인 접근방법을 사용하여 과거의 기록을 추적하거나 해당 시점을 살아온 경험이 있는 사람들과 면담을 통하여 과거의 사건이나 현상에 관해 탐구하는 연구이다. 한국 간호교육제도의 변천에 대한 연구 등이 일례라고 할 수 있다.

28 다음 설명은 어떤 연구의 유형인가?

> 연구자가 설정한 가설의 논리성과 관련지어 과거의 기록을 추적한다든지 또는 당시에 살았던 사람들과 면담을 함으로써 과거를 객관적으로 정확하게 재구성 해보려는 목적으로 시행된다.

① 역사적 연구
② 사례 연구
③ 종적 연구
④ 횡적 연구

29 설명에 나온 내용은 자연 관찰 연구의 가장 특징적인 내용이다. 환경을 통제하고 특정한 중재를 제공하는 실험 연구와는 매우 구별되는 특징이라고 할 수 있다. 수술장에서 간호사들이 외과적 손 씻기를 하는 시간이나 방법을 관찰하는 연구 등이 자연 관찰 연구에 속한다고 볼 수 있다.

29 다음 설명은 어떤 연구의 유형인가?

> 사건에 대한 관찰을 통해 이루어지므로 연구설계는 개입(intervention)이 없는 것이 특징이다. 즉, 비개입적 특성이 관찰 연구와 실험 연구를 구별하는 요소가 된다.

① 자연 관찰 연구
② 사례 연구
③ 종적 연구
④ 실험 연구

30 과학적으로 철저하게 조작화된 연구는 양적 연구의 특성이다.

30 다음은 질적 연구와 양적 연구에 대한 비교이다. 올바르지 <u>않</u>은 내용은 무엇인가?

① 양적 연구는 변수들에 연구적 초점이 있다.
② 질적 연구는 양적 연구에 비해서 주관적이다.
③ 질적 연구는 과학적으로 철저하게 조작화된 연구이다.
④ 질적 연구의 가설은 양적 연구에 비해 광범위하다.

정답 28 ① 29 ① 30 ③

31 다음 중 개념에 관한 설명으로 올바르지 **않은** 것을 고르시오.

① 현상이나 사물에 대한 추상적이고 상징적인 표현
② 명제나 이론을 구성하는 가장 필수적이고 기본적인 요소
③ 이론은 개념의 주체로서 현상을 구성하는 사물이나 사건의 표현
④ 인지, 평가, 실용, 의사소통의 4가지 기능을 가짐

31 개념은 이론의 주체로서 현상을 구성하는 사물이나 사건의 상징적인 표현이다.

32 지각한 것이 얼마나 중요하고 의의가 있는지를 판단하는 것은 개념의 기능 중 어떤 것에 속하는가?

① 인지적 기능
② 평가적 기능
③ 실용적 기능
④ 의사소통 기능

32 문제에서 설명하는 내용은 개념의 기능 중 평가적 기능에 대한 설명이다.
① 인지적 기능 : 관찰한 것을 조직하고 질서를 부여하는 기능
③ 실용적 기능 : 개념이 규정하는 뜻을 바탕삼아 우리의 행위를 좌우하는 기능
④ 의사소통 기능 : 개념을 사용하여 서로의 뜻을 전달하고 소통하는 기능

33 개념이 규정하는 뜻을 바탕삼아 행위를 좌우하는 기능은 개념의 기능 중 어떤 기능에 속하는가?

① 실용적 기능
② 인지적 기능
③ 평가적 기능
④ 의사소통 기능

33 문제에서 설명하는 내용은 개념의 기능 중 실용적 기능에 대한 설명이다. 실용적 기능은 개념이 규정하는 뜻을 바탕삼아 우리의 행위를 좌우하는 기능이다.

정답 31 ③ 32 ② 33 ①

34 개념의 기능 중 가장 중요하고도 필수적인 개념의 기능은 의사소통이다. 개념은 일정한 존재를 지시하는 의미체이지만 비가시적이고 비감각적인 것이기 때문에 상호 합의된 개념이 아니면 의사소통의 문제가 된다.

34 개념의 기능 중 가장 중요하고 필수적인 개념은 무엇인가?

① 인지적 기능
② 평가적 기능
③ 실용적 기능
④ 의사소통 기능

35 이론적 정의는 시대와 학자에 따라 다를 수 있고 수정, 보완, 기각하는 작업이 계속 이루어진다.

35 다음 중 이론적 정의에 대한 설명으로 올바르지 <u>않은</u> 것을 고르시오.

① 이론적 정의는 조작적 정의보다 훨씬 넓은 범위를 포함하며 추상적이다.
② 시대와 학자에 관계없이 동일한 정의이다.
③ 개념의 의사소통을 위해 일관성, 정확성, 명확성을 고려해야 한다.
④ 기존 이론이나 정의 또는 개념분석을 통해 얻을 수 있다.

36 ①, ②는 이론적 정의에 관련된 항목이고 보기 ③, ④는 조작적 정의에 관련된 항목이다. 쉽게 생각해서 이론적 정의는 개념적이고 포괄적인 내용으로 해당 내용을 정의하는 것이고 조작적 정의는 이론적 개념을 정제하여 연구자가 해당 연구에서 측정 가능한 수준으로 명명한 것을 일컫는다.

36 다음은 이론적 정의와 조작적 정의에 대한 설명이다. 올바른 것을 고르시오.

① 이론적 정의 : 개념이 명확하게 정의내려지지 않으면 혼란을 초래하여 연구진행이 순조롭지 못하게 됨
② 조작적 정의 : 다른 개념, 다른 단어를 이용하여 그 개념이 갖고 있는 본래의 의미를 명확히 하는 것
③ 이론적 정의 : 연구 시 사용될 측정의 수단인 경험적 지표, 지수, 척도가 제시
④ 이론적 정의 : 개념을 경험세계에서 관찰하기 위한 경험적 지표를 형성하는 것

정답 34 ④ 35 ② 36 ①

37 다음 설명 중 올바르지 <u>않은</u> 것을 고르시오.

① 상수는 수식 따위에서 늘 일정하여 변하지 않는 값을 가진 수나 양을 뜻한다.

② 독립변수는 종속변수의 원인 또는 선행조건이 되는 변수이다.

③ 독립변수는 예측변수라고도 한다.

④ 독립변수는 연구효과로 측정되는 변수이다.

37 독립변수는 종속변수보다 선행이 되며 연구에서 조작되는 변수를 의미하고, 종속변수는 연구의 효과로 측정되는 변수로 독립변수의 효과나 반응을 말하는 내용이다. ④는 독립변수가 아닌 종속변수에 대한 설명이다.

38 다음 중 개념과 설명이 올바르게 짝지어진 것을 고르시오.

① 종속변수 – 실험에서 실험자에 의하여 조작되는 처치

② 독립변수 – 선행조건이 아닌 귀결되는 결과이다.

③ 독립변수 – 실험에서 실험효과이며 독립변수의 변화에 따라 같이 변화

④ 종속변수 – 다른 변수에 의한 예측의 대상

38 ① 실험자에 의하여 조작되는 처치는 독립변수이다.
② 선행조건이 아닌 귀결되는 결과는 종속변수이다.
③ 실험 효과이며 독립변수의 변화에 따라 같이 변화하는 것은 종속변수이다.

39 경구피임약 복용 여부에 따른 혈청 콜레스테롤 수준의 차이를 알아보는 연구에서 비만여부, 운동여부는 어떤 변수인가?

① 독립변수

② 종속변수

③ 외생변수

④ 중재변수

39 문제의 설명은 외생변수에 대한 설명이다. 외생변수는 연구결과에 영향을 주는 변수이긴 하지만, 연구에서 관심 있게 다룰 변수가 아닌, 일종의 또 다른 독립변수이므로 혼동변수라고도 한다.

정답 37 ④ 38 ④ 39 ③

40 연구의 각 단계는 마치 연결된 고리와 같이 새로운 단계로 이어져서 일반적인 양적 연구의 단계를 나타낸다. 연구문제 설정→문헌고찰→가설설정→변수와 연구도구 결정→표본추출→자료 수집 및 분석계획→연구수행→예비연구 수행→자료수집→자료분석→ 연구결과 해석→연구결과 기술

41 연구문제가 지나치게 애매하거나 광범위하면 진행단계가 모호해져서 연구자들의 연구진행이 어렵다.

42 문헌고찰 과정은 연구문제의 해결점을 찾기 위해서 무엇을 고려해야 하는지, 이전의 연구방법은 어떠하였는지에 대한 정보를 얻을 수 있다.

40 다음 일반적인 연구의 순서로 올바른 것을 고르시오.

① 연구문제 설정→문헌고찰→가설설정→자료수집→자료분석
② 문헌고찰→연구문제 설정→가설설정→자료수집→자료분석
③ 연구문제 설정→가설설정→문헌고찰→자료수집→자료분석
④ 연구문제 설정→가설설정→문헌고찰→자료분석→자료수집

41 다음은 연구문제와 연구목적 설정에 대한 설명이다. 올바르지 않은 것을 고르시오.

① 연구문제는 간호실무와 이론이 부합되지 않는 관심 분야에서 비롯된다.
② 연구문제는 진술형 또는 의문형으로 제시할 수 있다.
③ 연구문제는 명확하고 광범위할수록 좋다.
④ 연구문제는 연구문헌을 통해서나, 임상실무에서 찾아낼 수 있다.

42 다음은 문헌고찰에 대한 설명이다. 올바르지 않은 것을 고르시오.

① 문헌고찰에서는 최신의 연구 자료를 찾는 것이 중요하다.
② 문헌고찰을 통해 연구 수행의 당위성을 확인할 수 있다.
③ 선행 연구자의 연구결과를 토대로 연구자가 원하는 연구 방법에 접근할 수 있다.
④ 연구문제에 대한 해결점을 찾는 데는 도움이 되지 않는다.

정답 40 ① 41 ③ 42 ④

43 가설에 대한 설명으로 올바르지 **않은** 것을 고르시오.

① 가설은 과학적으로 증명된 사실이다.

② 가설은 둘 또는 그 이상의 변수들 간의 예상되는 관계를 기술한 문장이다.

③ 가설은 연구문제에 대한 잠정적인 해답이다.

④ 가설은 연구설계의 방향과 자료 수집, 자료 분석 및 해석의 방향을 세워준다.

43 가설은 비록 과학적으로 증명되지 못하였더라도 당연하게 고려되는 진술이다.

44 다음의 설명 중 올바르지 **않은** 것을 고르시오.

① 모집단에서 대상자를 선정하는 계획을 표본설계라고 한다.

② 모집단은 연구목적, 연구설계와 연구 대상자의 참가 가능성을 고려해 정한다.

③ 표본은 모집단 외에서 추출하며, 모집단을 대표할 수 있어야 한다.

④ 연구문제와 연구목적, 연구설계, 대상자의 특성, 필요한 대상자 수는 표본설계에 영향을 미친다.

44 표본은 모집단을 대표하는 대상이며 모집단 안에서 추출해야 한다.

45 다음의 연구 과정에 대한 설명 중 올바른 내용을 고르시오.

① 연구 자료 수집기간과 절차는 실제연구를 수행하면서 정한다.

② 수집한 자료의 분석은 과학적 분석을 위해 통계전문가에게 의뢰한다.

③ 자료의 분석은 항상 최신의 분석방법을 사용한다.

④ 연구대상자의 윤리적 측면에 대한 고려는 반드시 필요하다.

45 연구대상자에 대한 윤리적 고려는 연구시행 전부터 고려되어야 한다.
① 연구자료 수집기간과 절차는 연구시행 전 미리 계획해야 한다.
② 수집한 자료를 이용하는 통계 프로그램에 대한 훈련이 필요하다.
③ 자료의 분석은 연구목적과 자료의 특성에 따라 달라진다.

정답 43 ① 44 ③ 45 ④

46 모든 연구과정에서 대상자에 대한 윤리적 고려는 생략될 수 없다.

46 다음은 예비연구 수행과 관련된 설명이다. 올바르지 <u>않은</u> 것을 고르시오.

① 예비연구는 수행하려는 연구를 소규모로 진행해보는 것이다.

② 예비연구의 경우 대상자 모집의 윤리적 고려는 생략가능하다.

③ 예비연구를 통하여 연구설계의 문제를 발견할 수 있다.

④ 예비연구의 대상자는 본연구의 모집단과 특성이 같아야 한다.

47 자료수집 전 대상자에게 연구참여 중단의 자유 등이 명시된 동의서를 획득해야 하며, 기관이나 장소 대상자의 승낙이나 허가를 받고 연구를 진행해야 한다.

47 다음은 자료수집에 대한 내용이다. 옳은 것은?

① 생리적 변수를 측정한다면, 연구자는 측정도구를 적절히 사용할 수 있어야 한다.

② 연구에 참가한 대상자는 연구 도중 연구 참여를 중단할 수 없다.

③ 병동 수간호사에게 동의를 받으면 개별 간호사에게 동의서를 받지 않아도 된다.

④ 병동 간호사에게 개별적으로 동의를 받으면 해당기관의 동의서를 받지 않아도 된다.

48 수집된 자료 중 누락된 자료가 있을 경우 연구자의 판단에 따라서 분석 자료에 포함할지 말지를 결정해야 한다.

48 다음의 연구과정에 대한 설명 중 올바르지 <u>않은</u> 내용을 고르시오.

① 자료분석은 자료를 정리하고 체계화하는 의미를 부여하는 과정이다.

② 수집된 자료 중 누락된 자료가 있으면 분석에 포함할 수 없다.

③ 분석된 결과에서 중요성을 찾고 결과를 일반화하는 과정은 연구결과의 해석 단계이다.

④ 자료분석 단계에서 자료에 알맞은 통계기법을 사용하여 결과를 산출한다.

정답 46 ② 47 ① 48 ②

✏️ 주관식 문제

01 과학적 연구의 목적으로는 서술, 설명, 예측, 통제가 있다. 각 목적에 대해 간단히 설명하시오.

02 과학적 연구에서 가설이 가져야 할 3가지 원칙은 ① 간단할 것 ② 지시적일 것 ③ 검증할 수 있어야할 것이다. 각 원칙의 의미에 대해 간단히 서술하시오.

01

정답 ① 서술(describe) : 어떤 주어진 현상을 있는 그대로 정확히 관찰해서 보고하는 것
② 설명(explain) : 어떤 현상이 나타나는 이유를 설명
③ 예측(predict) : 현상의 변화를 예측(과학적으로 기술, 설명 가능할 때)
④ 통제(control) : 현상에 대한 연구 이론을 현실에 적용하는 것

02

정답 ① 간단할 것 : 반드시 한가지의 종속변수와 한가지의 독립변수만 포함해야 한다.
② 지시적일 것 : 충분한 문헌고찰을 통해 지시적인 가설을 설정해야 한다.
③ 검증할 수 있어야 할 것 : 수량화해서 검증이 가능해야 한다.

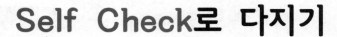

제1장

Self Check로 다지기

⊟ 간호연구의 정의

연구는 현존 지식의 검증과 정련 그리고 새로운 지식의 생성을 위한 지속적이고 체계적인 탐구이다. 체계적이고 지속적인 탐구는 연구자가 다음의 질문에 답하기 위해 필요하다.

① 알려질 필요가 있는 것은 무엇인가?

② 이 지식을 검증, 정련, 생성하기 위해서는 어떤 연구 방법이 필요한가?

③ 풍부한 지식체계를 형성하기 위해서는 그 학문 분야 연구에서 어떤 의미를 추출할 수 있는가?

⊟ 간호연구의 목적

인간의 본성을 이해하여 간호의 특성을 연구하고 간호행위를 설명, 예측 및 통제하는 것으로 인류의 건강을 도모하는 것이다. 즉 간호현상을 분석함으로써 생물학적, 사회적, 심리적, 행동적 및 문화적 영역에서 건강과 질병에 대한 인간의 반응을 통제하는 것이다. 간호는 일차적으로 개인이나 집단에 직접적인 서비스를 제공하며, 이러한 서비스를 제공하기 위해서는 전문적인 직업적 능력이 요구되고, 이에 요구되는 지식은 간호과학으로부터 얻게 된다. 간호의 궁극적인 목적은 환자, 가족, 보건의료 제공자와 보건의료체계를 위한 양질의 성과를 증진하는 근거중심 간호를 제공하는 것이다.

⊟ 간호연구의 필요성 및 영역

① **전문직 지식체 형성**

연구는 새로운 지식을 축적하고 기존의 지식을 검증하며 전문직의 책임(accountability)과 자율성(autonomy)을 증진시키는데 기여한다.

② **간호의 범주 규명**

연구를 통해 간호의 경계를 분명하고 독특한 역할을 담당할 수 있게 하며 따라서 다른 전문직과 구별된다.

③ **간호중재의 효율성 입증**

간호중재의 효율성을 입증해 보이고 대상자의 건강상태에 차이를 가져오며 비용절감이라는 것을 알려줘야 한다.

④ **의사결정**

의사결정을 잘 할 수 있도록 돕는 역할을 한다.

⑤ **간호교육에 기여**

학생들에게 전문직으로 연구를 수행해야 하는 역할을 교육할 수 있다. 간호교육자는 연구 수행과 동시에 학생들을 연구 현장에 노출시켜 학생들에게 지식의 본질이 어떻게 변화되는지 인식할 수 있게 한다.

⑥ 간호행정에 기여

예산편성에 활용할 근거자료가 되며, 간호사의 권리 향상과 인력 확보에도 근거자료가 된다.

⑦ 간호실무에 기여

실무 중심 간호연구는 간호실무를 향상시키는 기초라 할 수 있다. 간호의 질을 향상시킬 과학적 연구를 실시하여 대상자의 건강을 유지 또는 회복하게 돕고 사회의 요구에 부응한다.

과학적 연구의 의미

① 좁은 의미의 과학이란 용어는 자연과학의 뜻으로 흔히 사용되나, 넓은 의미로 사용될 때는 인문과학, 사회과학, 철학 등 모든 학문을 포함한다.

② 과학적 연구는 관심 있는 문제를 연구하기 위해 과학적 방법을 적용하는 것이다.

③ 광범위한 의미의 과학적 연구방법에는 양적 연구와 질적 연구가 있다.

과학적 연구의 목적

① 서술(description)하기 위해서

② 설명(explanation)하기 위해서

③ 예측(prediction)하기 위해서

④ 통제(control)하기 위해서

이론과 과학적 연구

① 이론은 한 개념이나 개념 간의 관계에 대한 일반화된 서술 또는 설명이다.

② 이론은 어떤 현상을 서술하고, 설명하고, 예측하고, 통제하는 것으로서 과학적인 연구결과에 의해 검증되어 의미를 부여하고 일반화하여 과학적 지식을 발전시키는 과학의 최종 목표이다.

③ 이론과 연구 사이의 관계는 서로 특별한 혜택을 주고받는 이익이 있는 관계이다.

과학, 이론 그리고 연구와의 관계

① 연구는 이론, 교육, 실무와 연계되어 있다. 연구결과에 의해 지지가 된 이론의 형식화(formulation)는 이론 중심 간호실무의 기반이 된다.

② 이론은 연구와 실무를 이어주는 틀을 제공하며, 의미 있고 일반화가 가능한 과학적 연구에 이바지한다. 실무와 이론 모두 연구문제 도출에 이용된다. 또한, 간호이론은 연구문제에 대한 해답을 찾는데 적절한 방법이 무엇인가에 대한 방향도 제시한다. 연구는 이론을 검증하고 수정하는 방법이다. 이 순환경로는 연구를 통해 지지가 되어 온 이론이 실무를 안내할 수 있을 때 비로소 완성된다.

③ 간호이론은 전문직의 자율성과 힘의 근원이다.

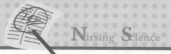

⮊ 간호연구에서 과학적 연구의 한계성
① 연구환경에 대한 통제의 어려움
② 연구대상자의 통제의 어려움
③ 윤리적 어려움
④ 객관적인 측정방법의 어려움

⮊ 개념과 정의
① 개념 : 어떤 현상이나 사물에 대한 추상적이며 상징적인 언어적 표현
② 개념의 기능 : 인지적 기능 / 평가적 기능 / 실용적 기능 / 의사소통 기능
③ 이론적 정의(개념적 정의, 구조적 정의, 명명적 정의, 합리적 정의)
④ 조작적 정의(측정하는 도구를 적용한 정의)

> ☑ 예
>
> **혈당**
> ㉠ 이론적 정의 : 혈액 내 포도당이 가능한 정상수준과 가까운 상태가 되도록 조절된 결과
> ㉡ 조작적 정의 : 식후 2시간이 지나고 측정한 혈당과 당화혈색소(HbA1c) 농도(%)를 의미

⮊ 상수(constant)와 변수(variable)
① 상수(constant) : 수식 따위에서 늘 일정하여 변하지 않는 값을 가진 수나 양
② 독립변수(independent variable) : 독립변수는 종속변수의 원인 또는 선행조건이 되는 변수
③ 종속변수(dependent variable) : 종속변수는 연구효과로 측정되는 변수
④ 가외(외생)변수(extraneous variable) : 외생변수는 연구결과에 영향을 주는 변수이긴 하지만, 연구에서 관심 있게 다룰 변수가 아닌, 일종의 또 다른 독립변수이므로 혼동변수라고도 함
⑤ 통제변수(control variable) : 외생변수에 해당되지만 연구결과를 명확하게 해주는 변수
⑥ 중재변수(intervening variable) : 독립변수와 종속변수 사이에서 이들 두 변수의 관계를 더 확실하게 이해하도록 돕는 변수

⮊ 가외(외생)변수를 만들어 내는 4가지 근원
피험자(subject) / 연구자(researcher) / 환경(environment) / 측정(measurement)

⮊ 양적 연구의 일반적인 절차
연구문제 설정→문헌고찰→가설설정→변수와 연구도구 결정→표본추출→자료 수집 및 분석계획→연구수행→예비연구 수행→자료수집→자료분석→연구결과 해석→연구결과 기술

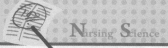

가설의 3가지 기본 원칙
① 간단할 것(simple)
② 지시적일 것(directional)
③ 검증할 수 있어야 할 것(quantifiable)

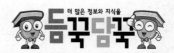

여기서 멈출 거예요? 고지가 바로 눈앞에 있어요.
마지막 한 걸음까지 시대에듀가 함께할게요!

제 **2** 장

–

연구변인의 결정 및
가설의 설정

–

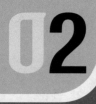

02 연구변인의 결정 및 가설의 설정

CHAPTER

제1절   간호연구문제의 영역 설정

연구문제를 설정하는 이 단계는 '무엇을 연구할 것인가?'를 확인하는 단계이다. 좋은 연구는 연구문제의 질에 달려있고 연구의 창의성과 중요성이 나타난다. 연구문제는 시급한 해결을 요구하는 문제나 흥미 분야의 문헌고찰, 경험 등에서 선정하게 되며 연구문제가 선정되면 연구가 가능한 범위 내에서 문제를 진술해야 한다.

1   연구문제의 출처 중요 ★

연구문제를 발견하는 것은 연구자에게 까다로운 과정이다. 특히나 처음 연구를 진행하고자 하는 연구자에게는 지루하고 어려운 과정이 될 수 있다. 연구문제는 아래와 같은 하나 이상의 출처에서 다양하게 얻어질 수 있다.

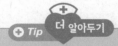

> **연구문제의 아이디어**
> ① 일상적인 생활 경험
> ② 신문, 잡지 등 정기간행물의 기사
> ③ 전문가와 의논
> ④ 문헌고찰(text book, journal article 등)
> ⑤ 임상 경험
> ⑥ 기타(영화, TV, 그림, 사진 등)

(1) 임상실무

임상실무에서 간호사의 경험은 질 좋은 연구문제를 발견할 수 있는 출처이다. 연구자는 임상실무를 수행하면서 다양한 연구문제의 아이디어를 얻을 수 있다. 수행하는 간호행위의 의미는 무엇인지, 가장 적절한 간호 행위인지, 행위에 따른 결과는 예상한 것과 같이 도출되었는지 등의 일련의 과정을 검토하면서 나온 추상적인 의문들이 비판적 사고 과정을 통해 연구문제의 출처로 이용될 수 있다.

(2) 문헌

연구문헌에서는 여러 주제에 대한 다양한 연구문제들이 제시되어 있고 문제에 대한 각 연구자들의 생각이 담겨있다. 이러한 연구문헌을 읽으면서 연구자들은 해당분야의 연구문제에 대한 새로운 아이디어를 얻기도 한다. 또한, 학술지와 같은 연구문헌에서 논의와 제언 부분에서 추가적인 연구의 필요성을 언급하기도 하는데 이러한 것도 연구문제에 대한 아이디어를 얻는 데 좋은 역할을 한다.

(3) 이론

간호 및 관련 분야의 이론은 연구문제를 도출하는데 도움이 된다. 가령, 제시된 이론으로 현상을 분석하여 예측을 수행하게 된다면 해당 이론을 검정하면서 연구문제도 해결할 수 있다.

(4) 동료 및 외부상황

타 연구자들과 대화를 하면서 자연스럽게 간호관련 쟁점들에 대한 다양한 아이디어를 얻을 수 있다. 이러한 과정을 통해서 획득된 아이디어가 조금 더 명확해지고 여러 사람과 의견을 나누는 과정에서 새로운 관점을 얻을 수 있으며, 정보수집 과정에서 발생할 수 있는 오류도 교정될 수 있다.

마찬가지로 임상 및 의료계 전반과 관련된 사회적, 정치적 이슈들을 통한 아이디어를 얻을 수 있다. '주 52시간 근무제가 시행되는데 왜 간호사들은 더 일할 수밖에 없을까?, 더 일하게 된다면 간호사의 능률과 스트레스는 어떻게 변화할까?' 등의 질문들이 생성될 수 있다.

(5) 연구의 우선순위

연구의 우선순위를 찾아보는 것도 연구문제의 아이디어를 획득하는 좋은 소스이다. 국내에서는 오의금(2002)이 우리나라에서의 간호연구 우선순위를 연구하여 발표하였다. 이 밖에도 이은현(2013) 등의 연구에서는 한국 종양 간호사가 인지한 종양 간호연구 우선순위 등을 발표하였다.

[+] **우리나라에서의 간호연구 우선순위, 오의금(2002).**

① 주도적 역할정도, 전문직발전 기여도, 대상자의 건강 및 복지 향상의 3가지 측면을 모두 고려한 우선순위별 간호연구 영역은 임상간호실무 영역, 간호교육, 가정간호, 간호연구, 만성질환자간호로 나타났다.

② 임상간호실무 영역과 관련된 구체적인 간호연구문제들로는 전문간호사제도, 간호중재개발, 간호의 질 개선, 임상수행능력 등이었다.

③ 간호교육영역에서는 간호사들을 위한 계속교육, 환자와 가족을 포함한 대상자 교육, 그리고 간호교육의 이원화와 같은 간호교육제도에 대한 연구들이 우선적으로 수행되어야 한다는 의견들이 주로 나타났다.

---

2 연구문제의 결정

(1) 연구영역의 선정

연구문제 선정은 전적으로 창조적인 과정이며 상상력, 통찰력 및 지혜를 필요로 한다. 흥미 있는 영역에 대해 편안하게 개괄적으로 노트에 적어두는 것에서부터 시작하고 작성된 내용을 바탕으로 다양한 영역을 본인의 흥미, 지식수준 및 연구의 필요성에 따라 분류해본다. 연구자에게 가장 적절한 영역을 선택한 후에도 나머지 목록들도 보존하여 이후에 새로운 연구 주제를 선정할 때 도움을 받을 수 있다.

(2) 연구문제 범위의 축소

연구 가능한 문제영역으로 주제를 좁혀 나가는 것은 중요하면서도 어려운 과정이다. 자기 생각을 동료나 담당 교수와 혹은 그 분야의 전문가와 상의해 보는 것도 좋은 방법이다. 다른 연구자가 이미 비슷한 연구를 수행하였고 그 결과나 연구 과정에 대해 논박할 여지가 없는 경우, 그다음 단계의 연구를 계획해서 반복연구를 한다 하더라도 대상자가 다르거나 측정 도구를 달리할 수 있으므로 완전히 같지는 않으며, 이들 연구는 지식에 공헌할 수 있는 잠재력이 있다고 할 수 있다. 반복연구의 경우는 연구의 필요성과 목적이 최초의 연구와 달라진다고 할 수 있다. 연구 주제뿐만 아니라 연구대상의 범위, 관련 개념의 정의, 조작적 정의의 범위도 좁혀야 한다.

이후 처음 기획단계에서 생각했던 광범위한 연구문제를 구체적인 문제로 바꾸고, 연구 주제는 가설보다는 함축적인 용어를 사용하여 표현한다. 하나의 연구주제 아래 여러 개의 가설을 내포하게 되므로 이들을 포괄하는 용어로 표현하는 것이 좋다. 마지막으로 무엇을 연구하고자 하는지를 독자가 쉽게 파악할 수 있도록 명료하게 서술한다.

(3) 연구문제 선정의 기준 중요 ★★

연구문제 선정에 특별한 정답은 없지만 좋은 연구문제를 선정하는 기준은 다음과 같다.

① 참신성

연구 주제는 새로운 것이어야 한다. 이미 연구가 진행되어 현상에 관한 서술이나 예측이 끝난 연구는 특별하게 재시행될 이유가 없다면 지양하는 것이 좋다. 참신성이 있는 연구문제란 지금까지 만족스러운 해답이나 설명이 제시되지 않은 문제라고 할 수 있다. 또한, 참신성이란 단순하게 선행연구와의 중복된 연구를 피한다는 의미뿐만이 아니라 연구의 방법 및 연구에서 사용되는 정보들이 최신의 것이어야 한다는 것을 의미한다.

② 구체성

연구 주제를 설정할 때 사용되는 용어는 그 의미나 내포하고 있는 뜻이 구체적이어야 한다. 막연하거나 광범위한 용어를 사용하면 그 의미를 파악하기 어렵다. 또한, 연구문제에서 연구범위 또한 적절하고 구체적으로 설정해야 한다. 연구범위가 너무 막연하고 추상적이면 연구범위를 좁히기 전까지 연구를 착수할 출발점조차 찾을 수 없는 경우도 있다.

③ 가능성

가능한 주제란 그 문제에 대한 해답이 가능하다는 것을 말한다. 또한 시간, 노력, 경제적인 비용과 같은 것보다 현실적인 면에서도 연구 가능 여부를 검토해보아야 한다. 이 때 가장 간과하기 쉬운 것이 연구자 자신의 역량이므로 자신의 학문적 배경과 소양에 대해 객관적인 판단을 내릴 수 있어야 한다.

④ 공헌도

㉠ 이론적 의의로 연구 : 그 분야의 학문발전에 얼마나 공헌할 것인가?

㉡ 실용적 가치로 연구 : 현실적인 문제를 해결하는 데 얼마나 도움이 되느냐?

㉢ 방법론적 의의 : 새로운 연구방법을 적용하여 방법의 효용성을 입증하는가?

3 연구문제의 진술

연구설계에 들어가기 전에 연구문제를 간결하게 진술하는 과정이다. 올바른 문제 진술은 연구목적을 진술하는 것이고 연구설계 과정에 대한 지침이 된다. 주요변수를 확인하고, 연구하려는 모집단의 특징을 세분화하고, 실험적 검증의 가능성을 제안해 줄 수 있어야 한다.

(1) 문제 진술 또는 연구 목적 진술의 형태

아래와 같이 의문문 형식 또는 서술문 형식으로 나타낼 수 있다.

구분	의문형(연구문제)	서술형(연구목적)
요인추구 수준	식욕 과다증 환자의 식습관은 어떠한가?	본 연구의 목적은 식욕과다증 환자의 식습관의 형태를 규명하는 것
요인관련 수준	흡연과 lipoprotein과는 어떤 관련이 있는가?	본 연구의 목적은 흡연 정도와 lipoprotein의 양이 유의한 관계가 있는지를 규명하는 것
상황관련 수준	암환자의 자기간호 행위를 설명할 수 있는 요인은 어떤 것이 있는가?	본 연구의 목적은 암환자의 자기간호 행위를 설명할 수 있는 요인을 규명하고자 함
상황생성 수준	운동이 암환자의 피로를 경감시키는가?	본 연구의 목적은 운동을 시키면 암환자의 피로가 감소하는지를 검정하고자 함

(2) 문제 진술상의 용어 정의

개념들에 대한 정의가 없이는 문제 진술이 불완전하다. 문제 진술의 추상적인 현상과 측정할 수 있는 변수 사이의 거리를 좁히기 위해 조작적 정의를 내려야 한다. 문제 진술에 나타난 용어에 대한 이론적 정의(개념정의)와 조작적 정의가 첨부되었을 때 연구문제에 대한 혼동이 없고 가설설정으로 연결되기가 쉽다. 연구문제에 나타난 개념과 측정될 변수와의 거리감이 적을수록 조작적 정의를 잘 내린 것이다. 필요하면 독립변수, 매개변수, 외생변수, 종속변수를 구분해 봄으로써 연구설계를 계획하는 것이 좋다.

4 연구 제목의 표현방법

연구 제목은 논문의 주요 아이디어를 간단히 요약해 놓은 것이다. 가능한 적은 단어를 사용하여 필요하고 정확한 정보를 알기 쉽게 제공하는 것을 목표로 요약한 것을 다시 요약하는 과정이다.

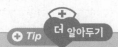

Tip 더 알아두기

좋은 제목이 갖추어야 할 조건
- 이해하기 쉬워야 한다.
- 논문내용을 정확하게 반영하여야 한다.
- 연구 대상자의 특성을 제시한다.
- 공인되지 않은 약어를 사용하여서는 안 된다.
- 간단하며, 짧고, 간결하여야 한다.
- 10~15단어 정도의 길이를 가진다.
- 흥미로워야 한다.
- 논문의 결론이 아닌 주제에 대해 적어야 한다.
- 선언적인 성격을 띠어서는 안 된다.
- 연구 디자인을 제시하는 것이 좋다.
- 시선을 사로잡을 수 있어야 한다.
- 중심단어부터 시작한다.
- 문법적인 오류가 없어야 한다.
- 주 독자층에게 적합한 단어를 선택한다.

5 연구문제의 평가 중요 ★★★

(1) 연구문제의 중요성

① 연구가 간호에 얼마나 공헌할 것인가?
　연구주제는 간호의 지식체 증대에 의미 있게 공헌하거나 그 문제 해결에 의해 혜택을 볼 수 있는 잠재력을 가지고 있어야 한다.
② 연구자는 다음과 같은 질문을 던져 보아야 한다.
　㉠ 그 문제는 과연 중요한 것인가?
　㉡ 임상이나 더 넓은 지역사회에 그 지식이 유용한가?
　㉢ 연구결과가 실무에 적용될 수 있는가?
　㉣ 이론적인 타당성이 있는가?
　㉤ 그 결과가 아직 검증되지 않은 가정에 도전할만한 것인가?
③ 연구문제의 중요성을 인정할 수 없는 연구문제는 연구할 필요가 없다.
④ 어떤 이론적 틀을 갖지 못한 것은 의미가 없다.

(2) 연구 가능성(researchability)

간호학에서는 인간이 환경과 상호작용하는 현상을 이해하려는 연구와 이를 변화시키려는 중재연구가 주요 관심내용이다. 연구 가능한 주제가 되기 위해서는 다음과 같은 내용을 확인해야 한다.

> ① 다루고 있는 개념이 명확하여 구체적인 질문이 가능해야 한다.
> ② 다루고 있는 개념이 직접적인 관찰이나 활동을 근거로 하여 설명되어야 한다.
> ③ 그 개념은 현실세계에서 조작화되어 측정 가능해야 한다.

연구문제는 그 개념정의가 뚜렷하고 조작화되어 측정이 가능해야 한다. 광범위하고 애매하여 측정하기 어려운 개념은 관찰가능하고 측정가능한 변수로 변형시켜야 한다. 개념의 조작적 정의와 변수의 측정기준이 설정될 수 없다면 그 연구문제는 더 수정을 요하거나 연구가 불가능한 경우이다.

(3) 연구자의 흥미

선택된 연구주제에 대한 진정한 흥미와 지적 호기심은 성공적인 연구결과로 이행하는데 중요한 전제조건이다. 과학적인 연구를 하는 데는 많은 시간과 에너지가 소모되므로 선정된 주제는 그 연구결과가 연구자의 개인적 지식뿐 아니라 간호의 지식체를 확대할 수 있을 만큼 충분히 중요해야 한다.

(4) 연구 수행 용이성(feasibility) 중요 ★★★

연구문제가 의미 있고 연구가능성이 있는 문제라 하더라도 얼마나 현실적으로 수행할 수 있는 문제이며 연구여건이 갖추어졌는지를 고려하여야 한다. 연구 수행 용이성이 희박한 문제일 때는 아직도 연구문제로서는 부적당하다. 연구 수행 용이성은 고려해야 할 점이 많으며 모든 연구에 일률적으로 적용되는 내용은 아니다.

① 시간과 시기

어떤 연구이든지 허용된 시간 내에 이루어져야 한다. 연구의 모든 단계가 할당된 시간 내에 종료될 수 있어야 하고 가급적 본래 예상했던 것보다 더 많은 시간을 각 단계에 할애하는 것이 좋다.

연구시기와 관련해서 연구단계 중 어떤 것은 특정한 날, 주, 혹은 계절에 행해져야 하는 것이 있다. 적절한 시기를 선택하는 것은 특히 자료수집 단계에서 중요하다. 희귀한 케이스의 환자이거나, 연구설계에서 많은 변수를 통제하거나, 여러 조건을 짝짓기하다 보면 해당되는 대상자를 구하는 데 시간이 예상보다 많이 소요될 때가 있다.

② 대상자 확보 가능성

원하는 특성을 가진 개인을 접할 수 있는지 또 그들이 기꺼이 협조할 지를 생각해 보아야 한다. 일정기간 내에 대상자를 확보할 수 있다는 확신이 있어야 한다. 대상자에 따라서 그 연구가 개인적으로 관련이 적거나 이익이 없다고 생각할 때에는 해당 연구에 본인의 시간을 할애하지 않으려 하기 때문이다. 연구자의 연구 동기에 의심을 품거나 심지어 연구에 대하여 적개심을 가지는 경우도 있다. 특수한 조건을 가진 사람을 연구대상자로 선정할 때 그 대상자를 찾아내는 것은 쉽지 않은 문제이고 대상자를 찾아내는 방법이 있다 하더라도 시간과 비용이 많이 소요되는 경우도 문제가 된다.

③ 관련자로부터의 협조

대상자 표본이 어린아이이거나 정신과적인 문제 등으로 보호자가 있는 경우라면 연구자는 항상 그들 부모나 보호자의 허락을 받아야 한다. 또한 학생을 대상으로 하거나 병원의 환자를 대상으로 하는 경우에는 관련기관 책임자의 승인을 받아야 한다.

④ 시설이나 기구 확보 가능성

연구를 착수하기 전에 연구자는 그 시설이나 기구를 이용할 수 있는지를 확인해야 하며 자료수집 과정에서 그 기계를 다룰 수 있는지 기술적인 문제도 파악해야 한다.

⑤ 비용

대부분의 연구는 제한된 예산범위 내에서 이루어지기 때문에 계획된 비용에 대해 매우 신중하게 고려해야 한다. 인건비, 도서비, 소모품비, 시설이나 기구사용비, 회의비, 컴퓨터 사용비 등을 연구계획서에 포함시켜 이들의 지불가능성을 사전에 검토하는 것이 바람직하다. 예상되는 비용이 연구를 통해 얻을 결과의 가치에 비해 과중하지는 않은지 스스로 질문해 보는 과정이 필요하다.

⑥ 연구자의 경험

연구자는 자신이 충분한 지식이나 경험이 있는 분야에서의 연구를 계획해야 한다. 자신의 지식에 한계가 있는 연구를 단독으로 시도하고자 한다면 상당한 사전 준비가 필요할 것이다. 초보적인 연구자가 측정도구의 개발이나 고급 통계분석을 요구하는 연구를 시도하는 데는 여러 가지 무리가 따를 수 있다.

⑦ 윤리적인 고려

자료수집 과정에서 대상자에게 연구에 참여하도록 부당하게 혹은 비윤리적으로 강요하는 행위는 절대로 해서는 안 되는 일이다. 또한, 연구과정에서 대상자에게 해를 끼치거나 개인적인 비밀을 침해하거나 대상자의 위신을 떨어뜨리는 행위도 절대로 해서는 안 된다. 연구자는 연구 주제가 윤리지침에 저촉되는지를 스스로 재고하고 IRB(Institutional Review Board)가 있는 기관일 경우 적절한 심사과정을 거치는 통과 절차가 연구 전에 필요하다.

제 2 절   문헌고찰

연구자가 연구주제를 선정하고 선정된 연구주제에 맞는 연구문제를 구체화할 때 학회지나 학위논문, 단행본, 학술대회 자료집 등 다양한 문헌들을 검토하는 과정이다.

1   문헌고찰의 필요성

자신의 연구에서 다룰 주요개념, 연구설계, 연구방법을 중심으로 하여 정확하고 체계적인 방법으로 선행연구에 대한 정보를 수집한 후 그 개개의 문헌을 읽고 중요한 문헌을 골라 요약하는 전체과정이 문헌고찰이다. 문헌고찰은 선행연구를 검토함으로써 연구문제에 대한 이론적 근거를 찾고 연구주제로서의 적합성을 확인하며 연구방법에 대하여 파악할 수 있으므로 과학적인 연구를 계획하면서 필수적인 단계가 된다. 문헌고찰은 구체적인 지식획득의 한 방법일 뿐만 아니라 과거에 수행된 연구의 맥락과 앞으로의 연구 방향에 대한 전망 및 연구목적을 살펴볼 방법이 되므로, 연구를 하고자 할 때 선행연구의 검토 없이 연구계획을 세우는 것은 무모한 일이다. 또한, 연구주제와 직접 관련된 문헌뿐만 아니라 간접적인 관계가 있는 타 분야의 문헌들도 광범위하게 고찰해야 한다.

2   문헌고찰의 기능 중요 ★

① 관심 영역에서 수행된 문헌고찰은 연구문제에 대한 착상을 돕고 또한 연구문제의 설정과 명료화를 돕는다.
② 연구자에게 해당 분야에서 지금까지 알려진 지식을 확인하게 하고 그 결과 불필요한 연구의 반복을 최소화한다.
③ 연구를 위한 이론적 기틀을 제공하고 그 결과 과학적 지식의 축적을 촉진한다.
④ 연구방법에 대한 정보를 제공한다. 구체적으로 연구자는 자신이 계획하는 연구와 관련하여 연구설계, 특정 실험방법, 자료수집 절차, 측정도구, 통계분석 방법에 대한 유용한 정보를 얻을 수 있다.

3 문헌정보의 유형 [중요] ★★

(1) 예비자료

① 관련문헌을 요약하여 출처를 알려주는 자료이다.

② 종류

색인(index)	문헌조사를 위한 풍부한 자료를 제공해 주며 저자, 논문 제목, 출처 등의 정보 제공, 주제에 따라 연구논문을 분류하도록 설계, 어떤 학술지에 게재되어있는가를 알려줌
초록(abstract)	잡지에 실린 연구논문의 개요로, 저자, 논문제목, 내용 등을 요약, 짧은 시간에 어떤 문헌을 집중적으로 읽어야 할지 판단할 때 유용함
서지(bibliography)	서적에 대한 서명, 주제, 저자, 출판사, 출판처, 출판연도 등에 대해 기록한 책

(2) 1차 자료

① 문헌 중 해당 연구자가 직접 연구에 참가하여 관찰한 결과들을 기록한 자료이다.

② 연구자가 연구를 직접 수행하고 작성한 연구보고서나 교육 현상에 대한 이론이나 의견을 담은 저서(예 학회논문, 학위논문)이다.

③ 1차 자료를 살펴보는 것은 연구에 있어서 가장 중요한 작업이며, 1차 자료를 해석하는 능력을 가져야 한다.

(3) 2차 자료

① 연구에 직접 참가하거나 관찰하지 않은 연구자가 기록한 자료이다.

② 연구와 간접적으로 관련되어 있는 저서, 편람, 비평서, 교과서, 백과사전, 안내서, 잡지의 평론기사, 메타분석 연구 등 다양한 자료들이다.

③ 1차 자료에 근거한 많은 연구결과와 다양한 이론을 소개한다.

④ 연구자가 관심 주제에 대한 기초 개념이나 지식을 쉽고도 광범위하게 얻을 수 있다.

⑤ 1차 자료의 해석과는 다르게, 독자의 요구에 따라 특정정보를 생략할 수 있다.

　→ 가급적 1차 자료를 찾아 고찰하는 것이 바람직하다.

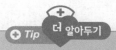

Tip 더 알아두기

학술지 기사의 출판 유형(publication type)

• 종설(review)

특정 주제에 대하여 이미 간행된 내용을 고찰한 후 출판한 논문이나 책이다. 고찰은 포괄적일 수 있으며 고찰 대상문헌의 발간 시기 역시 다양할 수 있으나 대개 최신 문헌에 대한 고찰이 가장 많이 요구된다.

- **기술보고서(technical report)**

  의학이나 기타 과학적 문제에 대한 연구와 결과를 자세히 설명해 놓은 공식 보고서이다. 정부기관이나 그와 동등한 공인 단체에서 발행한 경우 비밀 정보 사용 허가와 관련하여 내용이 기밀, 공개, 기밀 해제 상태일 수도 있다. 이 출판 형태는 과학적 연구나 개발의 현 상태나 입장을 나타내는 보고서나 논문도 포함한다.

- **임상지침(practice guideline)**

  특정 임상 상황에서 의료인이 적절한 진단, 치료나 임상 시술을 할 수 있도록 환자 치료결정에 도움을 주는 일련의 지침이나 원칙이다. 진료 지침서는 정부 기관, 전문학회나 위원회와 같은 기관이나 조직, 전문가 패널 등에 의해 개발된다. 증진된 건강을 측정하고 시행한 서비스나 시술의 편차 감소, 제공된 의료 결과의 편차 감소를 측정하는 점에서 의료의 질과 효과를 사정하고 평가하는데 기초를 제공한다.

- **메타 분석(meta-analysis)**

  보통 출판된 문헌에서 추출한 독립적인 연구 결과들을 결합하고 요약과 결론을 종합하는 양적인 방법을 사용한 연구로 치료의 유효성을 평가하고 새로운 연구를 계획하는데 이용한다. 종종 임상 시험에 대한 고찰(overview)에 쓰이기도 한다. 대개 저자나 후원 단체에 의해서 meta-analysis라고 불리는데 문헌의 리뷰(review)와는 구별되어야 한다.

- **지침서(guideline)**

  현재나 장래의 규정이나 정책들을 나타내는 일련의 성명, 방침이나 원칙으로 구성된 저작물. 정부, 기관, 전문학회나 이사회와 같은 조직, 전문가 패널의 모임에 의해서 개발된다.

- **증례보고(case report)**

  임상 사례 발표이며 최종적으로 진단에 이르게 된 평가 과정이 포함되어 있는 경우도 있다.

- **논평(comment)**

  이미 출판된 논문이나 다른 발표문에 대해 토론이나 지지, 논쟁을 하기 위해 쓰인 비평이나 주석을 말하며 논문, 편지, 논설 등의 형식을 갖추고 있다. 출판물에 따라 comment, commentary, editorial comment, viewpoint 등의 다양한 이름으로 쓰인다.

- **사설(editorial)**

  임상적으로나 과학적으로 중요한 현 문제에 관해 학술지 편집자나 출판사가 견해, 신념, 정책 등을 발표한 성명문이다. 학회나 단체의 공식기관을 대표하는 학술지들의 편집인들에 의해 발행된다.

- **편지(letter)**

  개인 간 또는 개인과 법인체 대표 간의 교신으로 개인적이거나 전문적인 것일 수 있다. 의학이나 다른 과학 출판물에서는 한 명이나 그 이상의 저자가 논평이나 논의된 항목을 출판한 학술지나 책의 편집자에게 보내는 것이 보통이다.

4 문헌 찾는 방법

(1) 국내 연구보고서 검색

① 온나라 정책연구(http://www.prism.go.kr)

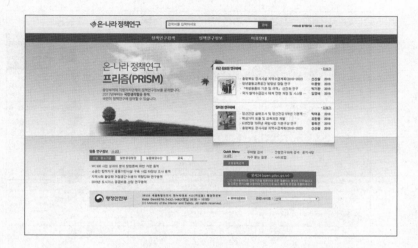

㉠ 중앙부처(보건복지부, 식약처 등)의 정책연구보고서를 검색 및 원문 열람 가능
㉡ 연구개요, 연구보고서, 연구결과 평가 및 활용보고서 제공
㉢ 연구 책임기관, 담당부서, 연락처 등 연구에 관한 모든 내용을 확인 가능

② 보건의료 R&D 포탈 HTDream(https://www.htdream.kr)

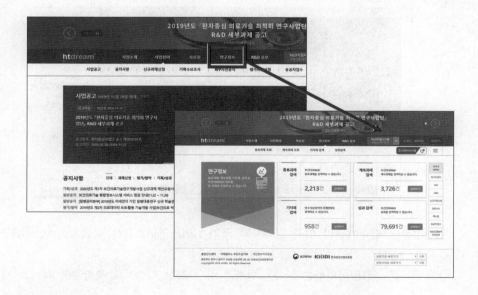

       ㉠ 보건산업진흥원, 국립보건연구원, 국립암센터 등의 사업공고 및 신청, 연구정보 제공
       ㉡ 연구정보 → '종료과제 조회' 또는 '계속과제 조회'에서 연구보고서 열람 가능

③ NDSL(https://www.ndsl.kr)

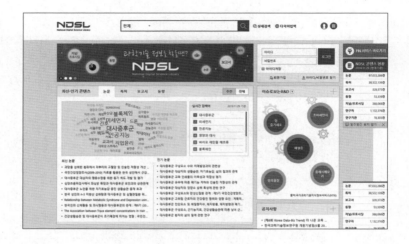

       ㉠ 과학기술 분야의 국가 R&D 보고서와 분석리포트 제공
       ㉡ 국가 R&D 보고서 : 국가연구개발사업 수행을 통해 창출된 보고서(원문 무료)
       ㉢ KISTI 및 연구소, 기업체 등에서 생산한 정책 및 산업 기술 시장 동향 보고서

④ RISS(http://www.riss.kr)

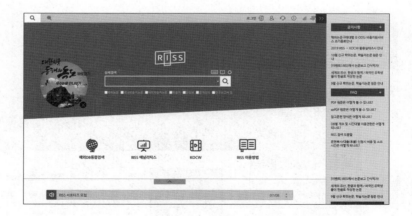

       ㉠ 정부출연 연구기관의 연구 성과물과 국가 R&D 연구보고서 검색 가능(한국연구재단의
          KCI, KRM/국가연구정책포탈과 연계)
       ㉡ 학위논문, 국내/국외학술지논문, 단행본 등 다양한 학술자료 통합검색 서비스 제공

⑤ Korea OpenMed(https://library.nih.go.kr)

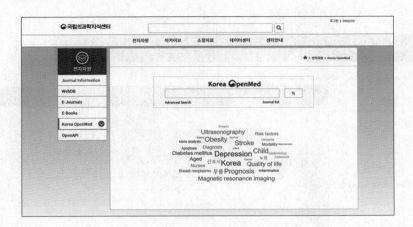

　㉠ 국립의과학지식센터에서 제공하는 보건의료 분야 레포지터리(repository)
　㉡ 기초의학, 임상의학, 예방의학/보건학 분야 등에서 생산되는 보고서, 논문 제공

(2) 주요 데이터베이스

① Web of Science(https://www.webofknowledge.com)

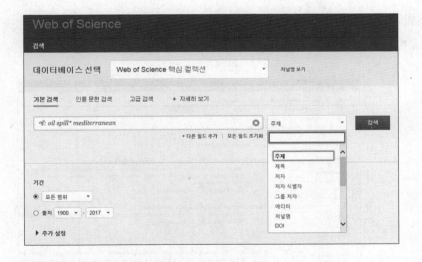

　㉠ 과학기술분야 학술저널 정보와 12,000 여종의 인용 및 색인 정보 DB
　㉡ SCI, SCIE 등재 저널 및 수록 논문을 검색/결과에 대한 저자, 저널, 기관 등의 다양한
　　 랭킹 제공

② Scopus(https://www.scopus.com)

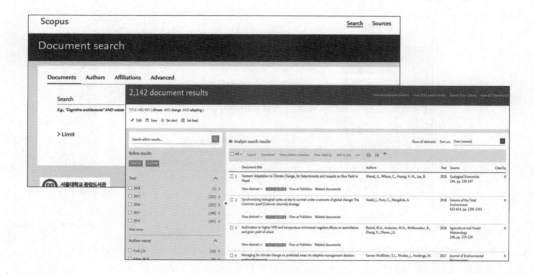

ⓒ 전 세계 5천여 출판사에서 출간된 22,790 여종의 저널 타이틀 수록

ⓛ 모든 분야의 문헌을 포괄적으로 포함하고 있는 전 세계에서 커버리지가 가장 넓은 초록·인용 데이터베이스

(3) 간호학 데이터베이스

CINAHL(https://www.ebscohost.com/nursing/products/cinahl-databases)

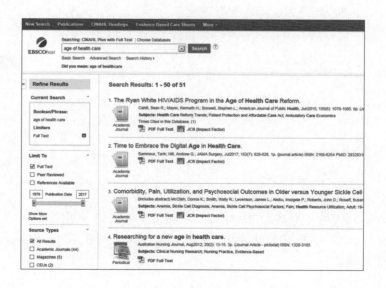

간호 및 보건학 분야 관련 학술지 700여종의 원문 제공

(4) 국내 데이터베이스

① DBpia(https://www.dbpia.co.kr)

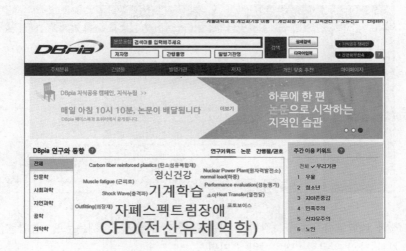

국내에서 발간된 학술지 약 2,000여 종의 원문 제공(의·약학 분야 학술지 100여 종)

② KoreaMed(https://koreamed.org)

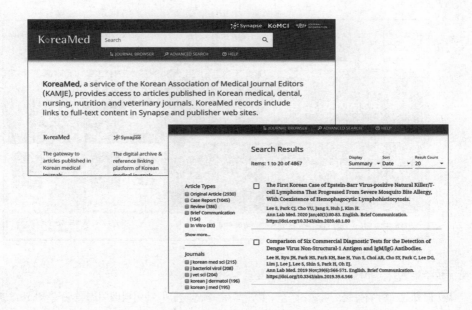

㉠ KoreaMed는 한국 의학학술 논문의 영문 서지정보 및 초록정보를 무료로 제공하는 데이터베이스

㉡ 국내 주요 의학학술지에 발표된 논문의 통합검색이 가능

③ RISS(http://www.riss.kr)

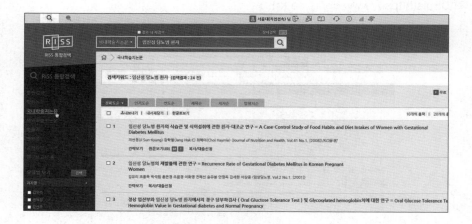

　㉠ 전국 대학도서관에서 소장하고 있는 단행본, 학술지, 학위논문 등 통합 검색 가능
　㉡ 기관 간의 원문상호대차서비스 지원

(5) 정부 제공 사이트

① 국회도서관(https://www.nanet.go.kr)

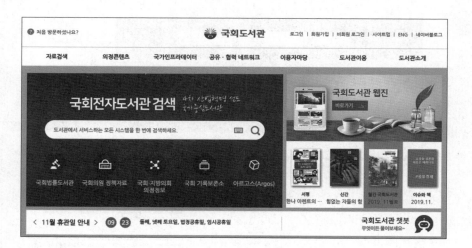

　㉠ 주로 인문, 사회과학 분야의 자료로 구성
　㉡ 단행본, 학위논문, 학술지 등 각종 목록 색인 등의 데이터베이스를 구축하고 있어 관심
　　있는 주제에 관련된 연구들이 어떻게 이루어지고 있는지에 대해서 검색 가능
　㉢ 간단한 회원가입 후 이용 가능

(6) 포털 사이트

① NAVER(https://academic.naver.com)

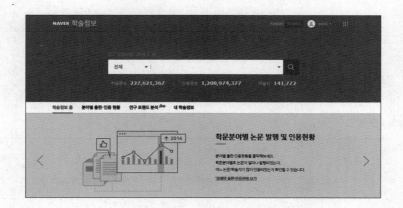

ㄱ 네이버 학술정보는 국내외 학술정보를 통합검색할 수 있는 서비스로, 각각의 서지들은 초록정보를 제공
ㄴ 원문보기의 유·무료 정보와 함께 원문을 열람 가능

② Google 학술 검색(https://scholar.google.co.kr)

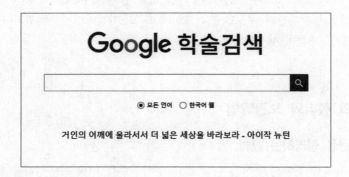

Google 학술 검색은 구글에서 제공하는 검색 서비스 중 하나로 주로 학술 용도의 검색을 대상으로 하고 있으며, 논문, 학술지, 간행물 등의 검색을 수행할 수 있다.
ㄱ 키워드 & 검색방법 선택
ⓐ 단어의 순서가 중요하다.
앞에 입력된 단어일수록 중요도를 부여하기 때문에 중요→덜 중요 순으로 키워드를 입력한다.
ⓑ 검색은 대소문자를 구별하지 않는다.
OR을 제외하고는 대소문자를 구별하지 않는다(OR은 무조건 대문자로 입력해야 한다).

ⓒ 구두점과 기호들은 무시된다.

달러($), 하이픈(-), 밑줄 (_)이나 부호가 의미를 갖는 경우는 제외한다(pre-operation).

ⓓ 절단검색은 지원하지 않는다.

~s, ~ing, ~tive 등을 떼어내는 word stemming이 자동 적용되기 때문에 가능한 단어의 변경을 모두 검색해준다(예 diet를 검색하면, diets, dieting, dietary 등도 함께 검색된다).

ⓛ 검색결과 줄이기

ⓐ [학술검색] → [고급검색]에서 개별입력 가능

ⓑ 검색연산자

단어 제외	–
정확하게 포함	""
제목에서 검색	intitle:
저자 검색	author:
특정 사이트	site:
특정 파일 타입	filetype:

ⓒ 검색결과 저장 및 활용하기

ⓐ 검색결과 아래 별모양 버튼(★)을 클릭하면 '내 서재'에 저장됨

ⓑ 저장된 reference는 그룹화, EndNote로 한 번에 내보내기 가능!

ⓒ 설정 → 서지관리 프로그램을 'EndNote'로 지정하면 검색 결과마다 "EndNote 가져오기" 버튼이 생성됨

5 문헌의 정리와 보관방법

(1) 검색된 문헌을 정리하는 방법

① 연구를 위해서 찾아진 문헌은 다음 같은 분류기준을 바탕으로 정리를 한다. 이와 같이 정리하면 연구논문의 문헌고찰 부분이나 배경 또는 논의를 작성 시 쉽게 인용된 문헌을 찾을 수 있고 연구자 본인의 논리를 정리하는데도 큰 도움이 된다.

② 분류기준

연구목적, 연구문제, 연구가설, 독립변수 및 종속변수, 연구대상자의 특성 및 표본 수, 연구설계, 자료수집 방법 및 측정도구, 연구결과 및 결론, 문헌고찰에 인용될 수 있는 중요한 인용문, 연구결론의 일반화나 결론의 타당도 평가

(2) 문헌정보 관리

과거와는 다르게 최근에는 문헌정보를 관리하는 서지 프로그램들이 다양하게 개발되어 있다. 따라서 잘 활용한다면 연구논문 작성 시 큰 도움을 받을 수 있다. 선행연구의 양이 많지 않다면 도서카드를 이용하여 연구의 주요개념이나 주제별로 정리할 수도 있다. 'Endnote'와 같은 문헌 정리 프로그램을 이용할 때에는 문헌목록에 포함할 완전한 서지 정보, 연구질문, 가설, 이론적 틀, 연구 방법, 주요 결과 및 결론 자료의 내용과 연구의 장·단점을 기록하는 것이 좋다.

(3) 서지관리 도구

① Endnote

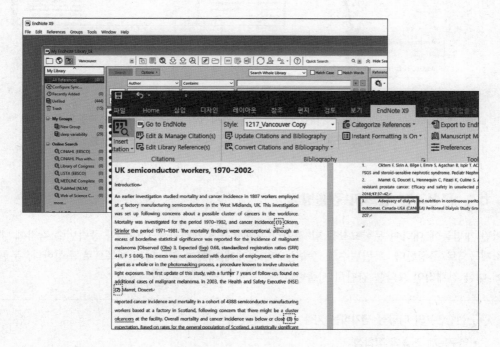

㉠ 논문 작성을 위한 대표적 서지 관리 도구

㉡ 문헌 수집, 원문 관리, 논문작성 시 인용과 참고문헌 작성, 투고 논문에 맞춰 스타일 적용

② Zotero

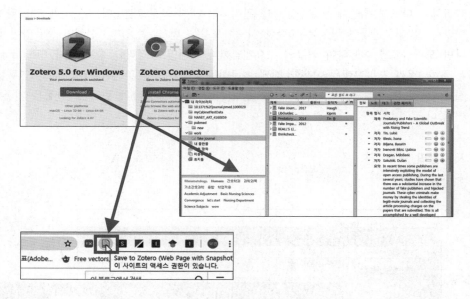

ㄱ Zotero는 직관적이고 간단하며 가벼운 서지관리 도구로 무료로 제공되고 있음
ㄴ 웹브라우저 Chrome에서 바로 관리도구로 연동되는 편리한 기능을 제공함

6 문헌고찰 결과의 진술방법

어떤 개념들에 대하여 문헌고찰을 할 것이라는 개요를 소개하고 독립변수와 종속변수 각각에 대하여
소제목으로 구성한다. 독립변수와 종속변수의 관계에 대하여 하나의 소제목으로 구성한다. 문헌고찰
에 대한 전체적인 요약을 간단히 서술한다.

> **+ 선행연구의 타당성 평가하는 기준**
>
> - 연구문제 진술의 적합성
> - 가설 설정과 진술의 적합성
> - 연구변수의 조작 및 측정가능성
> - 문헌고찰과 개념적 기틀의 논리성
> - 표본의 크기, 표본추출 방법, 모집단의 대표성
> - 결과에 왜곡된 영향을 주는 외생변수의 통제
> - 측정도구의 타당도, 신뢰도 문제
> - 자료 수집 절차
> - 관련 변수에 적용된 통계기법 및 자료 분석방법의 적합성
> - 결과와 일치되지 않는 결론에 대한 연구자 편중의 증거
> - 연구 대상자의 인권과 연구 윤리성 확보

제 3 절 **연구자의 윤리**

1 연구에 대한 윤리지침

(1) 연구윤리의 역사 중요 ★

① 뉘른베르크 강령(The Nuremberg Code, 1947)
  ㉠ 개요

  제2차 세계대전 이후 뉘른베르크 전범 재판이 열리고 인체실험을 했던 의사나 과학자들에 대한 비판과 반성을 통해 만들어진 과학자의 연구윤리 기준이다. 나치 정권 하에서 많은 유태인이 학살당했고, 과학이란 이름 아래 수많은 실험이 이루어졌으며, 그 외에도 과학자들이 실험쥐 대하듯 인간을 대했던 것으로 충격과 공포의 역사로 기록되어 있다. 이때 의사 20명과 의료행정가 3명이 의학의 이름을 팔아 행한 살인과 고문, 생체 실험에 대해 기소를 받았고 7명이 교수형을 받았다. 그 후 뉘른베르크 강령이 제정되었고 여기에는 과학자가 지켜야 할 10가지의 강령이 담겨있다(법조인에 의한 지침).

  ㉡ 내용
  ⓐ 충분한 정보에 근거한 자발적인 동의(voluntary consent)
  ⓑ 다른 방법이나 수단으로 얻을 수 없는 가치 있는 결과를 낼만한 것이어야 하며, 무작위로 불필요한 것이어서는 안 됨
  ⓒ 동물실험 결과와 질병의 자연경과 또는 연구 중인 여러 문제에 대한 지식에 근거를 두고 계획되어야 하며, 예상되는 실험 결과가 실험 수행을 정당화할 수 있어야 함
  ⓓ 불필요한 모든 신체적, 정신적 고통과 상해를 피하도록 수행되어야 함
  ⓔ 사망이나 불구를 초래할 것이라고 예견할 만한 이유가 있는 실험의 경우에는 연구진 자신도 대상자로 참여하는 경우를 제외하고는 시행해서는 안 됨
  ⓕ 실험에서 무릅써야 할 위험의 정도가 그 실험으로 해결할 수 있는 문제의 인도주의적 중요성보다 커서는 안 됨
  ⓖ 실험은 과학적으로 자격을 갖춘 사람만 수행하여야 함
  ⓗ 실험을 하는 도중이라도 대상자가 더 이상 실험을 지속할 수 없다는 생각이 들면 실험을 끝낼 자유를 가짐
  ⓘ 대상자에게 상해, 장애 또는 죽음을 야기하리라고 믿을 만한 사유가 있는 경우에는 어느 단계에서도 조건 없이 실험을 중지할 준비가 되어야 함

  ㉢ 의의
  ⓐ 최초의 국제 연구 윤리 지침
  ⓑ 헬싱키 선언 등 사람을 대상으로 하는 연구의 윤리기준에 대한 지침의 토대가 됨

② 탈리도마이드 사건(Thalidomide, 1957)

　㉠ 개요

　　진통제의 한 종으로 임산부의 입덧 방지에 효과적인 것으로 밝혀져 동물 시험을 시행하였다. 동물 독성실험에서는 기형유발효과를 보이지 않았고 이후 출시되어 그 결과 1960 ~ 1961년 유럽, 아프리카 포함 약 40여 개 국가에서 사용을 하였으며, 해표기증(Phocomelia) 기형을 앓는 1만여 명의 신생아가 출산되었다.

　㉡ 영향

　　ⓐ The Kefauver-Harris Amendments(미국 케포버 해리스 수정안, 약물 효능 수정안, 1962) : 1962년 탈리도마이드 사건으로 인해 발효된 수정 법률안으로 적합하지 아니한 방법으로 제조된 의약품은 불량의 약품으로 봄

　　ⓑ 신약개발을 하는 제약회사는 신약 허가를 받기 전에 효과와 안전성을 입증하는 자료 제출 의무(IND)

　　ⓒ 이상약물반응에 대한 의무적인 보고와 고지를 통해 위험성에 대한 자료 요구

　　ⓓ 임상시험 허가, 신약 허가 심사 규정의 기초가 됨

③ 헬싱키 선언(Declaration of Helsinki, 1964)

　㉠ 개요

　　세계의사협회가 1964년 총회에서 발표를 하였으며, 연구자인 의사 스스로 주체가 되어 만든 윤리원칙으로 인간을 대상으로 하는 의학연구의 윤리원칙을 제공하는 내용이다. 뉘른베르크 강령 10개의 조항에 담긴 원칙들을 발전시키는 문서로 2013년 브라질에서 열린 64차 세계의사협회에서 제7차 개정이 이루어졌다.

　㉡ 내용

[+] 기본원칙

- 가장 기본적인 원칙은 개인에 대한 존중, 자발적인 결정과 연구 참여에 대해 충분히 설명을 들은 후 동의하는 것으로, 이는 연구의 시작과 중간 과정을 모두 포함함
- 연구자는 연구대상자를 최우선으로 하며, 연구의 필요가 있더라도 연구대상자의 안녕이 과학적 질문과 사회의 이해를 상회함
- 연구대상자에 대한 윤리가 법과 규정을 상회함

[+] 연구수행 관련 원칙

- 연구는 과학적 지식을 기반으로 하며, 연구대상이 되는 인구집단에게 이익이 될 것이라고 예상이 되고, 독립적인 심사위원회의 대면 회의에서 승인된 연구계획서를 준수하여 소양을 갖춘 연구자에 의해 수행되어야 함
- 연구계획서 상에 윤리적인 측면을 다루어야 하며, 헬싱키 선언을 준수한다는 내용이 있어야 함
- 윤리적인 사항 등 기존에 고려되었던 사항들이 충족되지 않았을 경우, 연구는 중지되어야 함

- 연구에 대한 정보는 대중에게 공개되어야 하며, 연구 결과 및 이해상충을 다루어야 함
- 실험적인 연구는 현존 최고 방법(치료)과 비교되어야 하나, 특정 상황에서 위약 대조군 또는 비치료군을 활용할 수 있음
- 연구대상자의 이익은 연구 종료 후에도 전반적인 윤리 평가의 한 부분이 되어야 하며, 가능한 한 최상의 치료를 받을 수 있도록 하는 것을 포함함

ⓒ 헬싱키 선언의 영향

인간대상연구의 윤리문제에 있어 전 세계적으로 초석이 되고 있는 문서로 법적 구속력은 없으나 각 국가의 법과 규정들이 제정·개정되는데 막대한 영향을 주었다. 2000년 개정 이후 단순히 의사만을 위한 것이 아니라 모든 의학 및 과학 연구에 종사하는 연구자들을 대상으로 하였으며, 인간을 대상으로 하는 의학연구를 위한 윤리원칙들로 변경이 되었다.

④ 터스키기 매독 연구(Tuskegee Syphilis Study, 1932 ~ 1972)

㉠ 개요

1932부터 1972년까지 총 40년간, 총 600명의 흑인을 대상으로 미국 연방정부 산하 공중보건국이 앨래바마 터스키기 대학교와 공조하여 연구를 진행하였다. 치료되지 않은 매독을 관찰하는 연구로 문맹인 흑인을 대상으로 하였으며, 연구대상자들은 정부의 무료 건강관리를 받는 것이라는 거짓 설명을 들었다. 1947년 페니실린이 개발되었으나, 연구대상자들에게 이에 대해 알리지 않았으며 치료하지 않고 경과를 관찰하였다.

㉡ 영향

벨몬트 보고서(The Belmont Report)에서 정의의 원칙을 발전시키는 주 이유로 작용하였다. 또한, 1974년 국가 연구법(The National Research Act)의 통과를 이끄는 촉매가 되었다.

⑤ 벨몬트 보고서(The Belmont Report, 1979)

㉠ 개요

미국 국가 연구법(The National Research Act, 1974)에 근거하여 구성된 생명 의학 및 행동 연구에서의 대상자 보호를 위한 국가 위원회(National Commission for the Projection of human Subjects of biomedical and behavioral Research)가 작성하였다. 인간을 대상으로 한 생명 의학 및 행동 연구 수행에 근간이 되는 기본적인 윤리원칙을 확립할 수 있는 지침 개발을 목표로 작성된 보고서이다. 즉, 미국이 국가적 차원에서 생명윤리 체제의 기본 원칙을 선언한 문서이다.

㉡ 내용

ⓐ 시술과 연구의 경계(boundaries between practice and research)

시술은 성공에 대한 합당한 기대 수준을 가지고 있는, 개별 환자의 복지를 증진하기 위해서만 계획된 이미 확립된 요법을 이용한 개입(의학적 시술 또는 행동학적 시술)이고 연구는 계획서 형식으로 기술되며, 가설을 실험하고 결론을 끌어내는 등

일반화 내지 보편화할 수 있는 지식을 발전시키거나 그에 이바지하게끔 계획된 행동이다.

ⓑ 기본적인 윤리원칙

인간존중의 원칙	인간은 자율적 존재로 대우받아야 하며, 자율성이 있는 연구 대상자에게는 동의를, 제한된 개인은 보호를 받아야 함
선행의 원칙	연구 대상자의 복지와 안전을 위한 원칙으로 가능한 이익의 최대화, 손해의 최소화가 내용임
정의의 원칙	연구에서 파생되는 부담과 이익이 동등하게 분배될 수 있도록 연구를 설계하고, 사람들을 공정하게 대할 것을 요구하여야 함

ⓒ 적용

사전동의	충분한 정보의 제공, 정보에 대한 이해 내지 숙지, 자발성, 인간존중의 원칙 관련
위험과 이익의 평가	신체적·정신적·사회적·법적 측면 모두 관련, 선행의 원칙 관련
대상자 선정	선정 절차의 공정성 및 선정 결과의 공정성

⑥ CIOMS(The Council for International Organization of Medical Sciences, 1993)

국제의학기구협회(CIOMS)는 세계보건기구(WHO) 산하의 협회로 사람을 대상으로 하는 생명의학연구에 대한 국제윤리지침((International Ethical Guidelines for Biomedical Research Involving Human Subjects)을 제안했다. 개발도상국과 같은 특수한 상황에서 효과적으로 적용할 수 있도록 하는 방법에 대한 내용이다.

사람을 대상으로 하는 생명의학 연구계획서에 포함되어야 할 항목에 대한 부록이 포함되어 있고 임상시험자, 윤리심사위원회, 임상시험의 대상자 및 임상시험의 의뢰자에 대한 권한과 의무에 대하여 설명하고 있으며, 기타 임상시험 관련 각종 세부사항을 제시하였다.

(2) 생명윤리법에 따른 기관생명윤리위원회(Institutional Review Board : IRB)

① 개요

「생명윤리 및 안전에 관한 법률」에 따른 "기관생명윤리위원회(이하 '기관위원회')"는 인간 또는 인체유래물을 대상으로 하는 연구나 배아 또는 유전자 등을 취급하는 생명윤리 및 안전의 확보가 필요한 기관에서 연구계획서 심의 및 수행 중 연구과정 및 결과에 대한 조사, 감독 등을 통한 연구자 및 연구대상자 등을 적절히 보호할 수 있도록 설치된 자율적·독립적 윤리 기구를 말한다.

② 법률적 근거 및 구성

생명윤리법은 법 제10조 제1항에서 각 기관에서 수행되는 연구 및 활동에 대한 생명윤리 및 안전의 확보를 위해 기관위원회를 설치하도록 규정하고 있다. 의약품 임상시험 관리기준 제8조 제1항에서는 IRB의 구성요건을 다음과 같이 정의한다.

"심사위원회는 임상시험의 윤리적, 과학적, 의학적 측면을 검토, 평가할 수 있는 경험과 자격을 갖춘 5인 이상의 위원으로 구성하되, 의학, 치의학, 한의학, 약학 또는 간호학을 전공하지 않은 자로서 변호사 또는 종교인과 같은 1인 이상과 해당 시험 기관과 관련이 없는 자 1인 이상을 포함하여야 한다." 즉, 최소 5인 이상으로 구성하고, 비과학계 위원(non-scientific member)이 반드시 1인 이상 있어야 하며, 시험을 진행하는 기관 외의 위원이 반드시 1명 이상 있어야 한다. 또한, 위원을 전원 여성 또는 전원 남성으로 구성하지 않도록 하고 있다.

비과학계 위원이란, IRB를 두고 있는 소속 기관 및 피고용관계에 있는 사람과 직계관계가 아닌 사람을 말한다. 이는 기관 외부 위원이 기관의 이해관계로부터 독립적으로 자유롭게 피험자의 권익 보호를 위해 심사할 수 있도록 보장하기 위함이다. 또한, 심사 대상인 과제와 이해상충(COI, Conflict Of Interest) 관계에 있는 IRB 위원은 해당과제에 심사위원이 될 수 없도록 규정한다.

과제 심사 시 법률 규정에서 의결정족수(위원회가 안건을 심사하고, 이를 결정하는 과정에서 합의에 의해 의사를 결정하는데, 의사결정의 효력을 발휘하는 데 필요한 구성원의 출석 수)를 준용한다. 하지만 위의 구성 요건에 의하여 의결정족수인 전체 재적위원의 과반수만 참석하면 비과학계 위원과 기관 외부 위원의 참여, 심사 없이도 과제 심사가 가능할 수 있다. 반면에 미국 연방규정은 의결정족수의 구성요건에 비과학계 위원과 기관 외부 위원은 최소 각 1명 이상 반드시 참석하여야 의결정족수가 성립되도록 규정한다.

만약 위원들 중 한 명이 특정 연구 과제에 대한 결정과 투표에 참여하지 못하고 퇴장하는 경우, IRB 위원장 또는 행정 담당자는 의결정족수 충족 여부를 파악해야 한다. 만약 의결정족수가 미달되면 연구 과제는 해당 IRB 회의에서 심사될 수 없다.

IRB 위원장은 다른 위원들과 동등하게 투표권을 갖는 위원이다. 하지만 기관에 따라서 IRB 위원장은 이상반응 검토, IRB에서 송부되는 모든 서신의 검토와 서명, 연구계획서의 위반 사항 초기 처리와 같은 추가적인 의무를 진다. KGCP 제8조 2항에서, 심사위원회의 위원장은 위원 중에서 호선하도록 규정하고 있다. 이는 KGCP에만 존재하는 규정으로 해외의 IRB는 위원장을 지명하도록 한다.

IRB에 따라 한 명 또는 일부 IRB 위원들이 사전에 연구 과제를 검토하고 정식심사에서 간략히 설명하도록 하는 '책임 심사제도'를 도입하고 있다. 책임심의위원은 시험 과제에서 심사되어야 하는 시험에 대한 개요를 위원회에 설명하고 위험과 이득 비율과 관련된 사항, 동의서 획득 및 피험자 선정기준 등과 관련된 과제에서 예상되는 중요한 문제점을 확인하는 역할을 수행한다.

③ IRB 기본 원칙

생명윤리 및 안전에 관한 법률 제3조에 근거하여 일반적으로 IRB의 기본원칙은 다음과 같다.

> **IRB의 기본원칙**
> - 인간의 존엄과 가치 존중
> - 연구대상자 등의 인권과 복지 우선 고려
> - 연구대상자 등의 자율성 존중
> - 연구대상자 등의 자발적 동의는 충분한 정보에 근거(informed consent)
> - 연구대상자 등의 사생활 보호
> - 연구대상자 등의 충분한 안전 고려, 위험 최소화
> - 취약한 환경에 있는 개인이나 집단의 특별한 보호
> - 생명윤리와 안전을 확보하기 위해 필요한 국제협력 모색
> - 보편적 국제기준을 수용하기 위한 노력

④ 주요업무

　㉠ 심사

　　IRB 위원의 중요한 역할은 벨몬트 보고서의 세 가지 원칙인 인간 존중, 선행, 정의의 원칙에 따라 특정 시험이 가져올 수 있는 위험과 이득을 검토하는 것이다. 주어진 시험 목적을 고려하여 위험과 이득의 비율이 적절한가를 결정하는 것이 중요하다. 이러한 평가에는 피험자 군이나 시험절차, 또는 시험을 뒷받침하는 과학적인 이론들과 같은 많은 변수들이 영향을 미친다. 시험 과제가 IRB 승인을 받기 위해서는 IRB가 벨몬트 보고서에 의거한 윤리적 지침에 합당한지 판단해야 하며 동시에 관련 규정의 기준에 부합하는지 확인해야 한다.

　　ⓐ 위험/이득 평가는 다음의 항목을 기준으로 판단한다.
　　　- 시험의 목적이 가치가 있는가?
　　　- 동의서의 내용은 적절한가?
　　　- 시험 방법은 과학적으로 타당한가?
　　　- 시험 방법은 윤리적으로 타당한가?

　　ⓑ 위험/이득 분석은 다음의 항목을 기준으로 판단한다.
　　　- 시험 참여에 따른 위험/이득 평가
　　　- 시험 참여에 따른 위험을 최소화하였는가?
　　　- 이득을 고려하였을 때 위험의 수준이 적절한가?

　　ⓒ IRB는 다음의 사항들을 반드시 검토해야 한다.
　　　- 피험자 동의서
　　　- 피험자 보호 방법
　　　- 자료의 수집, 분석, 보관에 관한 연구 계획
　　　- 연구 설계 및 방법
　　　- 시험책임자와 연구 구성원들의 자격
　　　- 제출된 연구에 대한 전체적인 서술

- 관련규정 및 기관 정책을 올바르게 이행하는지 여부
- 추가 정보

ⓛ 조사 및 감독

기관위원회는 법 제10조 제3항 제2호에 따라 해당 기관에서 수행되는 연구의 진행과정 및 결과에 대한 조사·감독을 수행하여야 한다.

ⓐ 기관위원회는 해당 기관에서 수행되는 연구 진행과정에 대한 조사·감독을 위해서 조사 방법, 절차 및 조사결과의 처리 등에 관한 세부규정을 기관 내 표준운영지침 등에 마련하여 운용하는 것이 적절하다. 예컨대, 연구자가 승인된 연구계획서에 따라 연구를 수행하는지, 해당 연구의 연구대상자 등에 대한 안전대책, 개인정보보호 등을 고려하는지, 관련 문서 및 동의서 등을 적절하게 보관 및 관리하는지 등에 대한 관리를 위하여 조사를 할 수 있다.

ⓑ 기관위원회는 해당 기관에서 수행된 연구의 결과를 조사·감독하기 위해 기관 내 표준운영지침에 결과에 대한 보고나 결과물 제출이 필요한 경우 및 결과에 대한 이의 제기, 절차 등에 관한 세부규정을 마련하여 운용하여야 한다.

ⓒ 기관위원회는 조사·감독 전에 기관위원회 명의의 공문으로 연구자에게 일시·장소·목적·점검자 등을 사전에 통보하고, 조사결과는 위원회 회의에 보고하여야 한다. 조사·감독 결과 연구계획서와 상이하게 연구가 진행되고 있을 경우 재심의, 시정조치, 연구 보류 등 적절한 조치를 취하도록 하고, 생명윤리 및 안전에 중대한 위험이 있을 경우 연구 중단 조치 등을 취할 수 있다.

ⓒ 교육 및 운영 등

기관위원회는 법 제10조 제3항 제3호에 따라 생명윤리 및 안전을 위한 활동으로서 해당 기관의 연구자 및 종사자 교육, 취약한 연구대상자 등의 보호 대책 수립 및 연구자를 위한 윤리지침 마련 등을 하여야 한다.

ⓐ 해당 기관의 연구자 및 종사자 교육

- 기관위원회는 생명윤리 및 안전을 확보하기 위하여 해당 기관에서 과제를 수행하는 연구자 및 종사자에게 적절한 교육을 실시하거나 교육이수의 기회를 제공하여야 한다.
- 교육 내용은 해당 기관의 특성과 주로 심의되는 연구과제의 성격 등을 고려하여 법령 규제 사항, 윤리지침, 설명 및 동의의 의무, 개인정보 및 인체유래물 등의 수집, 보관, 이용 및 제공 등에 관한 기준, 개인정보보호나 안전대책 등이 포함될 수 있다.
- 기관위원회의 적절한 운영과 역할의 수행을 위하여 위원장과 위원은 물론 기관위원회 관련 업무를 하는 모든 사람은 연1회 관련 교육을 반드시 이수하여야 한다.
- 기관위원회는 해당 기관위원회에 심의 등을 의뢰하는 연구자에게 생명윤리 및 연구윤리 관련 교육의 이수를 요구하고, 이를 확인하여야 한다. 다만, 그 기준은 해당 기관의 표준운영지침에 따르므로 기관마다 상이할 수 있다.

　　ⓑ 취약한 연구대상자 등의 보호 대책 수립

　　　취약한 연구대상자에 대해서는 기관위원회 심의 면제가 적용되지 않는 등 각별한 관심이 필요하므로 기관위원회에서 주도적으로 관련 보호대책의 수립을 요청한다.

　　ⓒ 연구자를 위한 윤리지침 마련

　　　• 기관위원회는 기관위원회의 효율적 운영을 위하여 특정 업무에 대하여 일관된 절차와 수행방법 등을 상세하게 기술한 표준화된 방법을 제시하는 표준운영지침을 마련하고 이를 승인하여야 한다.

　　　• 기관위원회는 연구자들에게 관련 법령 및 지침의 방향과 정책이나 해당 기관의 특성에 따른 기관위원회의 역할과 이용방법 등에 대한 지침을 마련하여 제공하고 설명함으로서 연구자 스스로 이를 준수할 수 있도록 한다.

　ⓓ 보고

　　기관위원회는 법 제11조 제4항에 따라 기관의 장이 생명윤리 또는 안전에 중대한 위해가 발생하거나 발생할 우려가 있는 연구에 대한 심의 및 심의 결과를 보건복지부장관에게 보고할 수 있도록 기관위원회의 심의결과를 기관의 장에게 신속하게 보고하여야 한다.

2 윤리적 연구의 성격

연구윤리는 연구활동에서 연구자가 사회적 책임에 따라 공익을 추구하는 방향으로 행동할 것을 요구하고 있다. 물론, 학문분야나 연구기관에 따라 윤리기준이 다를 수 있지만 추구하는 방향은 동일하다. 국제적으로 과학계에서 중요하게 받아들이는, 데이빗 레스닉(David B. Resnick)이 제안한 「연구의 윤리적 실천 원칙(Principles for ethical conduct in research)」을 우리나라 연구자들도 잘 숙지하고 체득할 필요가 있다. 1998년 레스닉은 12개의 실천 원칙(또는 실천 덕목)을 처음 제안한 바 있다. 이어, 2009년 레스닉은 최근 부각되고 있는 윤리적 쟁점들을 고려하여 12개의 실천 원칙을 새로이 수정·발표하였다.

> **연구의 윤리적 실천 원칙(Principles for ethical conduct in research)** 중요 ★
>
> ① 정직함(honesty)
> 　과학자는 데이터나 연구결과, 방법과 절차, 출판 상황(publication status), 참여자의 기여도, 이해충돌의 가능성 등에 대해 정직하게 보고해야 한다. 논문, 보고서, 연구비 신청서들에서 데이터를 날조, 변조하거나 왜곡하여 제시해서는 안 된다. 과학자는 연구과정의 모든 측면에서 객관적이고 비편향적이며 정직해야 한다.
> ② 객관적 타당성(objectivity)
> 　실험계획, 데이터 분석과 해석은 물론, 논문심사, 연구비 신청, 전문가 진술 등이 요구되는 상황에서 객관적 타당성을 얻기 위해서 애써야 한다.

③ 개방과 수용(openness)

과학자는 데이터, 결과, 방법, 아이디어, 기법, 도구, 재료 등을 공유해야 한다. 다른 과학자들의 비판을 수용하는 한편, 새로운 아이디어에 대해 열려 있어야 한다.

④ 비밀준수(confidentiality)

논문심사와 연구비 제안서 등은 물론, 기업과 군사의 기밀사항, 그리고 연구대상인 환자나 피실험자의 개인기록에 대한 보안을 확보해야 한다.

⑤ 주의깊음(carefulness)

과학자는 본인뿐 아니라 동료의 연구 수행 과정이나 결과 제시 과정에서 오류가 발생치 않도록 주의를 기해야 한다. 데이터 수집, 실험디자인, 피험자 동의 확보, 논문투고 후 교신 등의 연구활동에서 철저히 기록을 남겨야 한다. 꾸준히 스스로를 교육하여 전문가적 자신감과 탁월성을 유지하고 발전시켜야 한다. 또한, 과학계 전체의 탁월성 증진도 이루어지도록 함께 노력해야 한다.

⑥ 동료의 존중(respect for colleagues)

동료, 학생, 그리고 부하 연구원을 존중해야 한다. 동료를 해치지 말고, 공정히 대우해야 한다. 성, 인종, 종교 등 과학적 소양과는 무관한 이유로 동료를 차별해서는 안 된다. 차세대 과학자들을 교육하고, 보육하며 도와야 한다.

⑦ 지식재산의 존중(respect for intellectual property)

특허, 저작권 등 지식재산을 존중해야 한다. 타인의 발표되지 않은 데이터, 방법 또는 결과를 허가 없이 사용해서는 안 된다. 인용을 한 경우 출처를 밝혀야 하며, 표절해서는 안 된다.

⑧ 준법(respect for the law)

과학자는 자신의 연구 활동에 적용되는 법규 및 기관의 규정을 준수해야 한다.

⑨ 실험대상의 존중(respect for subjects)

실험대상 동물에 대해서 적절한 존엄성을 가지고 조심해서 다루어야 한다. 필요하지 않거나 제대로 계획되지 않은 동물실험을 해서는 안 된다. 인간을 대상으로 한 실험에서 고통과 피해를 최소화하고 혜택을 최대화해야 한다. 그리고 인권, 사생활, 자유의지를 존중해야 한다. 취약한 계층에 대해서는 특히 조심해야 하며, 연구에 따른 혜택과 부담을 공평하게 나누어야 한다.

⑩ 자원의 관리(stewardship)

인적, 경제적, 기술적 자원을 잘 활용해야 한다. 자원, 도구, 샘플, 연구현장을 잘 관리해야 한다.

⑪ 사회적 책임(social responsibility)

연구, 컨설팅, 전문가증언, 대중교육과 적극적 지지를 통해서 사회적으로 좋은 결실이 유발되도록 애써야 한다.

⑫ 자유(freedom)

과학자의 사고와 탐구의 자유는 연구기관과 정부에 의해서 간섭을 받아서는 안 된다.

3 연구대상자의 네 가지 권리 중요 ★★★

(1) 해 입지 않을 권리 중요 ★★

① 연구에 참여함으로 인해 발생하는 '피해'로부터의 보호로 연구과정에서 대상자가 받을 가능성이 있는 신체적, 정서적, 법적, 재정적, 사회적 손상을 모두 말하며 이 위험은 미묘하여 해로운 정도를 감지하기 어렵다.

> **☑ 예**
> - '아이를 잃은 부모의 경험'에 관한 연구 시 '정서적 손상'의 가능성이 있다. 또한, '유방암 환자의 투병 체험' 연구에서 대상자가 '우울감'으로 인해 '정서적 손상' 가능성이 있다. → 이런 부정적 기억은 대상자들이 잊어버리고 싶어 하는 감정이기 때문이다.
> - 연구목적을 위하여 입원기간이 연장될 경우 → 병원감염의 기회가 증가되거나 병원생활의 지루함으로 인한 신체적, 정서적 손상이 우려될 수 있다.
> - 강의시간에 교수가 학생들에게 '흡연 경험'에 관한 설문지를 돌릴 경우 → 비밀보장의 권리에 위배
> - 대상자의 심각한 질병 때문에 '연구의 대상'이 된다는 것은 사생활의 침해이다.
> - 임상연구 참여로 인한 부가적인 검사나 시술비의 경비를 대상자에게 부과시키는 것이다.
> - 신약 개발이 목적인 연구에 참여시키면서 '대상자의 상태나 간호에 좋을 것이다'라고 생각하게 하는 것도 비윤리적이다.

② 취약집단에 대한 예우 **중요** ★

윤리적 기준을 준수하는 것은 단순한 문제인 경우가 많지만, 특별히 취약한 집단의 권리를 보호하기 위해서는 추가적인 절차와 높은 민감성이 필요하다. 취약계층은 완전한 사전동의를 할 능력이 없거나, 예상치 못한 부작용을 겪을 수 있는 집단이다. 고위험 집단을 연구할 때는 사전동의, 위험·이익 평가, 적절한 연구 절차에 대한 지침을 이해해야 한다.

간호사가 취약한 집단으로 간주해야 할 집단은 다음과 같다.

> **🖐 간호사가 취약한 집단으로 간주해야 할 집단**
>
> 미성년자, 정신 또는 정서에 장애가 있는 사람, 매우 아프거나 신체적인 장애가 있는 사람, 말기환자, 자활능력이 결여된 사람(수감자), 임신한 여성

(2) 사생활 유지와 비밀보장

익명성이란 연구에 참여한 대상자의 이름을 밝히지 않는 행위를 말한다. 대상자 또는 어떤 개인이 연구에 참여했다는 사실과 관련된 정보는 연구팀 이외의 다른 사람에게 알려서는 안된다. 대상자의 익명성을 확인하기 위해 사용되는 기전은 숫자나 기호를 각 대상자에게 부여하고 대상자 이름을 알 수 있는 보호 목록도 분리된 장소에 보관하며, 실제 이름 목록은 파기시키고, 자료를 토의할 때 부호를 사용하는 것을 말한다.

(3) 자기결정의 권리

부당한 압력이나 사기, 거짓, 위협, 기타 다른 강요나 억압이 없이 충분한 시간을 갖는 가운데 동의를 받는 것이다.

① 대상자는 연구내용을 충분히 알고 연구 참여를 결정해야 한다.
② 참여과정에서 부당한 압력이나 강요를 받지 않고 스스로 판단하도록 한다.

(4) 연구내용을 모두 알 권리 중요 ★

연구 참여에 대해 정보가 충분한 상태에서 자발적으로 결정을 내릴 권리가 충족되려면 연구 내용에 대한 완전한 공개(full disclosure)가 이루어져야 한다. 완전 공개란 연구자가 연구의 성격, 참여를 거부할 권리, 연구자의 책임, 위험과 이익에 대해 전부 설명하는 것이다. 자기 결정권과 완전 공개에 대한 권리는 사전 동의의 기반이 되는 중요한 요소이다.

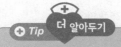

> **Tip 더 알아두기**
>
> **관련하여 생각해 볼 수 있는 윤리적 질문**
> ① 연구결과를 어떻게 알려줄 것인가?
> ② 연구 진행 과정에서 문제가 발생할 경우 이를 어떻게 해결할 것인가?
> ③ 개인적인 정보의 비밀 보장을 어떻게 해 줄 것인가?
> ④ 연구결과에서 얻어진 '이득(benefit)'을 피연구자와 어떻게 공유할 것인가?

4 연구 부정행위

연구 윤리란 연구의 대상이 되는 사람과 동물의 보호에만 적용되는 것이 아니라 공공의 신뢰에 대한 보호에도 적용된다. 최근 연구 부정행위 또는 과학 부정행위 문제가 크게 주목받게 되었다. 2005년에 미국 공중위생국 규정이 정의한 바에 따르면 연구 부정행위란 '연구계획을 제시하거나, 연구를 수행하거나, 검토하거나, 연구결과를 보고할 때의 위조, 변조, 표절'이다.

연구의 정직성은 간호에서 중요한 문제이다. Jeffers & Whittemore(2005)의 '간호학술 편집자들이 경험하는 윤리적 문제에 초점을 맞춘 연구'에서 88명의 편집자 중 64%가 중복발표, 표절, 이해 상충과 같은 윤리적 딜레마를 보고했다고 밝혔다.

(1) 세계 각국의 연구 부정행위 정의

연구 부정행위란, 연구과정에서 연구자에 의해 행해진 위조, 변조, 표절, 부당한 저자표시 등 학문분야에서 통상적으로 용인되는 범위를 심각하게 벗어난 행위를 말한다. 연구 부정행위에 대한 범위 및 검증 체계가 그 사회의 연구환경, 문화, 가치관을 반영하고 있기 때문에 세계 각국의 연구 부정행위의 개념은 같지만 부정행위에 포함하는 항목들에 조금씩 차이가 있다.

① 미국
미국 백악관 과학기술정책실(OSTP)은 연구 부정행위 내용의 가이드라인을 2000년에 발표하였고, 이후 모든 미국 연방기구에서도 그 가이드라인으로 한정되었다.
ㄱ 위조(fabrication)
ㄴ 변조(falsification)
ㄷ 표절(plagiarism)

② 독일

4개 기초연구기관을 관할하는 막스플랑크연구협회(MPG)와 15개 공공연구기관을 관할하는 헬름홀쯔연구협회(HGF)는 연구 부정행위를 아래와 같이 폭넓게 규정하고 있다.

㉠ 데이터의 위조 및 변조

㉡ 지원서, 연구자금 신청 및 논문발표 상 허위정보 기재

㉢ 지적 소유권 침해

㉣ 타인의 연구방해 및 실험과정, 결과물에 대한 상해 또는 조작행위

③ 영국

영국은 연구비 지원기구가 정부기관 및 민간단체 등 매우 다양하여 연구 부정행위에 대한 통일된 기준은 없으나, 주요 연구지원기관인 의학연구재단(MRC)과 웰컴재단은 연구 부정행위를 아래와 같이 규정하고 있다.

㉠ 연구 계획, 수행, 결과 보고에 있어 위조, 변조, 표절(FFP)

㉡ 연구수행 중, 고의 또는 부주의한 일탈 행위

㉢ 사람 및 척추동물 등에 대한 위험방지 규정 위반

④ 일본

1,481개의 학회가 등록되어 있는 일본학술회의는 '과학자의 행동규범'을 제정하였으며, 연구 부정행위를 미국과 같은 연구 부정행위로 한정하였다.

㉠ 위조(fabrication)

㉡ 변조(falsification)

㉢ 표절(plagiarism)

(2) 국내의 연구 부정행위 정의

우리나라도 올바른 연구 수행 지원을 위하여 국가적 차원에서 '연구윤리 확보를 위한 지침'을 제정하고 지속적인 개정을 통해 연구 부정행위에 관한 가이드라인을 마련하고 있다. 2015년 개정된 연구윤리 확보를 위한 지침에서는 연구 부정행위를 다음과 같이 정의하고 있다.

① 위조

② 변조

③ 표절

④ 부당한 논문저자 표시

⑤ 부당한 중복게재

⑥ 부정행위 조사 방해 및 제보자에 대한 위해

⑦ 학문분야에서 통상적으로 용인되는 범위를 심각하게 벗어난 행위

(3) 연구 부정행위의 발생원인 및 의미

① 연구 수행 자체의 특성

연구 수행은 객관성과 합리성을 생명으로 한다는 주장에 대해서는 이의를 제기할 수 없지만, 연구의 객관성과 합리성이 정확히 무엇을 의미하는지의 물음은 학문 내에서 해결될 수 없는 것이다.

② 연구 환경, 관행 혹은 제도 등의 사회문화적 차원

연구 인구의 증가로 지적 경쟁과 학술지 출판 경쟁이 치열하여 연구자들은 업적압력에 시달리고 있다. 더구나 연구가 점점 상업화되어 가고 있고, 연구실의 비민주화도 연구부정에 대해 침묵하게 한다.

③ 연구자 개인의 윤리의식

경쟁으로 인한 연구자에 대한 압력이 더욱 거세짐으로 말미암아 연구자 개인의 윤리 의식이 무뎌지기 쉽다. 인간은 누구나 보지 않으면 하지 말라는 것을 하고 싶어 하는 유혹을 받기 때문에 위반으로 얻어지는 이득이 크면 클수록 이러한 유혹의 강도는 더 강해진다.

(4) 연구 부정행위의 유형

① 위조

교육부의 행정규칙인 '연구윤리 확보를 위한 지침' 제12조에서는 위조를 존재하지 않는 연구 원자료 또는 연구자료, 연구결과 등을 허위로 만들거나 기록 또는 보고하는 행위로 정의하고 있다. 위조의 예시를 살펴보면, 첫 번째, 가상의 인터뷰 대상, 가상의 주제에 대한 설문지를 완성하여 연구결과를 허위로 날조하는 행위, 두 번째, 실제 수행한 적 없는 실험 및 연구의 데이터를 날조하는 행위, 마지막으로 실제 수행한 실험 및 연구의 유효성을 추가하기 위해 허구의 자료를 첨가하는 행위로 정의하였다.

② 변조

연구를 시행하여 얻은 연구자료를 선택적으로 변경하거나 연구자료의 통계분석에서 불확실한 것을 마치 확실한 것처럼 그릇되게 설명하는 행위, 학문적 또는 통계학적 검증 없이 일치하지 않는 연구자료들을 선택적으로 생략, 삭제, 은폐하는 행위들이 변조에 해당한다. 변조의 구체적인 예는 다음과 같다.

ㄱ 연구자료를 변경하여 자료들의 상이함을 수정하는 것

ㄴ 연구기록에서 연구날짜나 실험과정을 변경하는 것

ㄷ 통계분석 결과를 그릇되게 설명하는 것

ㄹ 실험에 사용된 실험방법을 그릇되게 설명하는 것

ㅁ 대상 환자의 수 등을 일부러 틀리게 언급하는 것

ㅂ 연구대상이나 방법을 일부러 틀리게 설명하는 것

ㅅ 연구범위에 대하여 그릇되게 언급하는 것

ㅇ 임상연구에서 피험자의 기록을 다른 피험자의 기록으로 바꾸는 것

ㅈ 임상연구에서 피험자가 검사를 위해 방문한 날짜와 결과를 변경하는 것

ⓩ 질병발생이나 재발을 정확하게 예측할 수 있음을 보여주기 위하여 혈액검사의 특정한 결과를 변경하는 것

ⓚ 혈액채취날짜를 변경하는 것

③ 표절

교육부의 행정규칙인 '연구윤리 확보를 위한 지침'에는 표절에 대한 정의가 다음과 같이 기술되어 있다.

⊞ 표절의 정의('연구윤리 확보를 위한 지침' 제3장 제12조)

'표절'은 다음과 같이 일반적 지식이 아닌 타인의 독창적인 아이디어 또는 창작물을 적절한 출처표시 없이 활용함으로써, 제3자에게 자신의 창작물인 것처럼 인식하게 하는 행위

가. 타인의 연구내용 전부 또는 일부를 출처를 표시하지 않고 그대로 활용하는 경우

나. 타인의 저작물의 단어·문장구조를 일부 변형하여 사용하면서 출처표시를 하지 않는 경우

다. 타인의 독창적인 생각 등을 활용하면서 출처를 표시하지 않은 경우

라. 타인의 저작물을 번역하여 활용하면서 출처를 표시하지 않은 경우

㉠ 아이디어 표절

타인의 고유한 생각이나 연구 착상, 분석 체계나 방법, 논문의 전개방식과 결론을 출처표시 없이 사용하는 것은 아이디어 표절이다. 더 심각한 유형의 아이디어 표절은 다른 사람의 논문에서 주제로 다루어진 가설이나 방법을 그대로 베끼면서 자기가 최초로 주장하거나 만들어낸 것인 양 논문을 발표하는 행위이다. 자주 발생하고 쉽게 범해지는 아이디어 표절은 학술발표에서 들었거나 개인적인 교신을 통해 들었던 타인의 아이디어를 마치 내 것인 양 쓰는 것이다.

㉡ 텍스트 표절

ⓐ 복제 : 타인이 작성한 글의 많은 부분을 그대로 가져와 쓰는 행위, 인용도 없이 쓰는 이런 행위는 거의 모두가 고의적인 부정행위이다.

ⓑ 짜깁기 표절 : 타인의 글을 여기저기서 조금씩 가져와 짜깁기하여 쓴 글, 복제와 다를 바가 없다.

ⓒ 말 바꾸어 쓰기 표절 : 타인의 주장을 자신의 글에 소개할 때 단어를 비롯한 글의 구조를 바꾸면서 그 뜻만을 살려 표현하는 것 혹은 그 내용을 압축하여 기술하거나 요약하는 방식도 또한 고의적인 부정행위이다.

ⓓ 잘못된 전문인용 : 타인의 글을 소개할 때, 출처만 표시하면 그 글을 문단 그대로 옮겨 써도 문제없다고 생각하는 경우가 있지만 이는 대부분 표절이라고 할 수 있다.

ⓔ 포괄적 인용 : 텍스트에서 인용한 글 각각에 대해 일일이 출처표시를 하지 않고, 글의 맨 앞 또는 맨 뒤에서 한 번 포괄적으로 출처표시를 하는 것을 포괄적 인용이라 할 수 있는데, 이는 기술적으로 표절을 범하는 것이 된다.

ⓕ 데이터 표절 : 다른 사람의 데이터(그림, 표, 그래프 등)를 내 것인 양 가져와 쓰는 행위이다.

　　ⓒ 출처의 표시와 인용방법

　　　　인용방법과 참고문헌 표기 양식은 학술지에 따라서 다르고, 또한 대학들에서도 따로 정해진 틀이 없이 저자에게 맡기고 있다. 다만, 피인용 논문의 경우 저자명, 발표년도, 논문명, 학술지명, 권(volume)과 페이지 정보가 기재되어야 한다. 서적의 경우 논문명 대신 인용한 장의 제목, 서적명, 출판사, 출판년도, 출판사의 소재지 등이 기재되어야 한다.

　　　　출판되지 않은 데이터나 정보도 출처표시를 하고서 사용해야 한다. 학술대회에서 연사가 발표한 내용을 논문에 언급할 때도 그 출처를 밝혀야 하는 것이다. 2차 문헌(secondary sources)을 인용할 경우, 즉, 참고한 논문에 인용된 제3자의 글을 내 글에서 소개하고자 할 때, 그 원본을 직접 보지 않았음에도 마치 그것을 읽은 것처럼 이 제3자만을 인용하는 것은 적절치 않다. 직접 그 글을 찾아 읽고서 나의 글에 기술해야 한다. 그러나 이것이 여의치 않을 때는 2차 저작물에서 가져왔음을 알리는 재인용 표시를 해주어야 한다.

④ 부당한 논문저자 표시

　　부당한 논문저자 표시는 연구내용 또는 결과에 대하여 공헌 또는 기여를 한 사람에게 정당한 이유 없이 자격을 부여하지 않거나, 공헌 또는 기여를 하지 않은 사람에게 감사의 표시 또는 예우 등을 이유로 저자 자격을 부여하는 행위이다. 실질적으로 다음 세 가지 경우가 이에 해당한다고 할 수 있다.

　　ⓐ 연구내용 또는 결과에 대한 공헌 또는 기여가 없음에도 저자 자격을 부여하는 경우

　　ⓑ 연구내용 또는 결과에 대한 공헌 또는 기여가 있음에도 저자 자격을 부여하지 않는 경우

　　ⓒ 지도학생의 학위논문을 학술지 등에 지도교수의 단독 명의로 게재, 발표하는 경우

⑤ 중복게재

　　중복게재란 처음 게재한 학술지 편집 책임자의 허락 없이 동일(identical) 논문 또는 가설, 자료, 토론, 논집, 결론 등에서 상당 부분 겹치거나 실질적으로 유사한 논문을 2개 이상의 학술지에 게재하는 행위이다.

　　ⓐ 복사 중복게재 : 이전 논문의 전부 혹은 일부를 동일하게 혹은 거의 비슷하게 복사하여 다른 곳에 게재하는 경우

　　ⓑ 쪼개기 중복게재(분절출판) : 흔히 살라미 출판(salami slicing)이라고 불리는데, 하나의 연구결과에서 얻어진 연구 데이터를 쪼개어 여러 편의 논문을 게재하는 경우(연구내용에 따라서 연구대상을 쪼개는 경우와 연구결과를 쪼개는 경우로 구분)

　　ⓒ 덧붙이기 중복게재 : 이미 출간된 논문에다 연구대상이나 가설, 혹은 결과를 덧붙여서 새 논문으로 게재하는 경우(작은 논문 두 편 이상을 묶어서 하나의 논문으로 발표하는 경우도 속함)

　　ⓓ 번역출판 : 한글로 출간한 논문을 영어로 번역하여 국제학술지에 발표하거나 영어로 발표된 논문을 한글로 번역하여 국내 학술지에 발표하는 경우

⑥ 연구윤리를 확립하려는 노력을 심각하게 방해하는 행위

　　교육부의 '연구윤리 확보를 위한 지침' 제12조에 의하면, 본인 또는 타인의 부정행위에 대한 조사를 고의로 방해하거나 제보자에게 위해를 가하는 행위도 연구 부정행위에 해당된다고 하였다.

⑦ 학문공동체에서 통상적으로 용인되는 범위를 심각하게 벗어나는 행위
  ㉠ 편의를 제공하거나 논문에 보고하고 있는 내용과 무관한 기여를 가지고 논문에 저자 등재를 요구하는 행위
  ㉡ 학생이나 연구원을 부적절하게 이용하거나 지배하는 행위

⑧ 책임 있는 연구수행을 위해 근절되어야 할 행위인 연구부적절행위
  ㉠ 연구데이터의 부적절한 보존
  ㉡ 부적절한 연구데이터의 기록
  ㉢ 연구에 중요한 기여가 없는 자의 공로인정
  ㉣ 연구데이터에 대한 합당한 공개 및 공유에 대한 거절
  ㉤ 심사와 리뷰를 위한 충분한 데이터를 공개하지 않고 연구결과를 공개하거나, 잘못된 사실을 기술하는 행위
  ㉥ 부적절한 연구 감독 또는 멘토링
  ㉦ 연구결과의 중요성을 강조하기 위한 부적절한 데이터의 통계처리

⑨ 연구출판 부정행위(misconduct)

연구(research)	• 날조, 위조(fabrication) • 변조(falsification) • 비윤리적 연구(unethical research)
출판(publication)	• 표절(plagiarism) • 비뚤림 보고(biased/selective reporting) • 저자권 남용(authorship abuse) • 중복출판(redundant publication) • 이해상충 미보고(undeclared conflict of interest) • 심사자 부정(reviewer misconduct) • 지위의 남용(abuse of position)

⑩ 날조와 변조(fabrication & falsification)

[날조와 변조의 예]

원 데이터

측정	time course		
	1시간	3시간	5시간
#1	미측정	미측정	17
#2	미측정	미측정	20

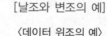
〈데이터 위조의 예〉
1, 3시간 데이터 위조

발표 데이터

측정	time course		
	1시간	3시간	5시간
#1	4	10	17
#2	6	11	20

원 데이터

측정	time course		
	1시간	3시간	5시간
#1	5	3	17
#2	7	2	20

〈데이터 변조의 예〉
3시간 측정치 변조

발표 데이터

측정	time course		
	1시간	3시간	5시간
#1	5	10	17
#2	7	11	20

5 사전동의

연구참여자의 안전을 보장하기 위해 특히 중요한 절차는 사전동의를 얻는 것이다. 사전동의란 참여자가 연구에 대한 정보를 충분히 가지고 있고, 그 정보를 이해하고 연구 참여에 자발적으로 동의하거나 거절할 능력이 있는 상태에서 동의한다는 뜻이다.

(1) 사전동의의 이해

일반적으로 동의에 관한 정보는 참여자를 모집할 때, 말 또는 글로 제시된다. 그러나 글을 통한 정보 제공이 말을 통한 설명을 대체해서는 안 된다. 말을 통해 설명해야 더 자세한 이야기를 할 수 있고, 참여자가 질문할 수 있으며, 참여자가 연구자에 관한 판단을 내릴 수 있기 때문이다.

(2) 사전동의의 문서화

일반적으로 연구자들은 참여자가 동의서에 서명하게 함으로써 사전동의를 문서로 남긴다.

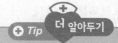

사전동의의 내용
① 참여자가 연구에서 차지할 위치
② 연구의 목적
③ 자료의 유형
④ 절차
⑤ 소요되는 시간
⑥ 후원자
⑦ 참여자 선정
⑧ 잠재적인 위험
⑨ 잠재적인 이익
⑩ 대안
⑪ 보상
⑫ 비밀유지
⑬ 자발적 동의
⑭ 참여를 중단하거나 정보 제공을 거부할 권리
⑮ 연락 수단

제 4 절 연구변인의 결정 및 가설의 설정

1 연구변인의 결정 : 변수의 조작화 및 측정기준

연구변인과 관련된 내용으로 폭넓은 이해를 위해서 1장의 '연구의 일반적 절차' 부분을 선독하는 것을 추천한다.

(1) 독립변수의 조작

개념을 측정가능한 변수로 바꾸는 조작화 과정은 중요하면서도 어려운 과정이다. 조작적 정의는 추상적인 개념의 극히 일부만을 다룰 수밖에 없다. 변수로 결정된 상황이 인간 내부에서 일어나고 있는 것이라면 조작이 불가능하다. 따라서 연구자는 측정하려는 개념이 과연 측정할 수 있는 변수인가를 확인하는 과정이 필요하다.

(2) 종속변수의 타당성

조작적 정의에 의해 설명된 변수가 측정하려는 개념의 범주에 포함되는 것인지, 이 변수를 측정하려는 도구는 과연 그 개념을 측정할 수 있는지 확인해야 한다. 개념을 객관적으로 측정할 수 있는 도구일수록 좋은 도구라고 할 수 있다.

① 종속변수를 측정하는 도구의 민감성

종속변수는 독립변수의 결과나 반응을 측정하는 것이기 때문에 관찰되거나 측정될 수 있는 가장 민감한 반응이 무엇인가를 판단하는 과정이 절대적으로 필요하다. 종속변수를 측정하기 위해 설문지를 이용한 필답형, 면접을 위한 문답형, 관찰에 의한 행동반응 또는 생리학적인 반응의 측정도구를 흔히 사용한다. 어떤 측정도구가 항상 가장 민감한 것이냐의 해답은 선행연구의 고찰을 통해서 알아볼 수 있다. 각 도구의 민감도를 측정한 방법론적 연구가 있다면 그 결과를 가지고 도구를 결정하는 것도 좋은 방법이다.

② 피험자와 종속변수와의 관계

피험자가 종속변수에 대한 깊은 관심을 가지고 있을수록 그 도구에 대해 자신감을 가지고 대답을 할 수 있다. 자신감은 도구에서 제시된 질문에 대해 정확하게 대답할 가능성을 높인다. 설문지나 면접을 통한 자가보고형으로 종속변수를 측정하는 경우에 그 종속변수에 대한 경험이나 자신감이 있는 대상자를 선택하는 것이 오차를 줄이는 방법으로 사용될 수 있다.

(3) 종속변수의 신뢰성

신뢰도는 측정도구가 얼마나 일관되고 오류 없이 측정을 수행할 수 있는지에 대한 내용이다. 반복적으로 사용했을 때 일치하는 결과를 얻음으로써 측정 도구의 신뢰성을 확인할 수 있다. 특정 도구의 신뢰도가 낮으면 처음 측정했을 때와 그 다음에 한 번 더 측정했을 때 측정값이 크게 달라질 수 있다. 불성실하게 대응하는 사람(상황에 따라 반응이 달라짐), 모호하게 구성된 질문(문항을 다르게 이해하는 등)을 제외하는 것이 신뢰도를 높이는 방법의 하나다.

2 가설의 설정

(1) 가설(hypothesis)

① 정의

가설은 연구를 통해 검증하고자 하는 2개 이상의 현상 또는 개념 간의 관계를 미래형의 문장으로 서술한 것이며 이는 연구문제의 잠정적인 해답이다. 가설은 연구하는 변수 간의 관계에 대해 연구자가 기대하는 것을 진술한 것이다. 다시 말하면 가설은 기대된 결과의 예측으로 즉, 연구가 예견하는 관계를 진술한 것이다. 가설의 종류는 다양하므로 같은 내용의 가설이라도 진술을 다양하게 할 수 있다. 이때 중요한 것은 가설의 진술 내에 독립변수와 종속변수가 있고, 그들 사이의 기대되는 관계가 기술되어 있어야 한다. 또한, 가설은 단순, 명확하고 간결하게 진술되는 것이 바람직하다.

② 중요성

가설은 변수들 간의 관계를 간결하게 제시하여 연구과정의 초점을 알게 해 준다. 이러한 가설을 가지고 자료를 수집하고 분석하면 가설이 지지되거나 기각되어 연구문제에 대한 해답을 얻을 수 있으므로 가설설정은 연구의 주요한 부분이다.

③ 가설의 목적 중요 ★★

가설은 과학적 탐구의 지침으로 이론의 검증, 지식의 확대, 연구의 방향 모색을 포함한다.

㉠ 이론의 검증

기존이론을 검증하기 위한 가설은 이론적 기틀로부터 직접 파생된다. 이론의 타당도는 결코 이론의 상태에서 직접적으로 시험해 볼 수 없으며 오직 가설을 통해서 간접적으로 알 수 있다. 만약 연구가설이 제시된 대로 결과가 나타난다면 그 이론은 지지될 것이고 그 이론의 적용범위가 더 넓어지게 될 것이다. 말 그대로 가설은 이론적 진술로 즉, 추상적인 것을 구체적이고 관찰 가능한 것으로 연결하는 방편이다.

㉡ 지식의 확대

만일 근거로 할 기존이론이 없다면 개인적 관찰, 선행연구 또는 이들의 결합을 기초로 하여 이론적 기틀을 세우고 그에 의해 가설의 논리를 정당화시키는 과정을 거쳐야 한다. 잘 고안된 가설은 제시된 내용에 대해 설명력을 가진다.

ⓐ 예측된 가설이 지지되는 경우

이론이 검증되어 지식이 확대됨

ⓑ 예측된 가설이 지지되지 못한 경우

- 연구에 기초가 되었던 이론적 기틀이나 선행연구를 비판적으로 분석하게 됨
- 연구방법 상의 제한점을 주의깊게 고찰하게 됨
- 결과에 대하여 다른 각도의 설명을 모색하게 됨

ⓒ 연구방향 제시

가설은 연구설계의 방향과 자료수집, 분석 및 해석의 방향을 정해주는 역할을 한다. 가설은 반드시 관계를 서술해야 하고, 관계란 적어도 두 변수를 비교할 수 있어야 한다.

④ **가설의 출처**

가설의 출처는 연구문제의 출처와 일치한다.

㉠ 기존이론

이미 알려진 이론적 모형이나 개념틀에서 개념 간의 관계를 검정하여 그 이론을 지지하거나, 수정하거나, 부정하기 위해 가설을 세운다. 어떤 이론도 연구를 통하지 않고는 타당화되지 못하며 그 연구방법의 하나가 가설을 세워 검정하는 양적 연구이다.

㉡ 선행 연구결과

같은 분야의 연구결과나 다른 분야의 연구결과에서 새로운 문제점을 발견하여 가설로 정립하는 경우도 있다. 질적 연구에서는 현상이나 사건을 주의 깊게 관찰하고 그 내용의 공통점을 찾아내어 개념화하였을 때 그 결과 가설적 이론이 생성된다.

㉢ 개인의 경험이나 영감

누구든지 관심 있는 어떤 문제에 대하여 꾸준히 사고하고 관찰하다가 우연히 영감이 떠오르기도 하는데 이러한 계속되는 경험에 의하여 착상이 떠오를 수 있다. 이때 새로운 가설을 설정할 수 있다.

⑤ **가설의 준거** 중요 ★★

㉠ 기대되는 관계의 진술

유용한 가설의 특징은 둘 또는 그 이상의 변수들 간의 기대되는 관계를 진술하는 것이다. 변수 X는 원인이고 변수 Y는 결과라면 X와 Y는 인과관계가 있다고 말할 수 있다. 그러나 두 변수가 그들 사이에 통계적인 관계가 있다 하더라도 비원인적인 상호연결이라고 간주해야 하는 경우가 많다. 이와 같은 형태를 기능적 관계(functional relationship)라고 한다.

관계(relationship)란 두 현상 사이의 체계적이며 탐지가능한 '관련(association)' 또는 '상응(correspondence)'을 의미한다.

㉡ 검정성(testability)

인정받을 수 있는 과학적인 가설은 검정력이 있어야 한다. 즉, 변수가 관찰, 측정, 분석이 가능해야 함을 의미하는 것이다. 가설은 자료수집 및 분석을 통해 지지되거나 기각된다.

> **가설을 검정하지 못하는 경우**
> - 변수들 사이의 예측된 관계를 진술하지 않은 경우
> - 비교상황이 없는 경우
> - 가설 내의 변수들의 관찰이나 측정이 불가능한 경우
> - 도덕적이거나 윤리적인 쟁점 또는 가치관적 쟁점을 내포하고 있는 가설은 과학적으로 검정할 수 없음

ⓒ 정당성(justifiability)

가설은 정당한 합리성을 기초로 설정되어야 한다. 정당성이란 가설이 선행연구의 결과에서부터 추출되거나 이론으로부터 연역되었을 때 그 기준을 만족시킨다. 좋은 가설이란 서술적 연구의 선행연구 결과와 일관성이 있어야 한다.

선행연구의 결과들이 일관성이 없을 때 각 선행연구의 방법상의 문제를 파악하거나 논리성을 검토하여 모순된 결과의 이유를 이해하면 연구자는 가설을 자신있게 세울 수 있다. 기존 이론이나 선행연구가 없는 새로운 연구영역을 다룰 때에는 귀납적인 접근법을 이용하여 개념 간의 관계를 가설화하는 연구를 먼저 시도해야 한다.

(2) 통계가설과 연구가설 [중요] ★

① 통계가설

가설은 표현 형태에 따라 서술적 가설과 통계적 가설로 표현될 수 있는데, 통계적 가설은 서술적 가설을 어떤 기호나 수에 의하여 표현한 가설을 말한다.

> - H0(영가설) : 당뇨교육을 받은 환자들의 자가간호 수행정도와 당뇨교육을 받지 않은 환자들의 자가간호 수행정도는 서로 차이가 없다/서로 같다.
> - HA(대체가설) : 당뇨교육을 받은 환자들의 자가간호 수행정도와 당뇨교육을 받지 않은 환자들의 자가간호 수행정도는 차이가 있다/같지 않다.

이것을 통계적 가설로 표현하면 다음과 같다.

> - H0(영가설) $\mu a = \mu b$
> - HA(대체가설) $\mu a \neq \mu b$

✪ μ는 그리스어로 모집단의 평균을 뜻함. M은 로마자로 표본의 평균을 뜻함
✪ μ : 여기서는 자가간호 수행정도의 평균점수
　μa : 당뇨교육을 받지 않은 환자들의 자가간호 수행정도의 평균점수
　μb : 당뇨교육을 받은 환자들의 자가간호 수행정도의 평균점수

> ☑ 예
> 영가설 : 기압의 변화는 만성통증 환자의 통증 정도와 관계가 없을 것이다.

② 연구가설

연구자가 검증하고자 하는 영가설과 대립가설 모두 언어에 의해서만 표현된 것을 말한다. 실제적 가설, 진술적 가설 또는 과학적 가설이라 일컬어지는 연구가설은 변수들 사이의 기대되는 관계의 진술이며, 연구자가 연구를 통해 발견하기를 기대하는 가설이다. 그러므로 대부분 대립가설을 서술하게 된다. 예를 들어, "혈당강하제를 복용하는 당뇨병 환자는 그렇지 않은 환자들에 비하여 합병증 발생률이 적을 것이다"에서 볼 수 있듯이 '합병증'과 같

은 추상적인 변수들 간의 관련성을 기술하고 있으며, 연구자가 연구의 종료 후에 얻어지는 결과를 예측한 형태로 기술되어 있다. 이러한 형태의 가설을 연구가설이라고 한다.

(3) 가설의 종류

① 영가설/대체가설(null hypothesis/alternative hypothesis) : H0/HA
  ㉠ 영가설 : =
    둘 또는 그 이상의 모수치 간에 '차이가 없다' 혹은 '관계가 없다' 또는 '같다'고 진술하는 가설 형태를 말한다. 즉, 독립변수와 종속변수 간에 관련성이 없는 것으로 표현된다.
  ㉡ 대체가설 : ≠, 〉, 〈
    연구자가 검증하려는 가설로 영가설을 기각(부정)하는 형태로 작성된다. '차이가 있을 것이다' 혹은 '같지 않다' 등으로 기술되며, 독립변수와 종속변수 간의 관련성이 있는 것으로 표현된다.

② 연구가설(research hypothesis) : 서술적 가설
  실제적 가설, 진술적 가설 또는 과학적 가설이라 일컬어지는 연구가설은 변수들 사이의 기대되는 관계의 진술이며, 연구자가 연구를 통해 발견하기를 기대하는 가설이다. 통계검정을 위해서는 영가설이 가정된다.

③ 지시적/비지시적 가설(directional/nondirectional hypothesis)
  ㉠ 지시적 가설 : 연구자가 결과기대의 방향을 제시함으로써 '관계의 존재' 뿐 아니라 '관계의 특성'을 예측하는 가설이다. 'A가 B보다 클 것이다' 또는 'A가 B보다 높을 것이다' 등으로 비교급을 사용하는 가설이다.

> **예제**
> • "나이가 많아짐에 따라 낙상의 위험은 더 높아질 것이다."
> • "젊은 환자는 노인환자에 비해 낙상 위험성이 더 적을 것이다."
> • "환자의 나이가 증가함에 따라 낙상의 위험성은 더 높아질 것이다."

위의 가설은 노인환자가 젊은 환자들에 비해 낙상의 위험성이 더 높다는 명백한 설명을 했기 때문에 지시적 가설이 된다.

  ㉡ 비지시적 가설 : 관계의 방향을 제시하지 않아 변수 간의 관계는 예측하나 관계의 정확한 특성에 대해서는 예측하지 못한다. 이는 선행연구가 없고 그 방향을 논리적으로 예측할 수 없을 때 사용하는 방법이다.
    관련이론이나 선행연구가 없을 때 또한 선행연구 결과가 일관성이 없거나 연구자의 경험상 기대의 방향이 명확하지 않을 때에는 비지시적 가설을 사용하게 된다. 비지시적 가설은 근거가 되는 가설이 뚜렷하지 않다.

④ 서술적/인과적 가설(descriptive/causal hypothesis)

서술적 가설은 변인 간의 관계 파악이 목적이 아니라 특정 변인의 분포상태나 그 존재 양상을 확인하기 위한 목적으로 설정된 가설이다. 인과적 가설은 변인 간의 인과간계를 분석하고자 설정된 가설이다.

㉠ 인과관계의 예

ⓐ 엄마 키가 크므로 내 키가 클 것이다.

ⓑ 비가 많이 왔으므로 수확량이 많을 것이다.

ⓒ 식사량이 많은 사람이 체중이 많이 나올 것이다.

㉡ 비인과관계의 예 : 모자를 쓰지 않은 사람이 모자를 쓴 사람보다 키가 클 것이다.

㉢ 인과관계에서의 오류

ⓐ 큰불이 난 곳에 불자동차가 많을 것이다. (○)

ⓑ 불자동차가 많으면 큰불이 난 것이다. (×)

⑤ 단순 가설과 복합 가설 **중요** ★

㉠ 단순가설 : 한 개의 독립변수와 한 개의 종속변수 간의 관계를 서술한 가설

㉡ 복합가설 : 독립변수나 종속변수가 두 개 이상인 가설

> ☑ **예**
>
> • 단순 가설 : 입원시 전담간호사(primary nurse)가 정해진 환자는 전담간호사가 정해지지 않은 환자보다 간호사에 대한 이미지가 더 좋을 것이다(독립변수 : 전담간호사의 배당 여부, 종속변수 : 간호사에 대한 이미지).
>
> • 복합 가설 : 당뇨병 환자의 질병에 대한 지각된 민감성과 지각된 심각성이 높을수록 자기간호행위 정도는 높을 것이다(독립변수 : 지각된 민감성, 지각된 심각성, 종속변수 : 자기간호행위 정도).

(4) 좋은 가설의 특징

① testable : 검증가능성이 있어야 한다.

관찰 가능해야 하고 측정 가능해야 한다(통계를 사용하여 분석할 수 있어야 한다). 즉, 관찰, 측정, 분석이 가능해야 함을 의미한다. 가설은 자료수집을 통해 지지되거나 기각된다.

② simple : 간단명료해야 한다.

하나의 독립변수와 하나의 종속변수가 있는 것이 좋다. 즉, 가설의 용어가 개념적으로 명확하여 이해하기 쉬워야 한다.

③ falsifiable : 가정된 것이어야 한다.

잘못됐다고 증명될 수도 있는 가설, 항상 옳다는 가설은 바람직하지 않다.

④ precise : 명확해야 한다.

예측의 구문이 '~보다 많다', '~보다 적다', '~와 다르다', '~와 관계가 있다'와 같은 구문으로 표현되어야 한다.

⑤ rational : 이론적인 근거가 있어야 한다.

이론, 이론적 기틀 또는 문제 진술로부터 도출되어야 한다.

주관식 레벨 UP

01 간호연구에서 주로 사용되는 연구문제의 출처를 3가지 이상 기술하시오.

정답 임상실무의 경험, 관련문헌고찰, 간호이론, 임상실무 동료 및 연구자, 연구의 우선순위

해설 ① 임상 실무 및 실무의 경험

연구자는 임상 실무를 수행하면서 다양한 연구문제의 아이디어를 얻을 수 있다.

② 간호 관련 문헌

연구 문헌에서는 여러 주제에 관한 다양한 연구문제들이 제시되어 있고 논의와 제언 부분에서 추가적인 연구의 필요성을 얻을 수 있다.

③ 간호이론

간호 및 관련 분야의 이론은 연구문제를 도출하는 데 도움이 된다.

④ 동료 및 외부상황

타 연구자들과 대화를 하면서 자연스럽게 간호 관련 주제의 다양한 쟁점들에 대한 아이디어를 얻을 수 있다.

⑤ 연구의 우선순위

연구자들이 해당 분야에서 필요한 연구주제를 모아둔 곳에서 연구문제의 아이디어를 얻을 수 있다.

02 연구수행 용이성(feasibility)에서 고려해야 하는 항목을 3가지 이상 기술하시오.

정답 연구문제를 현실적으로 수행할 수 있는지에 대한 내용으로 다음과 같은 항목을 고려해야 한다.
① 시간과 시기
② 대상자 확보 가능성
③ 관련자로부터의 협조
④ 시설이나 기구 확보 가능성
⑤ 비용
⑥ 연구자의 경험
⑦ 윤리적인 고려

03 연구문제의 평가 항목을 3가지 이상 기술하시오.

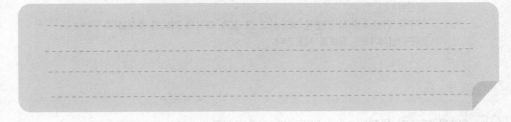

정답 연구문제의 중요성, 연구 가능성, 연구자의 흥미, 연구수행 용이성

해설 ① 연구문제의 중요성
해당 연구문제가 학문 분야 지식에 향상이나 현실문제에서 도움이 되어야 한다.
② 연구 가능성
과학적으로 측정이나 평가가 가능한 문제인지 평가하는 영역이다.
③ 연구자의 흥미
연구는 많은 시간과 에너지가 소모되는 활동으로 연구자의 흥미는 매우 중요한 고려 요소이다.
④ 연구수행 용이성
시간 및 행정적, 재정적인 관점에서 실질적으로 수행할 수 있는 연구문제여야 한다.

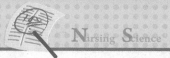

04 문헌고찰의 기능에 대해 3가지 이상 서술하시오.

정답 연구문제 명료화, 관련연구 확인, 이론적 기틀 확인, 연구방법 확인

해설 ① 관심 영역에서 수행된 문헌고찰은 연구문제에 대한 착상을 돕고 또한 연구문제의 설정과 명료화를 돕는다.

② 연구자에게 해당 분야에서 지금까지 알려진 지식을 확인하게 하고 그 결과 불필요한 연구의 반복을 최소화한다.

③ 연구를 위한 이론적 기틀을 제공하고 그 결과 과학적 지식의 축적을 촉진한다.

④ 연구방법에 대한 정보를 제공한다.

05 2차적 자료의 특징에 대해 간략하게 서술하시오.

정답 2차적 자료는 직접적인 연구결과가 아닌 비평서, 교과서, 평론기사, 메타분석연구 등 1차적 자료를 통해 재생산된 부차적인 자료를 의미한다.

해설 2차적 자료의 특징

① 연구에 직접 참가하거나 관찰하지 않은 연구자가 기록한 자료다.

② 연구와 간접적으로 관련되어 있는 저서, 편람, 비평서, 교과서, 백과사전, 안내서, 잡지의 평론기사, 메타분석 연구 등 다양한 자료들을 뜻한다.

③ 1차 자료에 근거한 많은 연구결과와 다양한 이론을 소개한다.

④ 연구자가 관심 주제에 대한 기초 개념이나 지식을 쉽고도 광범위하게 얻을 수 있다.

06 문헌정보 관리 방법에 대해서 간략히 서술하시오.

> 정답 연구를 위해서 찾아진 문헌은 연구목적, 연구문제, 연구가설 등에 따라 다양한 기준을 설정하여 체계적으로 정리한다. 이때 도서카드나 문헌정리프로그램을 사용할 수 있다.

07 해를 입지 않을 권리를 특별하게 더 고려해야 하는 취약한 대상자의 특징을 예시를 들어 서술하시오.

> 정답 특징 : 취약계층은 완전한 사전동의를 할 능력이 없거나, 예상치 못한 부작용을 겪을 수 있는 집단이다.
> 예시 : 미성년자, 정신 또는 정서에 장애가 있는 사람, 매우 아프거나 신체적인 장애가 있는 사람, 말기 환자, 자활능력이 모자란 사람(수감자), 임신한 여성 등이다.

> 해설 연구 전 사전동의, 위험/이익 평가, 적절한 연구 절차에 대한 지침을 이해해야 한다.
> 취약계층은 완전한 사전동의를 할 능력이 없거나, 예상치 못한 부작용을 겪을 수 있는 집단이다.
> 간호사가 취약한 집단으로 간주해야 할 집단은 미성년자, 정신 또는 정서에 장애가 있는 사람, 매우 아프거나 신체적인 장애가 있는 사람, 말기 환자, 자활능력이 모자란 사람(수감자), 임신한 여성 등이다.

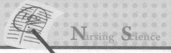

08 기관 생명윤리위원회에 주요 업무를 3가지 이상 기술하시오.

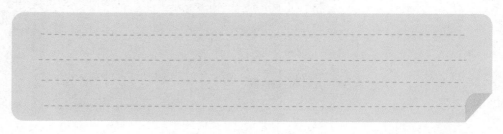

정답 ① 심사 ② 조사 및 감독 ③ 교육 및 운영 ④ 보고

해설 • 심사 : IRB 위원의 중요한 역할은 벨몬트 보고서의 세 가지 원칙인 인간 존중, 선행, 정의의 원칙에
따라 특정 시험이 가져올 수 있는 위험과 이득을 검토하는 것이다.
• 조사 및 감독 : 기관위원회는 법 제10조 제3항 제2호에 따라 해당 기관에서 수행되는 연구의 진행과정
및 결과에 대한 조사·감독을 수행하여야 한다.
• 교육 및 운영 : 기관위원회는 법 제10조 제3항 제3호에 따라 생명윤리 및 안전을 위한 활동으로서 해당
기관의 연구자 및 종사자 교육, 취약한 연구대상자 등의 보호 대책 수립 및 연구자를 위한 윤리지침
마련 등을 하여야 한다.
• 보고 : 기관위원회는 법 제11조 제4항에 따라 기관의 장이 생명윤리 또는 안전에 중대한 위해가 발생하
거나 발생할 우려가 있는 연구에 대한 심의 및 심의 결과를 보건복지부장관에게 보고할 수 있도록 기
관위원회의 심의결과를 기관의 장에게 신속하게 보고하여야 한다.

09 뉘른베르크 강령의 의의와 내용을 간략히 서술하시오

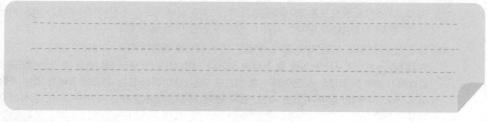

정답 의의 : 최초의 국제연구지침으로 연구윤리기준의 토대가 됨
내용 : 자발적 동의, 위험과 이익을 고려, 불필요한 연구 및 대상자 피해 줄이기, 대상자의 연구 중단
권리 등

해설 ① 개요 : 뉘른베르크 강령은 제2차 세계대전 이후 뉘른베르크 전범 재판이 열리고 인체실험을 했던 의
사나 과학자들에 대한 비판과 반성을 통해 만들어진 과학자의 연구 윤리기준이다.
② 내용 : 자발적인 동의 / 불필요한 연구 지양 / 위험과 이익을 고려함 / 불필요한 모든 신체적, 정신적
고통과 상해를 피함 / 실험은 과학적으로 자격을 갖춘 사람만 수행하여야 함 / 대상자가 실험을 끝낼
자유를 가짐 / 피해 발생 예상 시 실험을 즉시 중지할 준비가 되어야 함
③ 의의 : 최초의 국제 연구 윤리지침 / 연구의 윤리기준에 대한 지침의 토대가 됨

10 가설의 목적 3가지를 나열하시오.

정답 이론의 검증, 지식의 확대, 연구 방향 제시

해설 가설은 과학적 탐구의 지침으로 이론의 검증, 지식의 확대, 연구의 방향 모색을 포함한다.
① 이론의 검증: 이론적 진술 즉 추상적인 것을 구체적이고 관찰 가능한 것으로 연결하는 방편이다.
② 지식의 확대: 연구에 기초가 되었던 이론적 기틀이나 선행연구를 비판적으로 분석하게 된다.
③ 연구 방향 제시: 가설은 연구설계의 방향과 자료수집, 분석 및 해석의 방향을 정해주는 역할을 한다.

11 다음은 통계가설의 종류에 대한 예시이다. 해당하는 가설의 종류를 쓰시오.

(㉠): 당뇨 교육을 받은 환자들의 자가간호 수행 정도와 당뇨 교육을 받지 않은 환자들의 자가간호 수행 정도는 서로 차이가 없다/서로 같다.
(㉡): 당뇨 교육을 받은 환자들의 자가간호 수행 정도와 당뇨 교육을 받지 않은 환자들의 자가간호 수행 정도는 차이가 있다/같지 않다.

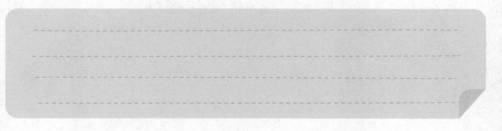

정답 ㉠ 영가설 ㉡ 대체가설

해설 가설은 표현 형태에 따라 서술적 가설과 통계적 가설로 표현될 수 있는데, 통계적 가설은 서술 가설을 어떤 기호나 수에 의하여 표현한 가설을 말한다.

12 지시적/비지시적 가설에 대해 구분하여 설명하시오.

정답 ① 지시적 가설은 연구자가 결과기대의 방향을 제시하는 가설이다.
② 비지시적 가설은 관계의 방향을 제시하지 않아 변수 간의 관계는 예측하나 관계의 정확한 특성에 대해서는 예측하지 못하는 가설이다.

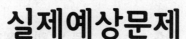

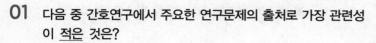

실제예상문제

01 다음 중 간호연구에서 주요한 연구문제의 출처로 가장 관련성이 적은 것은?

① 연구자의 경험
② 간호학 학술지
③ 간호이론
④ 베스트셀러 도서

02 병동 간호사가 간호업무 중 환자의 기록을 검토하면서 연구문제의 아이디어를 떠올렸을 때 연구문제의 출처는 무엇인가?

① 연구자의 경험
② 관련 문헌
③ 간호이론
④ 동료 간호사

03 연구문제의 아이디어를 얻기 위해서 문헌을 탐색하는 경우, 향후 해당 분야의 추가적인 연구문제가 기술되어 있는 부분은 문헌의 어느 부분인가?

① 문헌고찰
② 이론적 배경
③ 결론
④ 논의

04 연구문제를 동료들과 토론하는 과정에서 지문 ①~③ 내용을 수행할 수 있다. 문제 선정의 시간 단축은 관련이 없는 내용이다.

04 간호사가 동료 및 외부상황과의 상호작용을 통해서 연구문제를 획득하는 경우의 장점으로 올바르지 <u>않은</u> 것은?

① 새로운 아이디어를 얻을 수 있다.
② 연구문제를 비판적으로 검토할 수 있다.
③ 연구문제를 명확히 할 수 있다.
④ 문제 선정의 시간을 획기적으로 단축할 수 있다.

05 좋은 연구 제목은 제목만으로 논문의 내용을 함축해서 보여주어야 한다. 따라서 논문의 결론이 아닌 논문의 주제에 대해서 적는 것이 바람직하다.

05 다음 중 좋은 연구 제목의 요소로 올바르지 <u>않은</u> 내용은?

① 논문의 주제가 아닌 결론에 대해 적어야 한다.
② 선언적인 성격을 띠어서는 안 된다.
③ 연구 디자인을 제시하는 것이 좋다.
④ 중심단어부터 시작한다.

06 연구 가능성은 연구문제의 개념 정의가 뚜렷하고 조작되어 측정할 수 있어야 한다는 내용을 담고 있는 항목이다.

06 연구문제의 평가요소 중 '다루고 있는 개념이 명확해서 구체적인 질문이 가능해야 한다.'는 어떤 속성에 관한 설명인가?

① 연구문제의 중요성
② 연구 가능성
③ 연구자의 흥미
④ 연구수행 용이성

정답 04 ④ 05 ① 06 ②

07 연구문제의 평가 항목 중 '해당 연구가 간호에 얼마나 공헌할 것인가?'를 측정하는 것은 어떤 항목에 해당하는가?

① 연구문제의 중요성
② 연구 가능성
③ 연구자의 흥미
④ 연구수행 용이성

07 연구문제의 중요성은 해당 연구문제가 얼마나 학문 분야에 공헌을 할 수 있는지, 실무나 지역사회에 도움이 될 수 있는지, 이론적 타당성이 있는지 등을 평가하는 항목이다.

08 '암환자는 사후세계에서도 통증을 느낄 것인가?'라는 연구문제를 평가하려고 한다. 다음 연구문제의 평가 항목 중 어떤 항목에서 가장 문제가 있는가?

① 연구문제의 중요성
② 연구 가능성
③ 연구자의 흥미
④ 연구수행 용이성

08 연구문제는 현실 세계에서 조작화되어 측정이 가능해야 한다. 해당 질문은 측정할 수 없는 항목으로 올바른 연구문제라고 하기 어렵다.

09 지금까지 만족스러운 해답이나 설명이 제시되지 않은 문제를 연구문제로 선정했을 때 연구자가 고려한 연구문제 선정의 기준은 무엇인가?

① 참신성
② 구체성
③ 가능성
④ 공헌도

09 참신성이 있는 연구문제란 지금까지 만족스러운 해답이나 설명이 제시되지 않은 문제라고 할 수 있다.

정답 07 ① 08 ② 09 ①

10 연구문제 선정은 창조적인 과정으로 연구자 본인이 흥미를 느끼고 있는 내용을 선정하는 것이 좋다. 또한, 가장 적절한 연구문제를 선정한 이후에도 선정되지 못한 목록들도 보존하여 이후에 새로운 연구주제를 선정할 때 활용하는 것이 바람직하다.

11 연구자는 자신이 충분한 지식이나 경험이 있는 분야에서의 연구를 계획해야 한다. 초보적인 연구자가 측정 도구의 개발이나 고급 통계분석을 요구하는 연구를 시도하는 데는 여러 가지 무리가 따를 수 있다.

12 문헌고찰은 해당 연구 및 관련 연구에 대한 폭넓은 정보를 획득하는 과정이다. 문헌고찰 과정에서 연구자는 연구문제에 대한 아이디어는 물론 통찰을 얻고 해당 분야의 연구진척 사항과 진행하려는 연구의 비교, 연구에 대한 이론적 기틀, 연구방법, 논의할 내용 등을 생각할 수 있다.

10 연구문제를 선정하는 과정 중 올바른 내용을 고르면?

① 연구문제 선정은 기술적인 과정으로 반복적인 노력이 중요하다.
② 연구문제는 연구자가 흥미가 없는 분야를 새롭게 탐구하는 것이 중요하다.
③ 연구문제를 선정한 이후 선정되지 못한 목록은 바로 폐기하여야 한다.
④ 연구문제 선정에는 상상력, 통찰력 및 지혜가 필요하다.

11 올해 간호대학을 졸업한 연구자 A는 올해 졸업한 학생들의 임상역량을 측정하기 위해서 신규간호사의 임상역량 측정 도구 개발연구를 진행하려고 한다. 연구수행 용이성과 관련하여 연구자 A가 해결하기 어려운 문제로 생각되는 항목은 무엇인가?

① 윤리적 고려
② 연구자의 경험
③ 대상자 확보 가능성
④ 시설이나 기구확보 가능성

12 다음 중 문헌고찰의 기능으로 올바르지 않은 것은?

① 문헌고찰은 연구문제의 설정과 명료화를 돕는다.
② 문헌고찰을 통해 불필요한 연구의 반복을 최소화한다.
③ 연구를 위한 이론적 기틀을 제공한다.
④ 연구방법에 대한 정보는 제공하지 않는다.

정답 10 ④ 11 ② 12 ④

13 관련문헌을 요약하여 출처를 알려주는 자료는 다음 중 어떤 자료인가?

① 예비자료
② 1차 자료
③ 2차 자료
④ 학술지

14 최신의 간호학연구의 동향을 살펴보려고 할 때 다음 중 가장 유용한 문헌은 무엇인가?

① 간호학 교과서
② 간호학 학술지
③ 간호학대사전
④ 간협신문

15 문헌 중 해당 연구자가 직접 연구에 참가하여 관찰한 결과들을 기록한 자료는 다음 중 어떤 자료인가?

① 예비자료
② 1차적 자료
③ 2차적 자료
④ 기술보고서

13 예비자료는 관련 문헌을 요약하여 문헌의 출처를 알려주는 자료이다. 1차 자료는 문헌 연구 중 연구자가 직접 연구에 참여하여 관찰한 결과들을 기록한 자료이다. 2차 자료는 연구와 간접적으로 관련된 저서 등으로 1차 자료에 근거한 많은 연구결과와 다양한 이론을 소개하는 자료이다. 학술지는 학술논문이 게재되는 잡지를 일컫는다.

14 최신의 간호연구의 동향을 파악하기 위해서는 최근 발행된 관련 분야의 학술지를 살펴보는 것이 가장 바람직하다.

15 해당내용은 1차적 자료에 해당하는 설명이다. 1차적 자료는 해당연구자가 직접 연구에 참여하여 관찰한 결과를 기록한 자료로, 주로 학위논문이나 학술지에 게재된 논문 등이 이에 해당한다.

정답 13 ① 14 ② 15 ②

16 1차적 자료는 연구자가 수행하고 작성한 연구보고서나 교육현상에 대한 이론이나 의견을 담은 저서이다. 평론은 2차적 문헌에 해당한다.

16 다음 중 1차적 자료에 해당하는 자료가 <u>아닌</u> 것은?

① 간호학 석사학위 논문
② 기본간호학회지에 수록된 연구논문
③ 성인간호학학회지에 수록된 평론
④ 보건학 박사학위 논문

17 종설은 해당분야의 포괄적인 고찰이 함축되어 있는 문헌이다. 다른 보기들도 도움이 될 수 있으나 가장 도움이 되는 자료는 관련분야의 종설이다.

17 새로운 분야의 연구를 진행하기 위해서 문헌고찰을 하려고 한다. 다음 중 광범위하고 신속하게 연구문제를 이해하는데 가장 도움이 될 수 있는 자료는 무엇인가?

① 관련분야의 종설
② 관련분야의 박사학위 논문
③ 관련분야의 통계보고서
④ 관련분야의 뉴스기사

18 2차적 자료는 연구에 직접 참가하거나 관찰하지 않은 연구자가 기록한 자료이다.

18 다음 중 2차적 자료에 관한 설명으로 올바르지 <u>않은</u> 것은?

① 1차 자료와는 다르게 특정정보가 생략되어 있기도 하다.
② 연구와 간접적으로 관련되어 있는 다양한 자료들을 일컫는다.
③ 독자가 관심 주제에 대한 기초 개념이나 지식을 쉽고도 광범위하게 얻을 수 있다.
④ 연구자가 직접 연구에 참여하여 작성한 내용이다.

정답 16 ③ 17 ① 18 ④

19 다음 중 문헌고찰에 관한 설명으로 올바르지 <u>않은</u> 것은?

① 정확하고 체계적인 방법으로 문헌을 골라 요약하는 전체과정이 문헌고찰이다.

② 문헌고찰은 선행연구를 검토함으로써 연구문제에 대한 이론적 근거를 찾을 수 있다.

③ 과학적인 연구를 계획함에 있어서 필수적인 단계는 아니다.

④ 연구주제와 간접적인 관계를 가진 타 분야의 문헌들도 광범위하게 고찰해야 한다.

20 다음 중 연구 대상자의 권리로 올바르지 <u>않은</u> 것은?

① 연구자에게 보상을 요구할 권리

② 사생활 유지와 비밀 보장

③ 자기 결정의 권리

④ 연구내용을 모두 알 권리

21 '아이를 잃은 부모의 경험'에 관한 연구를 하려고 할 때 침해당할 수 있는 대상자의 권리는 무엇인가?

① 해 입지 않을 권리

② 사생활 유지와 비밀 보장

③ 자기 결정의 권리

④ 연구내용을 모두 알 권리

19 문헌고찰은 구체적인 지식획득의 한 방법이 될 뿐만 아니라 과거에 수행된 연구의 맥락과 앞으로의 연구방향에 대한 전망 및 연구목적을 살펴볼 수 있는 방법이 되므로 연구를 하고자 할 때 선행연구의 검토 없이 연구계획을 세우는 것은 무모한 일이다.

20 연구대상자는 해 입지 않을 권리, 사생활 유지와 비밀 보장, 자기 결정의 권리, 연구내용을 모두 알 권리를 가진다. 연구 참여에 대한 보상이 연구대상자의 연구 참여의 주요 동기가 되는 것은 바람직하지 않다.

21 연구 과정에서 대상자가 받을 가능성이 있는 신체적, 정서적, 법적, 재정적, 사회적 손상을 받지 않을 권리가 해 입지 않을 권리이다.

정답 19 ③ 20 ① 21 ①

22 뉘른베르크 강령에서는 정보에 의한 자발적 동의, 충분한 연구의 필요성, 불필요한 모든 고통과 상해를 피할 것, 연구원의 자격, 실험의 중지 및 참여 거부 등의 내용을 다루고 있다.

23 연구자의 연구 진행으로 인해 대상자의 퇴원 기간이 미뤄져서 대상자가 피해를 입은 상황으로, 대상자는 해 입지 않을 권리를 침해당했다.

24 문제의 내용은 자기 결정의 권리에 관한 설명이다. 이밖에도 대상자는 연구내용을 충분히 알고 연구 참여를 결정해야 한다는 내용도 자기 결정의 권리의 내용에 포함된다.

22 뉘른베르크 강령에 포함되는 내용이 <u>아닌</u> 것은?

① 충분한 정보에 근거한 자발적인 동의
② 불필요한 모든 신체적, 정신적 고통과 상해를 피함
③ 연구자는 반드시 금전적인 보상을 받아야 함
④ 최초의 국제 연구 윤리지침

23 연구자의 연구 진행으로 대상자의 입원 기간이 증가하고 퇴원시간이 미루어졌을 때 이때 침해당한 대상자의 권리는 무엇인가?

① 해 입지 않을 권리
② 사생활 유지와 비밀 보장
③ 자기 결정의 권리
④ 연구내용을 모두 알 권리

24 연구 대상자가 부당한 압력이나 다른 강요나 억압이 없이 충분한 시간을 갖고 연구에 참여하는 것은 어떤 권리인가?

① 연구내용을 모두 알 권리
② 해 입지 않을 권리
③ 사생활 유지와 비밀 보장
④ 자기 결정의 권리

정답 22 ③ 23 ① 24 ④

25 연구자가 담배 종류별 선호도에 관련된 연구를 진행 중인데 연구참여자를 쉽게 모으기 위해서 금연연구라고 설명을 하고 대상자를 모집하였다면 연구 대상자의 어떤 권리를 침해하는 것인가?

① 해 입지 않을 권리
② 사생활 유지와 비밀 보장
③ 자기 결정의 권리
④ 연구내용을 모두 알 권리

25 연구 참여에 대해 정보가 충분한 상태에서 자발적으로 결정을 내리기 위해선 연구내용을 모두 알아야 하는데 이 경우 연구자가 적절한 정보를 제공하지 않았기 때문에 연구내용을 모두 알 권리를 침해받았다고 할 수 있다.

26 연구자가 대상자를 인터뷰하는 과정에서 조금 더 면밀한 관찰을 위해서 CCTV를 사용하였고 해당 내용을 대상자에게 알리지 않았다면 이는 연구 대상자의 어떤 권리를 침해하는 것인가?

① 연구내용을 모두 알 권리
② 해 입지 않을 권리
③ 사생활 유지와 비밀 보장
④ 자기 결정의 권리

26 연구 과정에서 대상자의 사생활을 보호하기 위해서 연구자는 온 힘을 다해야 하며 연구내용과 관련하여 부득이하게 녹화나 녹음이 필요한 경우 대상자의 동의를 받고 진행을 해야 한다.

27 연구자가 대상자의 연구 참여 전에 대상자에게 연구에 관련된 내용을 설명하고 연구 참여를 결정시키려고 한다. 연구 대상자의 권리 중 무엇을 지키기 위해서 그런 것인가?

① 자기 결정의 권리
② 연구내용을 모두 알 권리
③ 해 입지 않을 권리
④ 사생활 유지와 비밀 보장

27 연구 참여에 대해 정보가 충분한 상태에서 자발적으로 결정을 내릴 권리가 충족되려면 연구내용에 대한 완전한 공개가 이루어져야 한다.

정답 25 ④ 26 ③ 27 ②

28 연구자는 대상자에게 사전동의를 획득한 후 연구를 진행해야 한다. 사전동의 항목 중 연구자의 생년월일은 없으나 연구자에게 연락할 수 있는 수단에 관한 내용을 명시하여야 한다.

29 정직함 : 과학자는 데이터나 연구결과, 방법과 절차, 출판상황, 참여자의 기여도, 이해충돌의 가능성 등에 대해 정직하게 보고해야 한다. 논문, 보고서, 연구비 신청서들에서 데이터를 날조, 변조하거나 왜곡하여 제시해서는 안 된다.

30 지식재산의 존중 : 특허, 저작권 등 지식재산을 존중해야 한다. 타인의 발표되지 않은 데이터, 방법 또는 결과를 허가 없이 사용해서는 안 된다. 인용한 경우 출처를 밝혀야 하며, 표절해서는 안 된다.

28 다음 중 사전동의의 내용으로 올바르지 <u>않은</u> 것은?

① 참여자가 연구에서 차지할 위치
② 연구의 목적
③ 자료의 유형
④ 연구자의 생년월일

29 연구자가 연구결과를 학술지에 보고할 때 지원받은 연구비의 내용과 관련하여 축소하여 보고를 진행하였다면 다음 중 연구자의 윤리 중 어떤 항목에 위배되는가?

① 정직함
② 동료의 존중
③ 비밀준수
④ 지식재산의 존중

30 연구자가 연구내용을 발표하는 가운데 허락을 받지 않고 다른 연구의 도구를 가져와 사용하였다면 다음 중 어떤 연구윤리에 어긋나는 행위인가?

① 객관적 타당성
② 개방과 수용
③ 주의깊음
④ 지식재산의 존중

정답 28 ④ 29 ① 30 ④

31 세계의사협회가 1964년 총회에서 발표하였으며, 연구자인 의사 스스로 주체가 되어 만든 윤리원칙은 무엇인가?

① 뉘른베르크 강령
② 헬싱키 선언
③ 벨몬트 보고서
④ 생명윤리 및 안전에 관한 법률

31 헬싱키 선언은 세계의사협회가 1964년 총회에서 발표하였으며, 연구자인 의사 스스로 주체가 되어 만든 윤리원칙으로 인간을 대상으로 하는 의학연구의 윤리원칙을 제공한다. 뉘른베르크 강령 10개의 조항에 담긴 원칙들을 발전시키는 문서이며, 2013년 브라질에서 열린 64차 세계의사협회 총회에서 제7차 개정이 이루어졌다.

32 다음 중 가설과 관련된 설명으로 옳지 <u>않은</u> 것은?

① 연구하는 변수 간의 관계에 대해 연구자가 기대하는 것을 진술한 것이다.
② 기대된 결과의 예측으로 연구가 예견하는 관계를 진술한 것이다.
③ 가설은 단순, 명확하고 간결하게 진술되는 것이 바람직하다.
④ 가설은 현재형으로 기술되어야 한다.

32 가설은 연구를 통해 검증하고자 하는 2개 이상의 현상 또는 개념 간의 관계를 미래형의 문장으로 서술한 것이며 이는 연구문제의 잠정적인 해답이다.

33 다음 중 가설의 준거로 올바르지 <u>않은</u> 것은?

① 기대되는 관계의 진술
② 검정성
③ 정당성
④ 예언성

33 가설의 준거는 기대되는 관계의 진술, 검정성, 정당성의 3가지 항목으로 구성되어 있다.

정답 31 ② 32 ④ 33 ④

34 가설은 과학적 탐구의 지침으로 이론의 검증, 지식의 확대, 연구의 방향 모색을 포함한다. 가설은 질적 연구가 아닌 양적 연구에서 자료해석의 방향을 결정한다.

34 다음 중 가설의 목적으로 올바르지 <u>않은</u> 것은?

① 가설은 추상적인 것을 구체적이고 관찰 가능한 것으로 연결하는 방편이다.
② 잘 고안된 가설은 제시된 내용에 대해 설명력을 가진다.
③ 가설은 질적 연구에서 자료해석의 방향을 제시한다.
④ 가설은 연구설계의 방향과 자료수집, 분석 및 해석의 방향을 정해주는 역할을 한다.

35 질적 연구에서는 현상이나 사건을 주의 깊게 관찰하고 그 내용의 공통점을 찾아내어 개념화하였을 때 그 결과로 가설적 이론이 생성된다.

35 다음 중 가설의 출처와 관련된 설명으로 올바르지 <u>않은</u> 것은?

① 가설의 출처와 연구문제의 출처는 다르다.
② 기존의 이론적 모형이나 개념 틀에서 가설을 세운다.
③ 기존 연구결과 등에서 문제점을 발견하여 가설로 정립한다.
④ 질적 연구에서는 가설의 정립은 불필요하다.

36 모든 연구에서 가설이 필요한 것은 아니다. 실험연구에서는 중재의 효과에 따른 내용을 검정하기 위해서 가설이 필요하다.

36 연구의 종류 중 가설이 필요한 연구는 무엇인가?

① 서술연구
② 탐색연구
③ 실험연구
④ 방법론적 연구

정답 34 ③ 35 ④ 36 ③

37 가설의 준거 중 변수가 관찰, 측정, 분석이 가능해야 함을 의미하는 것과 관련된 속성은 무엇인가?

① 기대되는 관계의 진술
② 검정성
③ 정당성
④ 예언성

38 다음 중 가설을 검정할 수 있는 경우는?

① 변수들 사이의 예측된 관계를 진술하지 않은 가설
② 변수가 관찰, 측정, 분석이 가능한 가설
③ 가설 내의 변수들의 관찰이나 측정이 불가능한 가설
④ 도덕적이거나 윤리적인 쟁점 또는 가치관적 쟁점을 내포하고 있는 가설

39 한 개의 독립변수와 한 개의 종속변수 간의 관계를 서술한 가설은 무엇인가?

① 단순 가설
② 복합 가설
③ 통계적 가설
④ 연구가설

37 검정성 : 인정받을 수 있는 과학적인 가설은 검정력이 있어야 한다. 변수가 관찰, 측정, 분석이 가능해야 함을 의미하는 것이다. 가설은 자료수집 및 분석을 통해 지지가 되거나 기각된다.

38 문제는 가설의 특징 중 검정성에 관련된 내용으로 정답은 검정이 가능한 가설의 내용이다.

가설을 검정하지 못하는 경우
• 변수들 사이의 예측된 관계를 진술하지 않은 경우 • 비교상황이 없는 경우 • 가설 내의 변수들의 관찰이나 측정이 불가능한 경우 • 도덕적이거나 윤리적인 쟁점 또는 가치관적 쟁점을 내포하고 있는 가설

39 한 개의 독립변수와 한 개의 종속변수 간의 관계를 서술한 가설을 단순가설이라고 한다.

정답 37 ② 38 ② 39 ①

40 복합 가설은 독립변수나 종속변수가 2개 이상인 가설을 말한다. 복합 가설은 현실 세계의 복잡성을 보여줄 수 있는 장점이 있다.

40 '당뇨병 환자의 질병에 대한 지각된 민감성과 지각된 심각성이 높을수록 자기간호 행위정도는 높을 것이다.'는 다음 중 어떤 가설에 해당하는가?

① 단순 가설
② 복합 가설
③ 통계적 가설
④ 연구가설

41 해당 내용은 없는 내용을 새롭게 지어내는 것으로 날조에 관한 설명이다. 변조는 자료를 변경하거나 대상 수를 틀리게 언급하는 등의 내용을 말한다. 표절은 타인의 아이디어를 인용없이 도용하는 등의 내용을 말한다.

41 다음은 연구윤리 중 어떤 내용을 위반한 것인가?

- 인터뷰 없이 가상의 주제에 대한 질문표를 완성
- 시행하지 않은 실험 연구 자료 작성
- 실제로 얻은 연구자료에 허구의 연구자료를 첨가
- 임상연구에서 가상의 자료 추가

① 조작
② 변조
③ 날조
④ 표절

42 지시적 가설은 연구자가 결과기대의 방향을 제시함으로써 '관계의 존재' 뿐 아니라 '관계의 특성'을 예측하는 가설이다.

42 연구자가 결과기대의 방향을 제시함으로써 '관계의 존재'뿐 아니라 '관계의 특성'을 예측하는 가설은?

① 지시적 가설
② 비지시적 가설
③ 통계적 가설
④ 복합 가설

정답 40 ② 41 ③ 42 ①

43 "노인 환자는 젊은 환자보다 욕창 발생의 위험성이 더 높을 것이다."라는 가설은 어떠한 가설에 해당하는가?

① 지시적 가설
② 비지시적 가설
③ 복합 가설
④ 인과적 가설

43 젊은 환자가 노인 환자에 비하여 상대적으로 욕창의 위험성이 낮은 것은 명백한 사실이므로 해당 가설은 지시적 가설이다.

44 관련 이론이나 선행연구가 없을 때, 또는 선행연구 결과가 일관성이 없거나 연구자의 경험상 기대의 방향이 명확하지 않을 때 사용되는 가설은?

① 복합 가설
② 비지시적 가설
③ 지시적 가설
④ 인과적 가설

44 비지시적 가설 : 관계의 방향을 제시하지 않아 변수 간의 관계는 예측하나 관계의 정확한 특성에 대해서는 예측하지 못한다. 이는 선행연구가 없고 그 방향을 논리적으로 예측할 수 없을 때 사용하는 방법이다.

45 특정 변인의 분포상태나 그 존재 양상을 확인하기 위한 목적으로 설정된 가설은 무엇인가?

① 인과적 가설
② 지시적 가설
③ 비지시적 가설
④ 서술적 가설

45 서술적 가설은 변인 간의 관계 파악이 목적이 아니라, 특정 변인의 분포상태나 그 존재 양상을 확인하기 위한 목적으로 설정된 가설이다.

정답 43 ① 44 ② 45 ④

46 연구가설을 통계적으로 검증하기 위한 통계적 가설 중 영가설은 독립변수와 종속변수 사이에 관계가 없다고 진술하는 가설을 말한다.

46 독립변수와 종속변수 간에 관련성이 <u>없는</u> 것으로 표현되는 가설은?

① 지시적 가설
② 비지시적 가설
③ 영가설
④ 대체가설

✎ 주관식 문제

01 문헌고찰과 연구의 필요성의 관계에 대해 서술하시오.

01

정답 문헌고찰을 바탕으로 하여 연구가 시작될 수 있고 해당 분야의 발전과 지식의 확보를 위해 이론을 구축하거나 검증하는 과정에서 연구의 필요성이 확인된다.

해설 문헌고찰은 연구과정의 시작에서 끝까지 중요한 과정으로 연구문제의 발견, 기존지식이나 선행 연구결과의 파악, 그 분야의 현재까지의 지식정도와 연구수준의 파악, 이론적 기틀의 작성에 유용한 정보의 제공 및 연구방법에 대한 계획을 세우는데 도움을 주고 연구 진행상의 어려움을 극복하는 방안을 취득할 수 있으며 연구자에 대한 정보도 제공한다. 이러한 점들로 인해 그 필요성이 인정된다.

02

정답 독립변수 : 밤번 근무
종속변수 : 간호사의 신체적·정신적 건강

해설 독립변수는 선행되는 사건으로 종속변수에 영향을 주는 사건을 의미한다. 따라서 해당 질문에서의 결과는 간호사의 신체적 정신적 건강이 되고 이에 영향을 미치는 요인은 밤번 근무(조작화 : 한 달 동안의 밤번 근무일 수)일 것이다. 따라서 밤번 근무가 독립변수에 해당하고 종속변수는 그에 따른 간호사의 신체적·정신적 건강이 되겠다.

02 밤번 근무가 간호사의 신체적, 정신적 건강에 영향을 미치는지를 연구하고자 한다. 이 때 독립변수, 종속변수를 제시하시오.

정답 46 ③

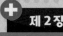

Self Check로 다지기

⊞ **연구문제의 출처**
① 임상실무
② 문헌
③ 이론
④ 동료 및 외부상황
⑤ 연구의 우선순위

⊞ **연구문제 선정의 기준**
① 참신성
② 구체성
③ 가능성
④ 공헌도

⊞ **연구문제의 평가 기준**
① 연구문제의 중요성
② 연구 가능성
③ 연구자의 흥미
④ 연구 수행 용이성
   ㉠ 시간과 시기
   ㉡ 대상자 확보 가능성
   ㉢ 관련자로부터의 협조
   ㉣ 시설이나 기구 확보 가능성
   ㉤ 비용
   ㉥ 연구자의 경험
   ㉦ 윤리적인 고려

⊞ **문헌고찰의 기능**
① 연구문제에 대한 착상을 돕고 연구문제의 설정과 명료화를 돕는다.
② 해당 분야에서 지금까지 알려진 지식을 확인→불필요한 연구의 반복을 최소화한다.
③ 이론적 기틀을 제공한다.
④ 연구방법에 대한 정보를 제공한다.

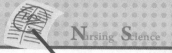

문헌정보의 유형
① 예비자료 : 관련문헌을 요약하여 출처를 알려주는 자료
② 1차적 자료 : 문헌 중 해당 연구자가 직접 연구에 참가하여 관찰한 결과들을 기록한 자료
③ 2차적 자료 : 연구에 직접 참가하거나 관찰하지 않은 연구자가 기록한 자료

연구윤리 주요사건
① 뉘른베르크 강령(The Nuremberg Code, 1947)
  제2차 세계대전 이후 뉘른베르크 전범 재판이 열리고 인체실험을 했던 의사나 과학자들에 대한 비판과 반성을 통해 만들어진 과학자의 연구윤리 기준
② 헬싱키 선언(Declaration of Helsinki, 1964)
  세계의사협회가 1964년 총회에서 발표를 하였으며, 연구자인 의사 스스로 주체가 되어 만든 윤리원칙으로 인간을 대상으로 하는 의학연구의 윤리원칙을 제공
③ 벨몬트 보고서(The Belmont Report, 1979)
  미국 국가 연구법(The National Research Act, 1974)에 근거하여 구성된 생명의학 및 행동 연구에서의 대상자 보호를 위한 국가 위원회(National Commission for the Projection of human Subjects of biomedical and behavioral Research)가 작성. 미국이 국가적 차원에서 생명윤리 체제의 기본원칙을 선언한 문서

주요 연구 부정행위
① 날조
  ㉠ 인터뷰 없이 가상의 주제에 대한 질문표 완성
  ㉡ 시행하지 않은 실험 연구 자료 작성
  ㉢ 실제로 얻은 연구 자료에 허구의 연구 자료를 첨가
  ㉣ 임상연구에서 가상의 자료 추가
② 변조
  ㉠ 연구 자료를 변경하여 자료의 상이함 수정
  ㉡ 연구기록에서 날짜, 실험과정을 변조
  ㉢ 통계분석 결과를 그릇되게 설명
  ㉣ 세포주 등 실험 방법을 틀리게 언급
  ㉤ 계속 연구과제 신청 시 자료를 긍정적으로 바꿈
  ㉥ 논문에서 연구 대상이나 방법을 그릇되게 설명
  ㉦ 선택적 보고
③ 표절
  ㉠ 적절한 인용 없이 그대로, 또는 다른 형태, 다른 언어로 사용
  ㉡ 타인이 발표한 핵심 개념을 인용표시 없이 본인의 개념처럼 발표
  ㉢ 출처를 밝히더라도 인용 저작물이 새로운 저작의 주(主)가 됨
  ㉣ 연속적으로 두 문장 이상을 인용표시 없이 동일하게 발췌
  ㉤ 연구계획서 작성 시 타인의 연구를 인용 표시 없이 사용

ⓗ 공개되지 않은 타인의 아이디어를 자신의 것처럼 사용
ⓢ 전문 교과서에 출간되어 전문지식으로 통용되어도 인용함이 원칙

연구대상자의 네 가지 권리
① 해 입지 않을 권리
② 사생활 유지와 비밀보장
③ 자기결정의 권리
④ 연구내용을 모두 알 권리

취약한 집단으로 간주해야 할 집단
미성년자, 정신 또는 정서에 장애가 있는 사람, 매우 아프거나 신체적인 장애가 있는 사람, 말기환자, 자활능력이 결여된 사람(수감자), 임신한 여성

가설의 중요성
가설은 변수 간의 관계를 간결하게 제시하여 연구 과정의 초점을 알게 해 준다. 이러한 가설을 가지고 자료를 수집하고 분석하면 가설이 지지가 되거나 기각되어 연구문제에 대한 해답을 얻을 수 있으므로 가설설정은 연구의 주요한 부분이다.

가설의 목적
① 이론의 검증
② 지식의 확대
③ 연구 방향 제시

가설의 출처
① 기존 이론
② 선행 연구결과
③ 개인의 경험이나 영감

가설의 기준
① 기대되는 관계의 진술
② 검정성(testability)
③ 정당성(justifiability)

가설의 종류
① 단순 가설과 복합 가설
② 지시적 가설과 비지시적 가설
③ 통계가설과 연구가설

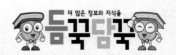

여기서 멈출 거예요? 고지가 바로 눈앞에 있어요.
마지막 한 걸음까지 시대에듀가 함께할게요!

제 **3** 장

—

간호연구의 설계 및 자료수집

—

시대에듀
www. **sdedu**.co.kr

자격증 · 공무원 · 취업까지
BEST 온라인 강의 제공

(주)시대고시기획
(주)시대교육
www. **sidaegosi**.com

시험정보 · 자료실 · 이벤트
합격을 위한 최고의 선택

I wish you the best of luck!

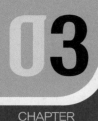

간호연구의 설계 및 자료수집

 제1절 **연구설계의 유형**

1 비실험연구와 실험연구

(1) 비실험연구

비실험연구는 연구자가 인위적으로 새로운 처치 혹은 변화를 유도하지 않은 상태에서 수행되는 연구이며, 실제 인간을 대상으로 하는 많은 연구는 비실험적이다.

여성의 배우자 사별이 신체적, 심리적 기능에 미치는 영향에 대해 연구하고자 할 때 독립변수는 배우자 사별이 되지만 배우자 사별을 조작할 수는 없다. 즉 연구 대상자가 배우자를 사별하거나 또는 사별하지 않은 집단에 속하게 되는 것은 무작위화 배정이나 연구통제에 의해 결정될 수 없다. 자연적으로 이루어지는 사별에 의해 두 집단으로 분류한 후 두 집단 간의 심리적, 신체적 안녕을 비교한다. 독립변수를 조작할 수 없거나 또는 독립변수를 조작하는 것이 비윤리적일 때 비실험 연구설계를 하게 된다.

비실험연구의 장점은 문제 영역에 대해 많은 양의 자료를 수집할 수 있어 다양한 변수를 연구할 수 있다. 단점은 순수 실험연구에 비해 인과적인 추론을 강하게 할 수 없고, 무작위 과정에 의해 대상자를 선정하는 것이 아니라 이미 존재해 있는 집단을 대상으로 할 경우 자기 선택 편견의 문제가 있으며, 외생변수 통제 상의 제한이 있어 해석의 오류를 범할 위험이 있다.

(2) 실험연구

실험연구는 인과관계를 파악하기 위한 연구이다. 그러나 간호학의 관심영역은 대개 여러 개의 원인을 가지고 있으므로 관심 없는 원인들은 통제하고 관심 있는 원인만을 다루게 된다. 원인을 명확히 파악하면 예측과 통제가 가능해진다. 예를 들면, "섬유질이 많은 음식의 섭취는 대장암을 예방한다."라는 연구결과로부터 채식을 많이 함으로써 대장암 발생을 통제할 수 있다.

2 비실험연구의 종류

(1) 조사연구 [중요] ★★

① 개요

조사연구는 본질적으로 비실험연구이며 어떠한 실험적 처치도 없는 것이 특징이다. 흔히 모집단 내의 변수의 백분율, 분포도, 상호관련성에 관한 정보를 얻기 위해 설계된다. 조사연구는 모집단에서 나타나는 특성, 태도, 행동 등을 서술하기 위해 대상자에게 자가 보고 하게 함으로써 자료를 수집한다.

② 자료수집 대상자 형태에 따른 분류

㉠ 전수조사(census)

전수조사의 예로 매 5년마다 실시하는 인구센서스가 있다.

㉡ 대단위조사(mass survey)

대규모 표본으로부터 비교적 피상적인 정보를 수집하는 것으로 전국적인 암환자의 실태조사, 관절염 환자의 실태조사 등 연구목적이 전체 모집단의 특성을 규명하는 것이고 체계적 표출법을 사용한 표본으로부터의 자료수집이다.

㉢ 집단조사(group survey) 또는 표본조사(sample survey)

집단조사에서 표본의 크기는 대단위조사에서보다 작을 수 있으나 수집된 정보의 범위와 내용은 더 구체적이다. 일반적으로 집단조사에서 시행하는 자료수집 내용은 다음과 같다.
ⓐ 대상자들의 개인적 배경과 현재 상황에 관한 정보
ⓑ 대상자의 사회적 배경
ⓒ 연구의 주된 내용

③ 자료수집 방법에 따른 분류

㉠ 질문지(mailed questionnaire)

㉡ 개별면접조사 또는 1대1 면접조사(face-to-face interview survey)

㉢ 전화면접조사(telephone survey)

④ 연구목적에 따른 분류

㉠ 서술적 조사(descriptive survey)

어떤 새로운 현상을 기술하기 위하여 특정 모집단을 정확히 묘사할 목적으로 수행한다. 종종 태도나 행위의 범위 또는 방향을 결정하기 위해 사용된다.

㉡ 비교 조사(comparative survey)

특정 변수에 대하여 둘 이상의 대표가 되는 표본을 비교하기 위해 사용된다.

㉢ 상관성 조사(correlational survey)

대상자의 특정 모집단 내 변수들 간의 관계의 방향과 크기를 발견하기 위해 계획된 조사로 한 특성이나 현상의 변화범위가 다른 특성의 변화와 일치하는지를 연구한다.

> ☑ 예
>
> 간호실무와 건강관리에 관련된 요인들 사이의 관계 등

② 발달 조사(developmental survey)

시간의 흐름에 따른 특정 집단의 변화 등을 측정하는 것으로 횡단적 연구방법, 종단적 연구방법 등을 이용한다.

> ☑예
>
> 노화와 성숙의 장기 효과, 교육기간에 따른 IQ의 차이 등

⑩ 평가 조사(evaluative survey)

ⓐ 특수한 목적을 위해 수행되는 프로그램을 평가하기 위한 연구

ⓑ 평가연구의 세부 유형

- 계획 평가연구
- 과정 평가연구
- 결과 평가연구

⑤ 연구시점에 따른 분류

㉠ 후향적 조사(retrospective survey)

ⓐ 현존하는 어떤 현상이 과거에 일어난 다른 현상에 연계될 수 있는가에 흥미를 가지고 그것을 발생시킨 선행요인을 찾고자 시도하는 연구로 후향적 조사는 순수실험연구와 반대되는 특성이 있다.

실험연구	독립변수를 직접 조작함으로써 원인을 발생시키고 그 결과로 나타나는 종속변수를 관찰하는 미래지향적인 방법
후향적 조사	어떤 상황의 발생에서 시작하여 원인적 요인을 규명하려는 과거지향적인 방법

ⓑ 장점 : 비실험연구로서 원인추론이 가능하고 재정과 시간을 절약할 수 있음

ⓒ 단점 : 자료수집에 통제를 가할 수 없고 혼동변수를 통제하기 어려움

㉡ 전향적 조사(prospective study)

ⓐ 원인 결과에 초점을 맞춘 설계로 예상된 원인의 검사에서 시작하여 예상된 결과가 나타날 때를 기다려 측정하는 연구이다. 질병의 이환율(뇌졸중), 치료성공률(뇌졸중 환자의 5년 생존율) 및 질병결과율(사망, 재입원) 등을 비교하여 서술하는 것을 목적으로 한다. 위험요인(흡연)이나 질병과 관련된 요인을 분석하기 위한 전향적 코호트 연구도 여기에 속한다.

ⓑ 단점 : 장기간 관찰해야 하므로 대상자 탈락을 예상하여 많은 수의 표본을 갖고 시작해야 하기 때문에 후향적 연구보다 비용이 많이 든다.

㉢ 횡단적 조사(cross-sectional survey)

ⓐ 여러 다른 시점에 있는 대상자의 다양한 상태를 동시에 조사하는 것으로 연구자는 다른 시기에 존재하는 다른 사람을 동시에 표집하게 되므로 시간표출의 제한점이 있다.

ⓑ 횡단연구의 특징

- 모든 측정이 한 시점에서 이루어진다.

- 모집단에서의 발생률을 추정하는 것이어서 표본의 대표성이 연구 타당도를 결정한다.
- 측정결과 간의 상관관계를 사정하며 논리적인 이론적 틀과 일치하면 인과관계를 암시할 수 있다.

  ㉣ 종단적 조사(longitudinal survey)

   ⓐ 횡단적 연구와는 반대로 종단적 연구는 동일한 대상자로부터 시차를 두어 적어도 두 번 이상 자료를 수집하는 방법이다.

   ⓑ 장점 : 시간에 따른 변화과정을 개인특성의 영향 없이 측정 가능하다.

   ⓒ 단점 : 단기간의 종단적 연구라 하더라도 이를 완성하는 데 오랜 시간이 걸린다.

 ⑥ 조사연구의 장·단점

  ㉠ 장점

   ⓐ 목적이 융통성이 있다.

   ⓑ 비교적 시간과 비용이 적게 들면서 많은 대상으로부터 정보를 수집할 때 사용될 수 있다.

  ㉡ 단점

   ⓐ 우편 질문지와 같은 조사연구 방법은 회수율이 낮다.

   ⓑ 예상된 질문이 반응자와 관련이 없거나 그들을 혼동시킴으로써 의미 없는 자료를 얻게 될 가능성이 있다.

   ⓒ 방대한 자료를 저장하고 활용하기 위한 시스템 개발이 필요하다.

   ⓓ 상대적으로 피상적인 자료를 얻을 가능성이 높다.

(2) 역사적인 연구(archival or historical research)

① 개요

역사적 연구는 연구자가 설정한 가설의 논리성과 관련지어 과거의 기록을 추적한다든지 또는 당시에 살았던 사람들과 면담을 함으로써 과거를 객관적으로 정확하게 재구성해보려는 목적으로 시행된다. 역사적 연구를 위한 자료의 출처는 살아있는 사람들의 증언이나 문헌, 당시의 인구센서스 자료나 당시 사람들의 의식조사 결과 등 역사적 자료와 사진 등이다. '조선시대 의녀제도에 대한 연구', '한국의 간호교육제도의 변천' 등이 역사적 연구의 예이다.

> **🔖 역사적 연구의 단계**
> ㉠ 연구 토픽의 영역을 확실하게 정의
> ㉡ 가설을 설정할 것 : 의문형의 가설로 시작됨
> ㉢ 다양한 출처를 사용하여 역사적인 자료를 수집
> ㉣ 자료의 진위 여부와 정확성을 평가
> ㉤ 수집된 자료를 하나의 정보 체계로서 종합
> ㉥ 정보체계를 학문적으로 분석·해석

② 역사적 연구자료 수집을 위한 출처

    ㉠ 일차적 출처 : 회의록, 계약서, 유서, 사진, 필름, 지도, 카타로그, 뉴스기사, 일기 등의 문서들, 현장에 있었던 사람과의 인터뷰를 통해 얻은 자료, 그 당시의 유물(옷, 건물, 책, 연장 등)

    ㉡ 이차적 출처 : original이 아닌 다른 사람이 그 사건에 대해서 쓴 기록

(3) 사례연구(case study) 중요 ★

① 개요

사례연구는 특정한 한 대상(개인, 프로그램, 기관 또는 단체, 어떤 사건)에 대해 조사 의뢰자가 당면하고 있는 상황과 유사한 사례를 찾아내어 철저하고 깊이 있게 총체적으로 분석하는 연구를 말한다. 한 사례에 대한 깊이 있는 분석을 통해 같은 상황 속에 있는 다른 사례들을 이해하고 도움이 될 수 있는 방법을 찾을 수 있다.

② 사례연구의 장점과 단점

    ㉠ 장점

        ⓐ 한 개인을 집중적으로 연구하므로 그 사람에 관한 자료를 많이 수집할 수 있다.

        ⓑ 여러 가지 종류의 기법을 사용할 수 있다(검사, 인터뷰, 건강 기록이나 학교 성적부 등).

        ⓒ 어떤 연구도 case study보다 더 깊이 있고 자세하게 할 수 없다.

        ⓓ 가설 검증은 불가능하나 앞으로의 연구방향을 제시하는데 큰 도움을 준다.

    ㉡ 단점

        ⓐ 시간이 많이 걸린다.

        ⓑ 연구자의 편견이 개입될 가능성이 많다.

        ⓒ 깊이 있는 연구는 되나 폭넓은 연구는 될 수 없다.

        ⓓ 원인과 결과를 찾아내는 연구는 될 수 없다.

        ⓔ 결과의 일반화가 불가능하다.

(4) 자연관찰 연구(naturalistic observation)

① 개요

간호사와 환자와의 상호작용, 환자에 대한 경험이나 또는 정신질환자의 자가 방어태도, 자폐아의 정서반응, 마취로부터의 각성유형 같은 예이다. 언어적/비언어적 의사소통, 활동, 환경적 상태에 대한 다양한 정보를 얻을 수 있다.

② 자연관찰 연구의 문제점

    ㉠ 관찰자를 의식한 피험자의 반응(reactivity due to influence of the observer) 자연스러운 행동을 하지 못한다.

    ㉡ 관찰자의 편견(observer biases)

    ㉢ 기타 관찰 환경에 기인하는 요인(other biases due to observational setting or environment)

(5) 방법론적 연구

① 방법론적 연구의 필요성

대부분의 연구에서는 하나 이상의 개념을 다루고 있으며 그 개념을 측정하기 위해서는 타당도와 신뢰도가 높은 도구가 있어야 한다. 방법론적 연구는 이 측정도구 개발을 위한 연구라고도 할 수 있다.

간단한 측정도구라면 연구의 일부로 도구작성을 수행할 수 있고 자신의 연구목적에 부합되는 도구가 이미 제작되어 있을 때에는 타당도 검사와 신뢰도 검사를 거쳐 그대로 활용할 수 있다. 새로운 측정도구의 개발은 상당히 방대한 것이어서 하나의 독립된 연구로 시도해야만 한다.

② 방법론적 연구의 특성

ㄱ 연구단계

통상적으로 이용되는 연구 설계의 단계를 모두 거치지는 않는다. 도구개발을 위한 연구도 자료의 수량화가 필요하기는 하지만 실험연구나 조사연구에서처럼 엄격한 방법을 사용하지 않을 수도 있다.

ㄴ 의사결정

다른 연구에 비하여 더 많은 창의력과 판단력이 필요하다.

③ 도구개발 연구의 일반적인 절차

간호 분야에서 응용되는 도구개발 방법론은 매우 다양하다. 이중 가장 일반적인 절차는 다음과 같다.

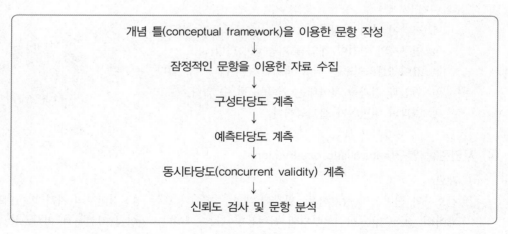

개념 틀(conceptual framework)을 이용한 문항 작성
↓
잠정적인 문항을 이용한 자료 수집
↓
구성타당도 계측
↓
예측타당도 계측
↓
동시타당도(concurrent validity) 계측
↓
신뢰도 검사 및 문항 분석

(6) 상관관계 연구(correlational research)

상관관계 연구는 개념 간의 관계의 정도와 양상을 파악하기 위한 연구이며, 변수 간의 관계를 조사하는 것이다. 연구자는 관계를 서술하고, 변수 간의 관계를 예측하고, 이론적 명제에서 제안된 관계를 검증하기 위해 상관관계 연구를 이용할 수 있다. 상관관계 연구를 통해 산모의 나

이와 다운증후군(Down's syndrome) 사이에 관련성이 있음을 발견했을 때 그 두 현상을 설명할 수 있다.

상관관계 연구를 통해 예측과 통제가 가능하나 그 정확도는 실험연구 설계보다 떨어진다. 특정 요인의 변화가 하나 혹은 그 이상의 다른 요인의 변화와 가지는 관련성의 정도를 알아보기 위한 목적으로 행해지는 연구로서 서로 어느 정도 관련성이 있는지만 알 수 있을 뿐 요인 간의 인과관계는 알 수 없다. 즉, 상관관계 연구를 통해서는 '~변수와 ~변수 간에 관계가 있다'만 이야기할 수 있고, '~변수에게 영향을 미쳤다'라든지 '~변수가 ~변수의 변화를 초래한다고'는 이야기할 수 없다. 예를 들어 겨울에서 봄까지 한강물의 수온이 증가하고, 또 한강에서 자살을 시도하는 사람들의 수도 증가했음을 상관연구를 통해 알았을 경우 '한강물의 수온이 올라감에 따라 자살을 시도하는 사람의 수가 함께 증가했다.'라고 이야기할 수는 있지만 '한강물의 온도가 자살 시도율에 영향을 미쳤다'라고는 말할 수 없다.

(7) 질적 연구

① 질적 연구의 역사적 고찰

질적 연구방법은 1800년대 후기 학자들이 낙후된 도시의 가난과 밀집으로 인한 위생, 건강, 교육, 복지문제 등을 대중에게 가시화시킴과 동시에 사회변화를 촉구하면서 시작되었으며 그 후 1920년대의 사회학자들에 의해 사회현상연구에서 광범위하게 이용되었다. 그러나 그 후 논리실증주의에 근거를 둔 자연과학적 방법이 학문전반에 걸쳐 이용되며 질적 연구방법은 그 빛을 잃었다. 1960년대에 와서 사회 소수그룹의 질적 연구방법에 대한 관심이 다시금 새로워졌으며 이 기간에 근거이론 연구방법이 발달되었고 간호학에서 이 방법을 이용하여 인간의 죽음에 관한 경험을 연구한 문헌들이 속출하였다.

질적 연구방법에 대해 학계에서 본격적인 관심을 보이기 시작한 때는 1970년대에 들어서면서부터인데 이때부터 여성학, 교육학, 사회학, 심리학 분야에서 질적 방법을 이용하게 되었으며 간호학도 기존의 자연과학방법상의 제반문제점에 대한 지적과 함께 간호연구의 질적 접근에 관심을 갖기 시작하였다.

그 후 1980년대에 간호연구방법론에서 질적 방법이 활발히 이용되기 시작하였다. 즉 간호의 철학적, 존재론적, 인식론적 변화와 더불어 질적 연구방법도 간호현상을 공부하기 위해서 폭넓은 연구 접근방법으로서 수용되고 질적 연구방법론자들은 질적 연구의 본질과 예증적 가정을 제시하기 시작하였다(Lincoln & Guba, 1985; Leininger, 1985). 그리하여 1980년대 후반부터 대학원 박사과정 학생들을 중심으로 질적 연구방법이 쓰이면서 최근 들어 질적 연구방법의 이용이 폭발적으로 증가하고 있다.

이러한 질적인 방법의 사용이 급증하는 것은 의미 있고 가치 있는 일이긴 하지만, 안내책자와 모니터를 할 수 있는 인력의 질적인 연구조사방법은 체계화되어 있지 않은 등 문제점이 없는 것은 아니다. 초기의 간호에서의 질적 간호연구방법은 과학자 프로그램에 참가하고 있던 간호사들에 의해 인류학 등 타 분야에서 이용되었는데 이러한 과학자들은 그들이 사용했던 문화기술지 같은 인류학적인 방법을 간호학에 그대로 사용했으며 교육에도 이러한 방법들을 도입시켰다. 이로 인해 다음과 같은 문제점들이 지적되고 있다.

첫째, 타학문에서 사용하는 연구조사방법은 다른 상황에서 다른 가정, 모델, 목표 아래 디자인된 것이므로 아무런 개선 없이 간호학에서 사용될 수 있느냐 하는 것이다.

둘째, 방법 자체에 있어 이러한 방법들이 단순히 자료의 모음 혹은 분석인지 아닌지를 따져보아야 한다. 그리고 많은 연구조사자들이 독학을 하여 연구방법을 습득했고 결과적으로 특정한 상황이나 각 조사자의 특유한 스타일에 맞게 도입되어졌기 때문에 분류가 매우 많아졌다는 것도 문제이다.

셋째, 따라서 결과는 과학적이지 못하고 엉터리를 섞어 놓은 결과물 밖에 안 되는 것이며 원하는 결과를 얻지 못할 위험도 안고 있다. 방법들이 발달되고 변화되며 섞어져야만 한다면 그것은 초보자가 아닌 경험이 많은 학자에 의해서 행해져야 한다.

넷째, 또 다른 심각한 문제는 질적인 자료의 양질화이다. 질적자료를 양적연구의 자료처럼 취급해서 결과물을 도출하는 것을 말한다.

다섯째, 이론을 검증하기 위해 쓰이는 질적인 방법의 사용에 대한 문제이다. 질적인 방법도 양적인 방법처럼 지시적이어야 하는가, 아니면 연구자 자신에 맞는 특유의 스타일을 개발하기 위해 대략적으로만 묘사되어야 하는가에 대한 질문이 있을 수 있다. 이에 대해 질적 연구자들이 아직 합법화되지 않은 연구방법을 합법화시키고 있다는 문제점을 지적받고 있다.

② 질적 연구방법의 목적

　㉠ 기존의 양적 연구방법으로는 연구현상을 기술하는데 혹은 이해하는데 문제가 있는 경우, 좀 다른 방향의 새로운 견해를 가지고 연구현상을 보기 위하여 질적 연구방법을 사용한다.

　㉡ 보통 질적 연구방법은 잘 알려지지 않은 경험을 자세히 기술하기 위해서 사용된다.

　㉢ 간호대상자의 간호요구에 좀 더 민감하게 대응하기 위해 사용된다.

　㉣ 양적 연구를 위한 도구개발을 위해서 예비연구로서 질적 연구들이 많이 이루어지고 있다.

　㉤ 이론개발을 위해서 많이 사용된다.

　㉥ 일상경험을 기술하기 위해서 사용된다.

③ 질적 연구방법의 3가지 유형

　㉠ 현상학적 연구방법(phenomenological approach)

　　현상학에서 현상이란 어떤 객관적인 사물을 가리킴이 아니라 의식에 의한 경험의 대상이 의식 앞에 나타나는 구체적인 모습을 말한다. 현상학적 연구는 살아있는 경험을 지향하며 그 경험의 의미를 포함하여 구조, 즉 현상의 본질을 밝혀 기술하는 것을 목적으로 한다(한전숙, 1998). 현상학은 주어진 현상의 발생적, 구성적 근원을 탐구하는 학문으로서, 인식주체가 경험하는 의식작용을 탐구하는 철학적 방법론에 그 바탕을 두고 있으며 후설(인식) 철학을 출발점으로 메를로 퐁티의 지각, 하이데거의 존재, 사르트르의 실존주의에 철학적 배경을 둔다.

연구자는 먼저 선 이해에 괄호치기(bracketing)하고 현상에 다가가야 한다. 자료수집은 적절한 대상자를 선정하여 자료가 포화될 때까지 수집하여야 하며 자료수집 방법은 심층면접을 중심으로 그 연구방법에 따라 비디오 테잎이나 문서화된 자료 등을 이용할 수 있다. 현상학적 연구과정은 일반적으로 현상 확인, 연구의 구조화, 자료수집, 자료 분석, 보고서 작성의 단계를 거치는데, 나머지 단계는 유사하나, 자료수집 후 자료 분석 방법은 Colazzi, Girogi, Van Manen, Van Kaam의 다양한 방법들이 존재한다. 이러한 방법 중 어떠한 분석방법을 사용할지는 자신이 선택한 연구주제와 연구문제 및 목적에 따라, 각 연구방법의 특성 및 장·단점을 고려하여 결정하게 된다. 이렇게 현상학은 참여자의 살아있는 경험을 기술하고 설명이나 해석이 아닌 경험을 분석하여 연구 현상의 기본적 구조들을 이해하게 한다.

ⓛ 근거이론 연구방법(ground theory approach)

Glaser와 Strauss(1967)가 상징적 상호작용주의에 근거하여 근거이론 방법을 개발시킨 가정(assumption)은 인간에게는 다양한 사회 심리적 문제 또는 경험이 있으며 자신이나 타인과의 상호작용을 통해 자신이 자신의 대상물에 부여한 의미에 따라 행동한다는 것이다. 근거이론 방법은 이러한 인간의 문제나 경험의 다양성이나 풍부함을 탐구하여 실무적으로 용이한 중범위 이론(middle-range theory)을 개발하는데 기여한다. 즉 근거이론은 자연스런 상황에서 발생된 현상을 탐구하여 실 자료에 근거한 실체이론을 만들어 내는 것이다(김소선, 2003). 근거이론 방법은 1930년대 Cooley, Dewey, Mead 등 실용주의 철학자에 의해 주창되고 이후 Blumer(1969)에 의해 구체화된 상징적 상호작용이론을 바탕으로 한 질적 연구방법이다.

근거이론 방법의 표집은 이론적 표집으로 특정 현상과 관련된 새로운 개념이 나타나지 않을 때까지(saturation) 계속되어야 한다. 연구자는 자신의 선입견을 배제하고 이론적 민감성을 가지도록 노력해야 한다. 자료수집은 관찰법이나 심층면접법을 사용한다.

ⓒ 문화기술지 연구방법(ethnographic approach)

문화기술지는 인간을 다른 종의 동물들과 구별할 수 있는 유일한 특성을 '문화'라고 간주하고, 이 문화를 기술함으로써 인간에 대한 이해를 구하고 궁극적으로는 인간에게 봉사하는데 목적을 둔 문화인류학의 전통적인 연구접근이다(Spradley, 1990). 문화기술지는 연구과정과 그 결과 산물을 포함하는데, 과정으로서 문화기술지는 참여관찰이라는 독특한 자료수집 기법을 적용하여 장기간에 걸쳐 주민의 삶에 동참하면서 주민들로부터 배우는 삶의 과정이다. 산물로서의 문화기술지는 이 과정을 통해서 발견한 주민 혹은 탐구집단의 구성원들이 지니는 행동 신념, 이해 태도, 가치 등을 기술한 보고서이다. 문화기술지에서 핵심은 문화이다.

문화기술지 연구방법은 연구 참여자가 환경이나 문화권에 직접 들어가 몰입시키고 그 가운데서 관찰한 내용을 분석하는데 문화 내에서 인간의 행위를 분석하는 내관적 입장(emic)과 문화권 밖에서 여러 문화 사이의 유사점과 차이점을 발견하는 외관적 입장(etic)이 있다.

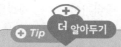

3 실험연구 중요 ★★

실험연구 방법의 특징은 실험연구 방법만이 원인과 효과(cause and effect)의 관계성을 규명해주는 연구 방법이라는 것이다.

① 원인은 결과보다 시간적으로 선행한다.

② 예상된 원인과 예상된 결과 사이에는 연구자의 경험이 뒷받침된다.

③ 외생변수가 제거된 증거가 있어야 한다.

4 실험연구 방법의 분류 중요 ★★★

(1) pre-experimental design(실험 전 단계 설계, 원시실험연구)

실험 전 단계 설계는 무작위화, 철저한 조작 및 대조군 설정이 이루어지지 않아 통제가 되지 않은 설계이다. 무작위 할당, 사전조사, 각 군과의 비교를 포함하지 않으며, 그 결과를 인과관계로 해석할 수 없다. 이 설계는 앞으로 좀 더 체계적인 실험설계를 유추해내기 위해 탐색할 필요가 있는 경우에 현장에서 시행될 수 있다.

(2) quasi-experimental design(유사실험설계)

유사실험설계는 독립변수의 조작과 외생변수의 통제는 이루어졌으나 표본추출 시 무작위화 원칙이 지켜지지 않은 설계이다. 간호연구에서 실험군과 대조군에 대상자를 무작위 할당하는 것이 불가능한 경우가 있다. 다행히 무작위할당을 하지 않고 어느 정도 합리적으로 통제할 수 있는 유사실험설계가 있다. 이는 실험 전 단계 설계보다 타당도가 높은 결과를 얻을 수 있으나 인과관계를 추론함에 있어서 주의를 요한다. 대부분의 간호연구가 실험군과 대조군으로 무작위 할당할 수 없는 선재군을 대상으로 한다. 이러한 대상을 이용하여 연구하기 위해 비동등군을 이용하거나 대조군이 없는 상황도 수용해야 한다.

(3) true-experimental design(진정한 실험 설계) = 순수실험연구

진정한 실험설계는 독립변수의 조작, 외생변수의 엄격한 통제 및 무작위화가 특징인 연구설계이며 자연과학이나 기초과학에서 흔히 사용하는 연구설계이다.

어떤 중재가 연구결과에 영향을 주었는지 확인하기 위해서는 실험군과 대조군 사이를 비교해야 한다. 사회과학분야보다 자연과학이나 기초과학에서 순수실험설계가 용이한 이유는 연구대상이나 개입된 변수를 미리 조작하거나 통제하는 것이 용이하기 때문이다.

5 실험연구 방법의 분류 기준 종요 ★

(1) 가외(외생) 변수를 얼마나 통제할 수 있는가?

실험설계에서는 둘 이상의 집단을 비교하는 것이 특징이다. 실험 시작 이전에 집단 간의 차이가 있으면 연구결과가 변수조작에 의한 것인지를 파악하기 어려우므로, 연구 상황 하에 있는 집단들은 처치 이전에 다른 외생변수에 의한 영향이 없도록 동질군으로 만들어야 한다.

> **☑ 예**
>
> 산후방문이 초산모의 불안정도에 미치는 영향을 연구한다면, 연구자는 산후방문을 경험한 초산모군과 경험하지 않은 초산모군을 두어야 하며 두 군은 중재에 앞서 모든 조건이 같아야 한다.

(2) 무작위성(randomness) : 아래와 같은 3가지 상황에서 무작위 방법을 얼마나 사용할 수 있는가?

① 모집단에서 표본을 추출할 때(sampling)

> **☑ 예**
>
> 똑같은 확률 하에 눈감고 random하게 1000명 중 100명을 뽑는다.

② 피험자를 그룹에 배정할 때(group assignment)

> **☑ 예**
>
> 100명을 각기 25명씩 4그룹으로 나누고, 참외, 수박, 포도, 토마토그룹으로 나눌 때 무작위로 나눈다.

③ 각 그룹에 treatment를 배정할 때(receiving treatment)

> **☑ 예**
>
> 4그룹에 음료수 4종류를 먹일 때 무작위로 콜라, 사이다, 환타, 데미소다를 배정한다.

[표 3-1] 각 설계 간의 차이점

구분	실험전단계(원시)설계	유사실험설계	진정한 실험설계
통제그룹(비교그룹) 존재여부	대부분 없음	대부분 없음	항상
모집단으로부터 표본추출의 무작위성 정도	×	×	○
그룹 배정 시 무작위성 여부	×	×	○
그룹에 처치 시행 시 무작위성 여부	×	×	○
외생변수 통제수준 정도	낮음	보통	높음

6 원시실험설계

(1) 단일집단 사후 설계(one-shot case study design or one group post-test design)

한 집단	X	O

- X: Treatment
- O: 측정 또는 자료수집(Observation)

통제가 전혀 이루어지지 않았기 때문에 내적 타당도에 매우 큰 위협을 받는다. 빠르고 쉽게 연구할 수 있으나 잘못된 판단을 초래할 수 있다. 암시적이고 직관적이며 인상적인 것을 제외하고는 어떤 비교도 가능하지 않다. 통제집단을 두지 않았기 때문에 사건과 선택편중의 문제가 발생할 수 있다.

☑ 예

비만환자에게 새로운 운동요법을 시행한지 얼마 후 체중감량 정도를 측정하는 경우가 이에 해당한다. 다만 이때 현재 체중의 수치만 알지, 실험 전의 체중을 알 수 없다.

(2) 단일집단 사전-사후 설계(one group pre-test post-test design)

하나의 집단	O_1	X	O_2

실험군만 있으며 그 실험군에 실험 조작을 실시하고 결과를 사전조사와 사후조사로 결과의 차이를 확인한다. 실험에 사용된 처치가 사전조사와 사후조사 간의 차이를 발생시키는 주요 인이었는지를 확증할 방법이 없고 통제 집단이 없기 때문에 사건이 발생할 수 있다. 성숙, 시험효과 그리고 선택편중과 탈락의 문제가 복합되어 발생할 경우 문제가 될 수 있다.

> **☑ 예**
>
> 비만환자의 운동요법 실시 전 체중, 운동요법 실시 후 체중의 차이. 다만 이때 운동이 아니라 굶어서 빠졌을 수도 있다. → 시간에 의한 결과

(3) 정체집단 비교 설계(static group comparison design)

실험집단	X	O_1
통제집단		O_1

실험집단과 비실험집단이 유사실험설계와 비슷하게 설정된다. 사전검사는 없이 사후검사로만 비교한다. 처치 후의 결과가 정도만 알 수 있고 처치 전의 수준을 알 수 없다. 즉 처치가 어떤 차이를 만들었는지 알 수 없다.

> **☑ 예**
>
> 복통을 호소하는 환자 A에게는 약(처치)을 주고, 같은 복통을 호소하는 환자 B에게는 약(처치)을 주지 않고 이후의 증상을 비교하는 방법이다.

7 유사실험설계

(1) 비동등성 대조군 사후 설계(nonequivalent control group post-test only design)

비동등성 대조군 사후설계는 순수실험설계의 무작위 대조군 사후실험설계와 유사하나 대상자의 무작위배정이 아니라는 점이 다르다. 따라서 실험군과 대조군이 같은 모집단에서 추출된 표본인지를 확인할 수 없기 때문에 연구결과를 일반화할 수 없다. 이미 실험이 진행되고 있는 집단을 실험군으로 선정하여 진행을 하거나, 사전조사를 시행할 수 있지만 사전조사로 인해 시험효과가 발생할 가능성이 있는 경우 이와 같은 설계를 택한다.

> **☑ 예**
>
> 질식분만과 제왕절개 분만 간의 초산부 통증 지각에 대한 연구, 분만 전에는 통증 지각을 사전조사할 수 없고 무작위 배정도 할 수 없다. 이와 같은 연구를 수행하여 질식분만과 제왕절개 분만의 통증 지각이 초산부에게 있어 차이가 있다는 결과가 도출되어도 무작위 배정이나 사전조사도 되지 않아서 단지 분만 방법 때문에 통증 지각이 차이가 있다고 일반화하기는 어렵다. 따라서 표본을 달리하여 반복연구를 수행하는 방법으로 일반화해야 한다.

실험군	X	O_2
대조군		O_2

(2) 비동등성 대조군 사전-사후 설계(nonequivalent control group pretest-posttest design)

실험집단	O_1	X	O_2
통제집단	O_1		O_2

대상자들이 실험군과 대조군에 무작위로 할당되지 못했다는 것을 제외하고는 무작위 대조군 사전-사후 설계와 동일하다. 무작위 할당이 이뤄지지 않아 실험군과 대조군 간에 동질성이 확보되지 않으므로 두 그룹이 최대한 비슷한 조건을 가지는 집단으로 구성되도록 노력해야 한다. 기존에 구성되어 있는 집단을 와해하지 않아도 되고 실험과정에 대한 반응 효과가 연구결과의 일반화 가능성에 해를 입힐 수도 있으나 무작위 대조군 사전-사후 설계보다는 그 정도가 덜하다. 다만 무작위 할당이 이루어지지 않았기 때문에 사전조사에서 발견하지 못했던 차이가 발생할 가능성이 있어 이러한 차이가 사후조사 결과에 영향을 미칠 수 있고 통계적 회귀가 발생할 가능성이 있다.

☑ 예

전산화된 간호정보시스템의 실행이 간호사 사기에 주는 효과를 연구하기 위해 비동등성 대조군 사전 사후 설계를 이용한다고 했을 때, 유사한 조건을 가진 다른 병원을 대조군으로 이용해야 하므로 무작위 가 불가능해진다. 사전 조사로 실험군과 대조군의 간호사 사기정도에 차이가 있는지를 확인할 수 있다. 만약 사전 조사에서 두 집단의 사기가 유사하게 나왔고, 사후 조사에서 실험군의 간호사 사기정도가 대 조군에 비하여 높게 나타났다면 실험처치, 즉 전산화된 간호정보시스템 도입이 간호사 사기정도에 영향 을 준 것이라고 할 수 있다.

---

(3) 단일집단 시계열 설계(one group time-series design)

한 집단	O_1	O_2	O_3	O_4	X	O_5	O_6	O_7	O_8

처치 이전과 처치 이후에도 조사기간을 연장하여 여러 번 반복해 사전, 사후 조사를 시행한다. 처치 전후에 여러 차례 측정이 이루어진다는 점을 제외하면 단일집단 사전-사후 설계와 동일한 연구설계이다. 반복적으로 측정이 계속될 때는 무작위 할당의 유지가 어렵다. 대조군이 없기 때문에 외부의 영향력 있는 사건이 처치 전후에 발생한 경우 사건이 외적타당도를 위협할 수가 있다. 또한 선택편중과 처치 간 상호작용이 발생할 수 있다.

☑ 예

1 피로도를 여러 번 측정하고 처치 후 다시 피로도를 여러 번 측정해서 평균을 낸다. 그 집단 안에는 전날 등산 다녀온 사람, 푹 쉰 사람 등 여러 다른 수준의 피로도를 가진 사람이 존재할 것이다.

---

2 처치로 경제수준이 다양한 집단내 사람에게 여가 활동비 100만원을 지급하고 만족도를 측정한 후 100만원의 효과를 측정한다. 한 번 측정으로 판단하는 오류를 줄일 수 있다.

(4) 통제집단 시계열 설계(control group time-series design)

실험집단	O_1	O_2	O_3	O_4	X	O_5	O_6	O_7	O_8
통제집단	O_1	O_2	O_3	O_4		O_5	O_6	O_7	O_8

단일집단 시계열 설계에 단순히 대조군을 더한 형태로 단일집단 시계열 설계를 보완한 설계이다. 외부 사건이 처치 전후에 발생하였을 경우 대조군 시계열 설계에서는 대조군이 있어 이러한 위협에서 상대적으로 자유로울 수 있다. 또한 성숙과 선택편중의 상호작용을 통제할 수 있으며 여러 번 사후조사를 하므로 한 번의 사후조사로 나타내지 못하는 내용을 파악할 수 있다.

> ☑ **예**
> 우울증 정도가 다양한 집단 내 대상자에게 우울증약 복용 후 우울감 정도를 측정하는 경우
> • 실험집단: 10 → 2
> • 대조집단: 10 → 8
> 결국 6의 우울감을 없애는 효과가 있다.

8 실험설계

(1) 무작위 대조군 사전 사후 통제집단 설계(randomized pre-test post-test control group design)

R	통제집단(대조군)	O_1		O_2
R	실험집단(실험군)	O_1	X	O_2

대상자를 모집단에서 무작위 할당법으로 표출해 무작위로 실험군과 대조군에 배정하고 사전조사를 한 뒤 처치를 가한 후 사후조사를 하는 것으로 결과적으로 이 방법은 무작위화, 조작화, 통제 세 가지 실험연구의 조건을 모두 갖춘 경우이다. 그러나 대상자 수가 많지 않을 때는 모든 외생변수와 종속변수를 실험군과 대조군에게서 사전조사하는 것이 안전하다. 측정되지 않은 외생변수가 결과에 영향을 미칠 수 있기 때문이다. 독립변수가 두 개 이상인 경우

약간의 변형을 통해 무작위 솔로몬 4집단 설계 등으로 확장 가능하다는 장점이 있다.
사전조사와 처치 간에 상호작용이 발생하거나, 실험진행과정에 대한 반응효과 그리고 처치와 사건이 상호작용하는 경우 외적 타당도를 감소시킬 수 있는 원인이 된다.

> ☑ 예
> 수술 전 마사지가 수술 후 불안정도에 미치는 효과를 혈중 코티졸 수준으로 측정하는 실험에 적용한다.

(2) 무작위 사후 통제집단 설계(randomized post-test only control group design)

R	통제집단(대조군)		O
R	실험집단(실험군)	X	O

실험군과 대조군을 무작위 할당으로 배정하고 사전조사를 시행하지 않고 실험군에만 처치한 후 두 집단 모두 사후조사를 하여 서로 비교하는 방법이다. 무작위 할당으로 내적 타당도를 확보했다고 생각하고 외적 타당도를 확보하는 데 주력하는 연구설계이다. 두 그룹이 서로 다르지만 처치 전의 수준을 알 수 없다.
어머니와 신생아 접촉이 산모-신생아 간 애착에 미치는 영향을 알아보는 연구와 같이 사전조사가 불가능한 상황의 연구에서 유용하게 사용될 수 있다. 또한, 사전조사가 사후조사 결과에 영향을 미치리라고 예상되는 연구에 유용하게 사용될 수 있다.

> ☑ 예
> 감염관리 교육이 손 씻기 행위에 미치는 영향을 조사한다고 했을 때 사전조사를 시행한 경우 대상자들이 감염관리에 대한 경각심이 생겨서 손 씻기 행위가 증가할 수 있다.

무작위 할당에서 충분한 대상자가 확보되지 않으면 실험군과 대조군의 동질성을 보장할 수 없다. 또한, 집단의 동질성을 확인할 수 없으므로 사후조사 결과에서 두 집단 간에 차이가 존재하는 때도 이 차이가 반드시 처치만의 단독효과라고 확증하기 어렵다. 집단의 동질성을 확보하기 위해 표본 수를 많이 산정해야 한다는 단점이 있다.

(3) 무작위 사전 사후 다수 실험집단 설계(randomized pre-test post-test multiple experimental groups design)

R	통제집단(대조군)	O_1		O_2
R	실험집단1	O_1	X_1(Coffee 10mg)	O_2
R	실험집단2	O_1	X_2(Coffee 20mg)	O_2

무작위 대조군 사전 사후 통제집단 설계에서 실험집단이 늘어난 설계이다. 여러 가지 변수의 특성을 볼 수 있다는 장점이 있지만, 분석이 까다롭고 통계적으로 유의한 결과를 도출하기 위해서는 많은 인원이 동원되어야 하므로 실행이 어렵다는 단점이 있다.

☑ 예

피로도에 미치는 커피의 효과를 보고자 한다.

- $10 \rightarrow 8$ 2 차이는 순수한 차이(History로 인한)
- $10 \rightarrow 5$ 5의 효과   커피 10mg의 효과 = 5-2 = 3
- $10 \rightarrow 3$ 7의 효과   커피 20mg의 효과 = 7-2 = 5

---

(4) 무작위 솔로몬 네 집단 설계(randomized solomon four-group design)

1D → R	실험집단	O_1 10	X(Coffee 10mg)	O_2 4	커피로 인한 효과 6-4=2
2D → R	통제집단1(대조1군)	O_1 10		O_2 6	History로 인한 효과 4
3D → R	통제집단2(대조2군)		X(Coffee 10mg)	O_2 5	커피효과 7-5=2
4D → R	통제집단3(대조3군)			O_2 7	그러나 100% 효과라 볼 수 없다

무작위 대조군 사전-사후설계와 무작위 대조군 사후설계를 결합한 설계로 무작위 대조군 사전-사후설계의 단점인 사전검사로 인한 영향을 통제하기 위하여 무작위 대조군 사전-사후설계에 사전검사를 실시하지 않는 또 다른 실험군과 대조군을 추가한 설계이다.

연구결과에 영향을 주는 여러 효과들의 영향을 따로 볼 수 있고 사전조사하지 않은 집단을 두어 외적 타당도 감소위험을 배제할 수 있다. 또한 무작위 할당으로 집단 간 동질성을 확보하는 장점도 있다. 다만 2배 이상 많은 표본이 필요하고 현실적으로 시행하기 어렵다는 단점이 있다.

☑ 예

피로도에 미치는 커피의 효과를 보고자 한다.

- 처치효과만 보고자 하면   3D − 4D = −2
- 사전조사 단독효과   2D − 4D = −1
- 사전조사와 처치간의 상호작용을 보려면   2D + 3D − 1D = 7

---

9 연구의 통제

연구설계는 과학적 계획이기 때문에 외생변수를 어떻게 통제하느냐에 따라 연구설계가 잘 구축되면 연구결과의 신뢰도가 높아진다. 연구설계의 주목적은 외생변수를 통제하여 오차변량을 극소화시키는 것으로 통제개념은 외적통제와 내적통제로 분류할 수 있다.

(1) 외적 통제

일반적으로 실험연구에서는 연구의 특성상 내적 통제, 비실험연구에서는 외적 통제가 연구결과의 신뢰도를 높일 수 있는 중요한 요소이다. 외적 통제는 연구의 상황과 관련된 통제방법이다.

① 대조군의 설정

Cambell과 Stanley(1963)는 과학적 증거를 얻기 위해서는 적어도 하나의 대조군을 두어야 한다고 주장하였다. 다만 대조군의 존재 자체가 실험연구에 대한 충분조건은 아니라는 것에 주목해야 한다.

② 환경

환경은 개인의 정서와 행위에 지속적으로 크게 영향을 주는 요소로 연구설계 첫 단계에서 뿐만 아니라 연구 진행 전 과정에서 환경적 맥락에 주의를 기울여야 한다. 실험실 내에서의 연구는 환경통제가 비교적 잘 된 경우라고 할 수 있다. 하지만 자연환경에서 시행되는 연구에서는 처음에 통제한 실험상황이 계속 같은 상태로 유지되게 하려는 노력이 필요하다.

③ 시간

연구의 논제에 따라 준거변수(criterion variable)는 자료가 수집되는 연도, 월, 계절, 요일 및 시간 등에 의해 영향을 받을 수 있다. 자료수집 시간을 일정하게 유지하여 동일한 시기, 동일한 시간에 수집되어야 한다.

④ 자료수집 절차

많은 연구에서 자료수집자의 특성이 대상자의 행위에 영향을 미치는 것으로 알려져 있다. 가장 이상적인 방법은 처치를 제공하는 사람과 종속변수를 측정하는 사람이 다르고 대상자도 자신이 실험군에 속했는지 알지 못하게 하는 이중차단장치(double blind method)를 사용해야 한다. 자료수집 장소를 달리하여 면접하는 것은 바람직하지 않다.

⑤ 균일한 처치내용

순수실험 및 유사실험의 경우에서 처치내용과 정보내용이 모두 동일하게 유지되어야 한다. 대부분의 연구에서 연구의 목적, 연구진행절차 등에 대하여 설명하는 정보가 사전에 준비되어야 하며, 조사연구(survey)에서는 구조적인 면접조사표를 사용해야 하고, 실험연구에서는 구체적인 절차(protocol)가 일정한 것이 좋다.

⑥ 측정도구와 관찰자

오차변량은 측정오차와 개인차에 의해 결정된다. 측정오차를 줄이는 방법으로서 측정도구의 신뢰도를 높이는 방법이 있다. 하나의 측정도구로 같은 사람에게 여러 번 실시했을 때 그때마다 다른 결과를 나타내면 이는 측정오차가 큰 것이고 신뢰도가 낮은 것이라고 할 수 있다.

신뢰도가 높은 도구를 사용하면 측정오차를 줄일 수 있다. 측정오차는 관찰 시에도 발생할 수 있는데, 여러 관찰자를 고용했을 때 같은 현상을 각 관찰자마다 다르게 평가한다면 이 또한 측정오차라고 할 수 있다. 측정오차를 줄이기 위해 관찰자 훈련이 필요하며 측정자 간의 신뢰도(inter-rater reliability)를 구해야 한다.

(2) 내적 통제

연구대상자의 특성이 외생변수로 작용하여 종속변수에 미치는 영향을 통제하는 것으로 외생변수로 채택되는 변수는 이론적 기틀과 연구설계에 따라 달라진다.

① 무작위할당

각 집단에 대상자를 무순으로 배치하는 것을 의미한다. 무작위할당(random assignment)이란 모든 대상자가 각 집단에 배치될 확률이 같다는 것을 뜻한다. 실험연구에서의 무작위화는 한 개념에 대해 실험군과 대조군, 또는 그 이상의 집단이 있을 때, 이렇게 대상자가 무작위로 실험군이나 대조군에 할당되면 그 집단 간의 특성은 비슷할 것이고, 그 결과 외생변수가 실험군이나 대조군 중 한쪽에만 존재하여 종속변수에 크게 영향을 미치는 일은 없을 것이다.

무작위할당은 특히 외생변수가 무엇인지를 명확히 알지 못할 때, 이들을 통제하기 위해 사용하는 방법이다. 외생변수는 독립변수 이외의 변수로서 종속변수에 영향을 주어 이를 통제하지 않으면 연구결과의 내적 타당도가 문제되는 변수이다. 이러한 외생변수들이 무엇인지가 선행연구에서 밝혀졌으면 이들을 각각 다른 방법으로 통제하지만 아직 밝혀지지 않았거나 그 수가 너무 많을 때에는 무작위할당법을 이용하는 것이 가장 바람직하다.

무작위할당은 연구설계에서 체계적인 편중(systematic bias)을 제거하기 위한 일반적인 통제 기능을 한다. 표본수가 적을 때에는 무작위화가 반드시 집단 간의 동질성을 보장하지는 못한다. 무작위할당을 해도 반드시 실험군과 대조군이 동질하다고 보장할 수 없기 때문에 사전조사를 실시하여 두 집단 간에 상이점이 나타났다면 이러한 불균형이 연구 결과에 영향을 미치지 않게 하기 위하여 통계기법에 의한 통제를 가해야 한다.

② 외생변수의 동질화(homogeneity)

외생변수로 파악되는 변수들의 속성이 동일한 대상자만을 표본으로 사용하는 방법으로, 예를 들어 걷기운동 프로그램의 효과를 검증하는 실험연구에서 성별이 중요한 외생변수 또는 혼동변수(confounding variables)로 작용한다는 것이 문헌고찰이나 자신의 경험에서 확인되는 경우에 연구자는 대상자를 남성만(또는 여성만) 이용하는 것이다. 동질대상을 이용하는 이와 같은 방법은 비교적 쉬우며 상당한 통제력을 제공한다. 이 방법의 제한점은 연구결과의 일반화를 제한하는 점이다.

③ 무작위 블럭 설계법

외생변수를 연구설계 내에 블럭으로 포함시킴으로써 오차변량을 최소화하는 것이다. 걷기운동 프로그램의 예에서 성별이 혼동변수로 간주되었다면 성별과 연령을 연구설계 속에 블럭으로 포함시키는 것이다. 최면의 집단중재와 개인중재에 따른 대상자의 불안감소를 비교하는 연구에서 최면에 잘 걸리는 사람과 잘 안 걸리는 사람을 블록 설계에 의해 대상자를 분리할 필요가 있다. 이러한 설계를 무작위 블럭 설계(randomized block design)라고 한다. 이와 같이 연구자에 의해 조작될 수 없는 변수는 장애변수(blocking variables)라고 한다. 설계가 확대될수록 더 많은 대상자 표본이 필요하기 때문에 이론상으로는 첨가될 수 있는 블록의 수가 제한이 없지만 실제에 있어서는 비교적 작은 수의 블럭만이 가능하다.

④ 짝짓기법(matching)

걷기운동 프로그램 연구에서 연령과 성별을 짝짓기법에 의해 통제하고자 할 때 동일한 연령과 동일한 성을 가진 두 사람을 골라 한 사람은 실험군에 다른 한 사람은 대조군에 배정하는 것이다.

짝짓기 방법 사용 시 고려사항은 효과적인 짝짓기를 시행하기 위해서 관련성이 있는 외생변수가 무엇인지를 먼저 파악해야 한다는 것이다. 세 변수 이상에 대하여 적절하게 짝맞추기를 한다는 것은 불가능하다. 만일 대상자 모두에게 동시에 외생변수를 측정할 수 있는 조건이라면 일차적으로 사전조사(pretest)를 행한 후 그 결과를 이용하여 짝을 지어 실험군과 대조군으로 분류하는 방법이 바람직하다. 짝짓기법은 무작위 블록 설계와는 다르기 때문에 걷기운동 프로그램의 결과로 여성과 남성이 어떻게 달리 효과를 볼 수 있는지를 분석하지 못하고 연령이 얼마나 영향을 주는지도 알 수 없다는 점에서 무작위 블록 설계보다 열등하다고 볼 수 있다.

짝짓기는 외생변수를 통제하는 더 효과적인 방법이 없을 때만 이용된다.

⑤ 통계적인 방법

외생변수를 통제하는 방법으로 효과적인 통계적 방법인 공변량분석(analysis of covariance)을 이용한다.

⑥ 중복노출법

한 대상자가 처치 한 가지에 노출되는 것이 아니라 실험군과 대조군에 모두 노출되는 것으로 한 대상자가 실험군과 대조군에 중복하여 노출되므로 외생변수들이 통제된다. 여러 번 측정하므로 반복측정설계(repeated measures design)라고도 한다. 각기 다른 상황에 노출된 대상자들 사이에 동질성을 가장 많이 확인할 수 있는 이점을 가진다. 특히 대상자 확보에 어려움이 있을 때 그 문제를 해결해 준다.

이월효과(carry-over effect)의 문제가 있으므로 실험처치 내용에 따라 선별해서 사용해야 한다. 처치의 순서는 개인의 성취도(performance)에 중요하게 영향을 줄 수 있다. 처치의 순서에 따른 효과의 차이를 서열효과라고도 한다. 이러한 영향을 최소화하기 위해 계통적 순번교체법(counter balancing)을 반복측정설계(repeated measures designs)와 결합하여 사용하면 효과적이다.

(3) 내적 타당도와 외적 타당도

실험설계를 통해 오차변량을 통제하고 독립변수에 의해서만 연구결과를 얻었을 때, 그리고 그 결과가 해당 연구현장 이외의 상황에 일반화될 수 있을 때 그 연구의 가치를 인정받을 수 있다. 이러한 두 조건을 각각 내적 타당도와 외적 타당도라 일컫는다.

내적 타당도와 외적 타당도를 높이기 위해 고려해야 할 요인을 엄밀히 구별하기는 어렵다. 내적 타당도와 외적 타당도가 서로 연계되어 있기 때문이다. 결론적으로 내적 타당도와 외적 타당도를 강화시킬 수 있는 연구가 바람직하지만 현실적으로 하나의 타당도가 다음의 타당도를 충족시키는 데 방해요소가 될 수도 있다. 내적 타당도를 높이기 위하여 통제를 많이 하면 그 상황은 매우 인위적이고 제한적이어서 외적 타당도가 낮아지기 때문이다.

일반적으로 실험연구에서는 내적 타당도를 더 중요시하고 비실험연구에서는 외적 타당도를 더 중요시한다.

(4) 내적 타당도(internal validity)

연구를 통해 얻고자 하는 결과를 얻을 수 있느냐의 문제로 독립변수의 조작을 통해 종속변수에 유의한 차이를 나타내게 하는지의 여부이다. 실험설계를 할 때 내적 타당도에 위협을 줄 수 있는 요인은 다음과 같다.

① 제3변수 개입(history)

실험 중에 투입되는 독립변수 이외의 어떤 특정변수가 독립변수와 함께 종속변수에 작용하여 실험결과에 영향을 미쳐 마치 독립변수의 영향인 것으로 착각하게 하는 경우로 흔히 독립변수의 효과를 측정하기 위해 사전조사(pretest)를 하고 일정한 시차를 두었다가 사후조사(posttest)를 하는데 이 두 검사 사이에서 제3의 변수가 개입되는 것이다. 연구자가 이러한 외부적인 특수상황이 발생하고 있는지조차 모르고 지나가 버리면 연구결과가 정확하게 나타나지 않고 선행연구 결과와도 다르게 될 가능성이 높다. 사전검사와 사후검사와의 시간간격이 넓으면 넓을수록 더욱 심각해지기 때문에 검사 간의 시간조절이 중요하며 연구자는 이러한 기간 동안 개개인의 대상자에게 어떤 일이 일어나는지를 파악하도록 노력해야 한다.

해결방법은 시차를 두고 여러 번 사후측정(언제 외부변수가 개입했는지 파악)하거나 대조군을 설정하고 사전-사후측정(독립변수와 제3변수의 영향을 분리)하는 방법이 있다.

② 성숙(maturation)

연구기간이 경과함에 따라 실험대상자 내부에서 일어나는 생리적인 변화나 심리적인 변화로 인해 연구결과가 달라지는 것을 의미한다. 흔히 연구의 핵심이라고 생각하지 않는 제3변수 개입과 성숙은 서로 분리하여 측정하기보다는 함께 작용하는 외생변수로 처리한다. 두 조건이 각각 독립변수만큼 중요한 가치를 갖는 것이 아니고 그들 변수를 통제하는 방법이 같으며 따로 분리할 수 없기 때문이다.

③ 대상자 탈락(mortality)

이는 자료수집과정에서 2회 이상 측정할 때 즉 사전측정과 사후측정 또는 시차를 두어 여러 번 측정할 때 대상자 중에서 많은 수가 탈락하는 경우를 말한다. 대상자의 협조가 적을 때 나타날 수 있는 현상이므로 연구가 참여자에게 직접적인 혜택을 주도록 계획하여 탈락률을 낮게 할 필요가 있다.

④ 시험효과(testing effect)

한 대상자에게 같은 도구를 이용하여 사전조사와 사후조사를 실시하는 경우 그 대상자가 조사내용에 대해 예민하게 반응하거나 사전조사 내용을 기억하여 사후조사에 영향을 미치게 되는 경우를 말한다. 이러한 문제를 해결하기 위해 사전조사와 사후조사는 1~2주의 시차를 두어 기억이 어느 정도 사라진 다음에 하는 것이 좋다.

⑤ 측정도구상의 문제(instrumentation)

자료수집을 장기간에 걸쳐 실시할 때 그 자료수집 과정에서 생겨나는 오차 때문에 발생하는 문제이다. 특히 면접법이나 관찰법을 이용하여 대상자 개개인을 접할 경우 대상자는 무작위로 배정되었다 하더라도 자료수집환경에 따라 대상자나 관찰자가 상당히 다른 입장에 처할 수 있다. 면접법이나 관찰법을 쓸 경우에는 면접자나 관찰자가 측정도구라고 할 수 있으므로 면접자나 관찰자는 연구자의 계획 하에 일정기간 훈련을 받아야 한다.

자료를 수집하는 과정에서 2명 이상의 관찰자를 두어 상호독립적으로 자료를 수집하고 그 결과 간의 관계강도(strength of association)를 봄으로써 평가자 간의 신뢰도를 측정하기도 한다. 척도가 과연 연구자가 측정하려는 내용을 측정할 수 있는지의 타당도를 고려해야 한다.

이 도구를 언제 사용해도 같은 결과를 얻을 수 있는지의 안정성(stability)과, 문항들이 모두 같은 내용을 측정하는지의 내적 일관성(equivalence)의 문제가 다루어지는 신뢰도검사를 시행하여 도구 상의 문제를 제거하려고 노력해야 한다.

⑥ 평균치로의 수렴(statistical regression)

등간척도나 비율척도를 이용하여 개개인의 점수를 측정할 때 극단적인 점수를 가진 사람들에게 같은 척도로 재조사하면 다른 아무런 이유 없이 첫 번째 값보다는 평균 쪽으로 움직여진 점수를 얻게 된다는 것을 뜻한다. 이와 같은 오차를 제거하기 위해 대조군을 두며 정상군에서의 자료와 비교하는 방법을 사용하여 논의에서 결과를 해석해야 한다.

⑦ 대상자 선택편중(selection bias)

이상적으로는 모집단에서부터 대상자를 무작위 추출해야 하고 이들을 각 집단으로 무작위 배정한다. 그러나 현실적으로 불가능하기 때문에 실험연구에서 흔히 편의표출에 의해 대상자를 정하고 그 후에 대조군과 실험군으로 무작위로 배정한다. 철저히 배정원칙을 지키지 못할 때 대상자 선택 상의 편중이 생길 수 있다.

⑧ 대상자 선택편중과 제3변수의 상호작용

실험군과 대조군을 서로 여건이 다른 곳에서 선택했을 때 제3변수의 개입으로 인해 생겨날 수 있는 문제이다.

⑨ 대상자 선택편중과 성숙의 상호작용

두 비교군의 성숙도가 다를 경우에 생겨날 수 있는 차이를 문제시하는 것으로 중요변수의 블럭화 등의 방법으로 성숙 정도를 동등하게 관리하고 무작위 할당으로 선택편중을 막아야 한다.

⑩ 후광효과(halo effect)

실험자 효과 또는 실험자 편중이라고도 한다. 측정자가 연구대상자의 어떤 한 가지 특징에 영향을 받아 다른 특징을 잘못 평가하는 것을 말한다. 과학자는 감정에 치우치지 않고 객관적이어서 어떤 연구결과도 감수할 수 있게 준비되어 있어야 한다. 연구결과의 편중(bias)을 막기 위해 이중차단 장치를 사용하는 것이 좋다.

⑪ 실험의 확산(diffusion of treatment)

시도하려는 실험내용과 결과에 대해 실험군의 대상자와 대조군의 대상자가 서로 의사소통할 수 있는 경우에 이들이 자유로이 정보를 교환한다면 실험군의 특색이 없고 실험의 효과를 얻지 못하는 경우가 생긴다. 대상자 간의 물리적인 접촉뿐만 아니라 실험자의 부주의 때문에 실험효과가 대조군에 오염될 수도 있다. 교육을 중재내용으로 할 때 이러한 확산의 문제가 심하다.

⑫ 측정시기와 효과발생의 시기

연구내용에 따라 실험처치의 효과가 발생하는 시기가 다르므로 정확히 그 발생 시기를 알고 자료수집 시기를 정해야 한다. 만일 효과가 나타나는 시기를 예측하지 못하고 미리 측정하면 실제로는 효과가 있으나 연구결과에는 효과가 없는 것으로 나타날 수 있다. 측정시기에 관한 내용은 선행연구를 검토한 후 결정해야 하며 만일 선행연구가 없다면 연구자가 예비조사를 통해 이 시기를 결정해야 한다.

(5) 외적 타당도(external validity)

외적 타당도는 연구결과의 대표성 또는 다른 대상자에게 일반화할 수 있는 능력이다. 연구는 어느 한 시점에서 한 무리의 사람들을 위해 실행되는 것은 아니다. 만일 A병원에서 연구된 간호중재가 성공적인 것으로 밝혀졌을 때 이 결과를 B병원이나 C병원에 적용시킬 수 있으면 외적 타당도가 높다고 할 수 있다. 엄밀하게 말한다면 연구결과는 연구대상이 무작위로 선택되었던 대상자의 모집단에게만 일반화될 수 있고 다른 집단에서도 같은 결과를 보인다고 말하기는 어렵다.

① 모집단 타당도

연구자가 표본에서 얻은 연구결과를 모든 가능성이 있는 근접모집단이나 표적모집단으로 일반화시키는 범위가 타당한가를 보는 것이다. 모집단 타당도 상의 문제를 줄이기 위해서는 근접모집단을 되도록 넓게 잡고 그들로부터 무작위법으로 되도록 많은 표본을 추출하고 표본의 특성이 되도록이면 표적모집단의 특성과 유사하게 해야 한다.

두 방법에 신중하지 않고 연구자의 편의에 따라 한 장소에서 손쉽게 구할 수 있는 대상만 표본으로 선택한다면 표본은 체계적 편중(systematic bias)을 갖게 되거나 원래 구상했던 모집단과 전혀 다른 표본이 될 수도 있다.

② 환경적 타당도

실험환경이 명확하고 일관성이 있어서 그와 똑같은 환경에서 다른 연구자가 반복 연구할 수 있다면 이는 환경적 타당도를 갖는다고 할 수 있다. 현실적으로 환경적 타당도 상의 문제를 배제하려면 독립변수와 종속변수에 명확히 조작적 정의를 내리고 Hawthorne 효과를 배제해야한다.

㉠ 호손효과(Hawthorne effect)

1958년 호손 워크스(Hawthorne Works, 미국 시카고의 전기공장)에서 공장의 조명 밝기와 작업생산성과의 연관성을 알아보기 위한 연구를 진행하였다. 실험결과 작업 생산성은 실험이 시작되면서 증가하는 경향을 보이다가 실험이 끝나면서 떨어지는 경향을 보였다. 연구자들은 조명의 밝기 외에 연구자의 관찰행위가 생산성에 영향을 준다는 사실을 알게 되었다. 오늘날에는 연구대상자가 자신이 연구대상으로 선정되었다는 사실을 알게 될 때 보통 때와 달리 반응하는데서 파생되는 결과를 뜻한다.

㉡ 실험자 효과

실험자의 태도, 행동 및 특성이 대상자의 반응을 결정할 수 있다. 이것은 실험자의 연령, 성별, 출신지역, 종교 등의 생리, 사회적 특성 등에 의해 좌우된다. 실험자의 사회 심리적 특성이 중요한 요소가 된다.

㉢ 상황적 효과

상황적인 요소가 중요한 영향을 주는 것을 의미한다. 실험자가 여러 번 경험하여 노련한 사람인지 또는 첫 실험인지에 따라 효과가 다른 것이 한 예가 될 수 있다. 관련하여 자료수집자나 피실험자 모두 어떤 집단인지를 모르게 하는 방법을 이중차단연구(double blind experiment)라고 한다.

제2절 표집 방법

1 모집단(population)과 표본(sample)

① 모집단 : 연구자가 관심을 갖는 사람이나 사물의 전체 대상

> ☑ 예
> • 서울시 내에 있는 사람들에게 전화로 교사가 좋다고 생각하는지에 대한 여론조사를 할 때, 모집단은 서울시에 사는 사람 중 집전화를 가지고 있는 사람으로 한정짓는다.
> • 당뇨질환에 대한 연구에서 모집단은 대한민국 모든 당뇨환자이다.

② 표적 모집단(target population) : 연구자가 관심 있어서 일반화하고자 하는 전 사례 집단
③ 근접 모집단(accessible population) : 연구자가 접근할 수 있는 사례 집단
④ 표본 : 전체 모집단 중의 일부분

☑ 예

- 대도시에 있는 사람들에게 전화로 교사가 좋다고 생각하는지에 대한 여론조사를 할 때, 표본은 모든 사람에게 전화를 걸리면 너무 많은 시간이 걸리므로 그 중 100명에게만 전화한다. 대개 모집단은 크기가 너무 커서 모든 구성원을 조사하는 것은 비실용적이므로 흔히 표본을 연구하는 것이다.
- 당뇨질환에 대한 연구에서 표본은 '일정 프로그램 참가자'나, '일정 병원 방문자'이다.

[표 3-2] 대상자 선정기준의 예

모집단	유방암 치료 중인 환자
표적 모집단	전이가 없는 유방암 치료 중인 환자
근접 모집단	A시 소재 병원에 등록한 유방암 환자
표집단위	A시의 각 병원
표본요소	A시의 각 병원에 등록된 전이가 없는 유방암 치료 중인 환자

2 표집(sampling)과 표본(sample)

① 표집 : 전체 모집단에서 표본 요소를 뽑는 과정이다.
② 표본 : 모집단을 이루는 기본적인 하위단위로 구성되며 그 단위 하나하나를 표본요소(sample element)라고 한다.
  ✪ 표본을 선정하는데 가장 중요한 고려점은 대표성이다. 즉 모집단의 특성과 표본의 특성은 일치해야 한다.

3 대표성(representativeness)과 일반화(generalization)

① 대표성 : 과학이란 주관적, 직관적, 일반적이지 않은 것이다. 모집단을 대변해 주는 것이다.
② 일반화 : 과학이 객관적이며 보편적인 세계에서 받아들여진 견해이다. '일반적으로 적용될 수 있는가'하는 것이다.

4 표집(sampling)의 기본원칙

① 우연의 원칙(principle of chance) : 표본의 일원으로 우연히(의도적이 아닌) 뽑혀야 한다.
② 동일 확률의 원칙(principle of equal probability) : 모집단의 모든 구성원은 표본으로 뽑힐 확률이 똑같아야 한다.

5 표집(sampling)의 두 가지 방법 중요★

(1) 확률표집(probability sampling)

각 대상자가 같은 확률로 선정되는 과정으로 '무작위표출'이라고도 한다. 모집단에 포함된 모든 구성원이 표본에 포함될 수 있는 가능성을 똑같이 가진다. "대표성이 있다."고 볼 수 있다.

> ☑ 예
>
> 모집단을 서울시 내 대학과정에 입학한 모든 학생이라고 정의했을 때 이들 학생은 모두 확률표집절차에 의해 표본에 포함될 수 있는 후보들이다. 확률표집방법은 비용이 많이 들고 불편하기는 하지만 대표성 있는 표본을 얻어야만 할 때 신뢰성을 보장받을 수 있는 절차이다.

(2) 비확률표집(non-probability sampling)

각 대상자가 같지 않은 확률로 추출되는 과정. 모집단의 각 구성원이 모두 표본으로 선택될 기회를 가진다고 확신시킬 방법이 없다. "대표성이 있다."고 볼 수 없다.

> ☑ 예
>
> 초산부에게 모유수유를 교육하고 준비시키는 산부인과 병동 간호사의 역할을 연구할 경우, 우리는 3개 또는 4개의 지역병원에서 근무하는 산부인과 간호사를 표본으로 사용할 것이다. 이때 표적 모집단은 한국 내의 모든 산부인과 간호사로 정의해 놓았음에도 불구하고, 연구지역 이외의 간호사들은 표본에 포함될 가능성이 전혀 없게 된다.

6 확률표집

(1) 단순 무작위(simple random) 표집방법

모집단에 포함되어 있는 모든 조사단위에 표본으로 뽑힐 기회를 똑같이 부여해 놓고 표본을 추출하는 방법이다. 표본의 범위와 크기를 결정한 다음 추출방법을 정하는 것으로 그 추출방법에는 제비뽑기, 난수표 방법이 있다.

(2) 체계적(systematic) 표집방법

단순무작위표출법의 한 방법으로 모집단의 구성을 일정한 순서 없이 배열시켜 일정 간격을 두고 추출해 내는 방법이다. 이 방법은 난수표 방법보다 시간이 절약되나 주관성이 개재될 위험성이 있다.

> ☑ 예
>
> 1만 명의 간호사 중 1백 명을 뽑는다면 이들 10,000명의 목록이 작성되어야 하고 그 중 매 100번째 사람을 계속 골라내는 방법이다. 우선 무작위 표를 이용하여 첫 번째 표본을 선택한다. 만일 5번 째 사람이 선택되었다면 그 다음은 105번째, 그 다음은 205번째 사람이 선택된다. 이 방법이 무작위 표를 이용하는 단순무작위표출법보다 시간이 절약되기는 하지만 표집요소의 명단을 제출하도록 한다면 대개는 수간호사를 제일 먼저 쓰고 그 다음은 입사순위로 쓰는 것이 상례이다.

(3) 층화무작위 표출법(stratified random sampling)

층화표출법은 모집단이 지니고 있는 특성에 따라 몇 개의 계층(strata)으로 나누어 각 계층 속에서는 동일성을 유지하게 한 후에 그 계층으로부터 표본을 무작위 표출하는 방법이다.

층화표출법 유형으로는 비례층화 표출법(proportional stratified sampling)과 비비례층화 표출법(disproportional stratified sampling)이 있다.

이 두 방법은 모집단의 특성 중 무엇을 계층으로 볼 것이냐 하는 것으로서, 그 계층이 어떤 비례로 구성되어 있는가를 확인해야 한다. 여기에서 중요시되는 계층은 측정하려는 종속변수에 따라 달라지게 된다. 예를 들어 간호사의 월급을 측정하려 할 때 임상간호사나 보건간호사만을 포함하고 교직자를 포함시키지 않은 표본에서 측정한다면 그 반대의 경우와 다른 결과를 초래할 것이다. 이때 계층을 취업분야로 정하여 임상분야, 지역사회분야 및 교육분야로 분류하고 이 각 분야에 종사하는 간호사의 수 비율을 파악, 그 후 비례층화 표출법에서는 그 구성비율대로 표본수를 무작위로 뽑아낸다.

(4) 군락(cluster) 표집방법

모집단을 구성하는 요소로서의 개인 하나하나를 뽑는 것이 아니고 집단으로 추출하는 방법을 의미한다.

> ☑ 예
>
> 500병상 이상의 병원에서 근무하는 간호사 500명을 뽑아 직업만족도를 구하기 위해 군락표출법을 쓴다면 우선 도, 광역시 및 특별시의 목록을 만들고 거기서 5지역을 무작위 추출하고, 선정된 5지역 내에서 군과 구의 목록을 다시 만들어 또다시 5개를 무작위 추출한 후에, 뽑혀진 군이나 구내에 있는 500병상 이상의 병원에 목록을 만들어 다시 몇 개의 병원을 선정하고 마지막으로 선택된 몇 개의 병원에 근무하는 간호사 전체를 표본으로 하거나 무작위로 선택하는 방법이다.

이 방법은 아무리 모집단이 크고 넓게 분포되어 있다하여도 표본단위의 목록만 있으면 첫 단계의 표집이 가능하고 마지막 단계의 표본단위에서는 표본요소의 파악이 수월하므로 목록작성에 비용과 시간이 적게 든다. 그러므로 모집단이 크고 넓게 분포된 전국적인 대상을 가진 대단위 연구에서 군락 표집방법이 많이 활용된다. 이 경우 표본단위의 수가 줄어들면 오차가 늘어나는 단점이 있으며 군락 표집방법에 의해 선택된 군락이 지리적, 문화적 또는 생태학적으로 우연히 동질의 집단만 표출될 수 있다. 따라서 통계검정의 기본전제인 독립성과 무작위성을 해칠 우려가 있으므로 이 자료를 이용할 때 확률적인 진술을 피하는 것이 좋다고 통계학자들은 권하고 있다.

7 비확률표집 중요 ★

(1) 편의(convenience) 표집방법

연구자가 자기의 임의대로, 편의에 의해 표본을 선정하는 방법으로써 대표성이 확보되지 않은 방법이다.

> ☑ 예
>
> 교수가 자신의 수업시간에 학생들에게 질문지를 배부하거나, 제자가 근무하는 병원을 골라 질문지를 배부하는 경우가 그 예이다. 때로 어떤 특성을 지닌 대상자를 찾기 위해 남대문 시장 앞에서, 명동거리에서, 또는 신문광고를 통해 연구 참여 지원자를 찾게 된다.

(2) 할당(quota) 표집방법

모집단의 특성을 대표하는 일정수의 카테고리를 정해 그 카테고리를 대표하는 사례수를 정하며 이 카테고리에서 사례수를 작위적으로 추출한다. 층화추출과 동일한 방법인데 모집단의 확률을 모를 때 사용한다.

대중의 의견조사를 할 때 많이 쓰이며, 모집단의 여러 특성을 구분지어 표본을 추출하기 때문에 대표성이 어느 정도는 유지되는 방법이다. 모집단에 대한 정보를 이용하여 표본이 모집단의 다양한 부분을 대표할 수 있도록 하는 표집방법이다. 여러 개의 계층에 대해 할당을 하여 자료수집을 한다는 의미에서 할당표집이라고 한다. 할당 표집방법은 우선 모집단의 특성 중 종속변수를 결정하는 외생변수가 어떤 것들인지를 평가하고, 그 결정변수의 계층을 파악하며, 모집단에서 각 계층의 비율을 파악하고, 마지막으로 그 비율에 따라 임의 표출하는 순서로 한다.

(3) 의도(purposive) 표집방법

조사자가 어떤 목적을 가지고 의도적으로 표본을 선택하는 방법으로 표본오차가 크지 않고 확률표집이 실제로 불가능할 때 사용한다.

조사자가 어떤 목적을 가지고, 의도적으로 그의 판단에 의해 표본을 선택하는 방법이므로 이는 주관적인 표출법으로써 객관성이 결여된다. 이때의 판단기준은 모집단의 대표성이라기보다는 특수 목적에 부합되는 특정기준에 근거한다. 이와 같은 이유 때문에 의도 표집방법을 목적 표출법 또는 판단 표출법이라고 한다.

대표성 사정에 필요한 객관적인 방법을 제공하지 못하는 의도표집의 단점이 경우에 따라 장점으로 이용될 수도 있다.

새로 들여온 의료기기에 대해 조사를 할 때 해당 의료기기를 써본 모두를 대상으로 무작위 표집을 통해 조사를 하는 것보다는 해당 의료기기를 가장 많이 쓰고 관리하는 몇 명을 선발하여 조사를 하는 것이 의료기기에 대한 평가를 할 때 더 도움이 될 수 있다.

(4) 눈덩이식(snowball) 표집방법

이는 편의표출법의 한 방법으로 분류되기도 한다. 이것도 대표성을 유지하지 못하는 방법인데, 원하는 특징의 기본 표본을 구하기가 매우 힘들 때 사용하는 방법이다. 즉 자신을 쉽게 노출하기 싫어하는 마약상습자, 성병환자, 후천성면역결핍증환자, 신체장애자를 가진 가정을 대상으로 연구할 때 연구대상자가 쉽게 파악이 안 되기 때문에 이 방법을 쓰는 경우가 많다. 구체적으로 마약상습자 한두 사람만 파악되면 그들을 우선 면접하고 그들로 하여금 자기 동료 중 같은 문제를 가진 사람을 소개받는 방법이다. 이렇게 하여 원하는 수만큼의 표본이 될 때까지 계속 자료를 수집하는 것이다.

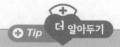

Tip 더 알아두기

표집에 있어서 필히 참고해야 할 사항
① 표집 오차를 줄여야 한다. 무작위 처리(randomization)를 통해서 줄인다.
② 표본 크기가 클수록 좋다. 그러나 너무 크면 표집의 의미가 없다.
③ 표본이 모집단을 대표할 수 있도록 해야 한다. 우연성이 적고 표본과 모집단의 특성이 유사하여 모집단을 대표하여 일반화가 가능하도록 추출되어야 대표성이 있다.
④ 표본 크기를 적절하게(big enough) 정한다. 표본의 크기를 결정하는 요인은 다음과 같다.
　⊙ 외적요인 : 모집단의 동질성, 시간, 예산, 조사자의 능력 등
　⊙ 내적요인 : 신뢰도와 오차

8 표본의 크기 정하기

① 연구 성격에 따라 달라진다.
　표본의 크기는 집단 구성원의 분산도(variability)가 클수록 증가해야 한다. 분산도가 낮을 경우에는 표본의 크기가 작아도 된다.
　⊙ 실험연구 : 검정력과 유의도 수준에 입각하여 표본 수를 정함
　⊙ 서술연구 : 모집단 크기와 자료수집 내용에 따라 다름
　⊙ 상관성 연구 : 다양한 방법이 있지만 측정도구 문항 수에 따라 그것의 5 ~ 10배를 대상으로 함
② 두 집단 간을 비교해서 차이가 근소할 경우는 표본 크기가 커야 진정한 차이를 찾아낼 수 있다.
③ 일반적으로 표본 크기가 클수록 좋다.
④ 표본의 하위집단(subgroups)을 비교하기 위해서는 표본의 크기를 크게 잡는 것이 좋다.
⑤ 우편으로 자료를 수집할 경우에는 표본의 크기를 크게 잡는 것이 좋다.
⑥ 연구를 실행하는데 가장 중요한 돈과 시간요인을 참작하여 표본 크기를 정한다.

제 **3**절	**자료수집 방법**

1 설문지 조사법 중요 ★★

(1) 설문지 조사법의 정의

설문지는 응답자 스스로 자신의 의견을 기입할 수 있도록 작성된 하나의 필답용 조사도구로 연구의 목적과 내용에 따라 다양한 형태로 구성된다.

(2) 설문지 조사법의 특성

설문지는 성문화된 언어적 표현에 의존하기 때문에 응답자가 보고할 의사가 있어야 하며, 보고할 수 있는 소재가 있어야 원만한 성과를 얻을 수 있다. 면접보다 시간, 노력 및 비용이 적게 든다는 장점이 있다. 또한 익명으로 자료수집이 가능하기 때문에 응답자로 하여금 두려움 없이 솔직하게 자신의 의사를 표현하게 하므로 정확한 자료수집이 가능한 방법이다.

(3) 설문지 조사법의 분류

① 구성형태에 따라
  ㉠ 구조적 질문(structured question)
  ㉡ 비구조적 질문(unstructured question)
② 질문형태에 따라
  ㉠ 폐쇄형 질문(close ended question)
  ㉡ 개방형 질문(open ended question)

(4) 설문지 조사법의 장·단점

① 폐쇄형 설문지(구조적 설문지)
  자기 의사와 가장 가까운 것을 선택할 수 있도록 선택지를 제시하는 것이다.

장점	• 주어진 시간 내에 많은 질문에 응답할 수 있음 • 언어적 구사력이 불충분한 사람에게서도 자료수집이 가능 • 계량적 분석이 용이
단점	• 충분한 선택지가 주어지지 못할 때 응답자는 원하지 않는 답을 강요받아 정확한 답을 얻을 수 없음 • 질문이나 선택지가 너무 피상적이어서 문제의 핵심을 파헤치기 어려울 때가 있음

② 개방형 설문지(비구조적 설문지)
  질문의 깊이와 범위를 규격화시키지 않고 광범위하게 질문하며, 응답자가 자신의 의사를 충분히 표시할 수 있도록 충분한 공간을 주는 것이다.

장점	• 응답의 다양성을 기할 수 있고, 깊이 있는 응답을 얻을 수 있음 • 응답자에게 충분한 시간적 여유를 줄 수 있으므로 심사숙고하여 대답할 수 있음 • 기대하지 않았던 새로운 사실을 발견할 수 있음
단점	• 응답자가 많은 시간을 투자해야하기 때문에 심리적인 압박이나 지루함을 느낌 • 결과의 회수율이 낮음 • 응답을 통해 얻은 결과를 수량화하는 과정이 어렵고 시간 소모가 많음

③ 설문지 형태의 선택기준

　　도구의 구조화 정도 : 아래의 사항을 모두 고려하여 선택해야 한다.

　　㉠ 도구제작의 목적

　　㉡ 응답자들의 언어구사력

　　㉢ 반응 소요시간

장·단점	• 일반적으로 각각의 장점과 단점을 보충하기 위해서 두 유형을 혼합해서 사용하고 있음 • 조사내용에 대한 설문지는 폐쇄형이 개방형보다 더 많이 사용됨 • 연구자가 생각할 수 없는 부분을 얻고자 하거나 응답을 유형화하기 힘들 때는 폐쇄형보다는 개방형

(5) 질문내용 구성

① 질문내용

　　㉠ 응답자 자신에 관한 질문

　　㉡ 응답자가 잘 알고 있는 다른 사람들에 대한 자료

　　㉢ 응답자가 잘 알고 있는 상황에 대한 자료

　　㉣ 어떤 현상에 대한 신념, 태도, 지식, 실천 등에 관한 질문

② 질문 수와 순서

　　연구의 내용범위에 따라 질문의 수가 결정된다. 다루려는 내용을 골고루 포함하는 질문들을 만들기 위해 질문의 내용분류표(table of specification)를 사용하는 것이 좋다. 하지만 대상자를 고려하여 질문의 문항수와 시간은 어느 정도 제한해야 하고 이때 꼭 필요한 질문과 관련하여 우선순위를 결정해야한다. 이는 불필요한 질문을 하거나 중요한 질문을 놓쳐버리는 경우가 생긴다면 연구의 질이 떨어지는 결과가 생기기 때문이다.

③ 질문의 형식

　　㉠ 이분식 질문

　　　　두 개의 선택지 중 하나를 선택한다.

> ☑ 예
>
> 당신은 대한간호협회의 회원이십니까?
> □ 예 (　　)　　□ 아니오 (　　)

　　　ⓛ 선다식 질문

　　　　ⓐ 이분식 질문보다 더 많은 정보를 줄 수 있으며 응답자가 더 정확하게 답할 기회를
　　　　　제공하므로 의견이나 태도를 묻는데 적합하다.

　　　　ⓑ 각 항목이 총망라(all inclusive)되어야 한다.

　　　　ⓒ 상호배타적(mutually exclusive)이어야 한다.

> ☑ 예
>
> 당신이 이직을 결정하게 된 동기를 세 가지만 제시하시오.
> □ 아내 역할의 부담 (　　)
> □ 자녀양육으로 인한 부담 (　　)
> □ 자식으로서의 부담 (　　)
> □ 직장 동료와의 관계 (　　)

　　　ⓒ 서열식 질문

　　　제시된 항목 중 선호의 정도를 감안하여 좋아하거나 싫어하는 순서로 항목을 선택하도
　　　록 질문하는 방식으로, 매우 유용하지만 응답자가 잘못 이해할 수 있으므로 주의해서
　　　다루어야 한다.

　　　항목이 너무 많으면 응답자가 순위를 결정하기 힘들기 때문에 10개 미만의 항목으로
　　　정하는 것이 일반적이다.

> ☑ 예
>
> 다음 내용 중 중요한 순서대로 1, 2, 3, … 등의 번호를 매기시오.
> □ (　　　　) 성취감과 성공
> □ (　　　　) 가족 관계
> □ (　　　　) 우정과 사회적 상호작용
> □ (　　　　) 건강
> □ (　　　　) 금연
> □ (　　　　) 종교

　　　ⓒ 체크리스트(checklist)

　　　응답자들이 쉽게 이해할 수 있는 비교적 효율적인 방법으로 연구자에 따라 체크리스트
　　　(checklist)라는 말 대신 행렬식 질문(matrix question)이라는 말을 사용하는 데 이때
　　　는 2차원적 특성을 가진다.

　　　ⓒ 평정식 척도

　　　질문에 대한 답에서 강도를 알아내려는 척도로 가장 보편적인 평정척도는 Likert 형식
　　　의 질문이다.

> ☑ 예
>
> 안락사 제도를 어떻게 생각하십니까? "절대 찬성-찬성-중립-반대-절대 반대" 등의 5단계 답을
> 주어 그 표시한 답을 가지고 점수화하는 방법이다.

가장 빈번히 사용되는 방법은 4점 척도, 5점 척도 또는 7점 척도가 있다. 외에도 9점 척도 또는 11점 척도를 사용할 수 있다. 대상자의 반응에 대하여 중립보다는 찬성, 반대를 알기 위하여 의도적으로 문항의 수를 짝수로 정하기도 한다. 너무 항목이 적으면 분별력이 적으므로 신뢰도가 낮아질 가능성이 있고, 너무 많아도 표시하는데 어려움이 있다.

④ 질문어구 선정

같은 글이라도 응답자에 따라서 각각 다른 의미로 받아들이고 다른 반응을 나타내게 된다면 그 도구의 타당도 상의 문제가 발생하게 된다.

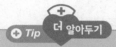

질문어구 작성 원칙
① 질문어구는 간단명료하여 응답자가 질문의 요지를 쉽게 파악할 수 있어야 함
② 문장 내에 서로 다른 내용이 두 가지 이상 포함되어서는 안 됨
③ 전문용어는 피하는 것이 바람직
④ 질문은 되도록 긍정문으로 제시하고 이에 대한 찬성 또는 반대를 물어야 정확한 답을 얻을 수 있음
⑤ 응답자의 응답수준을 고려해야 함
⑥ 설문지 작성자의 편견으로 인한 오차를 줄이기 위해 노력해야 함
⑦ 극히 개인적이고 사회적으로 용납되기 어렵기 때문에 남에게 밝히기 꺼려하는 내용을 다룰 때에도, 솔직한 대답을 얻기 위해 여러 가지 방법을 강구해야 함

⑤ 설문지 개발단계

설문지의 형식 결정
↓
수집될 정보의 유형을 결정
↓
모든 관련내용에 대한 분류표를 만들고 질문의 초안을 작성
↓
질문의 배열순서 결정
↓
서문 준비
(응답자가 따라야 할 지시문이 포함되어야 하며 연구의 목적도 밝혀야 함)

> - 연구의 목적
> - 응답자 선정 방법
> - 정보를 어떻게 사용할 것인가?
> - 비밀이나 무기명 보장
> - 설문지의 회송자료 마감일, 설문지 회송방법
> - 응답자가 연구에 참여해준 것에 대한 적절한 감사
>
> ↓
>
> 연구내용과 조사방법에 대한 전문가와 함께 설문지 초안을 비판적으로 토의
>
> ↓
>
> 여러 사람들과 토의 후 다듬어진 도구를 가지고 예비조사 실시

2 면접법

(1) 면접법의 정의

① 면접법의 정의

연구에서 활용되는 면접법은 조사자가 알고자 하는 주제에 관한 정보, 의견, 신념, 태도 등의 자료를 수집하기 위해 조사표를 가지고 피면접자와 1대1로 대면하거나 전화, 인터넷을 통한 tele-meeting 등으로 실시하는 언어적인 상호작용이다.

② 면접법의 특성 **중요** ★

면접은 새로운 개념의 탐색 도구로 사용된다. 연구과정에 있어서는 자료수집의 도구로 면접이 이용되는데 보통 다른 자료수집방법을 보완하는 방법으로 사용되는 경우가 있다.

③ 성공적인 면접의 조건

㉠ 호감 유도

㉡ 조사의 중요성 인식

㉢ 심리적 장애요인 극복

(2) 면접법의 종류

① 표준화 면접(standardized interview)

미리 준비된 구조적 조사표에 따라 모든 피면접자에게 같은 내용을 같은 순서로 면접하는 것으로, 면접자가 말을 바꾸거나 개별적인 상황에 적합한 질문을 할 자유가 없으며 피면접자의 생각의 흐름에 따라 질문의 순서를 바꿀 수도 없다. 구조화 면접(structured interview) 또는 통제화 면접(controlled interview)이라고도 한다.

장점	• 면접자의 행동에 일관성이 있으므로 경험이 적은 면접자도 용이하게 할 수 있음 • 수집된 자료의 분석에 공통성이 유지되므로 결과의 비교가 가능 • 비표준화 면접에 비해서 신뢰도가 높음
단점	• 새로운 개념을 발견할 가능성이 희박 • 면접상황에 대한 융통성과 적응도가 낮음 • 신축성이 없음

② 비표준화 면접(unstandardized interview)

연구목적의 한도 내에서 실시하되 질문의 순서나 문항이 미리 정해지지 않아 면접상황에 따라 질문의 내용과 순서가 정해지는 방법이다. 원칙이나 내용의 줄거리조차 없는 것은 아니며, 다만 일정한 주제 내에서 면접자에게 최대한의 재량권이 부여되는 방법이다.

장점	• 면접상황에 맞추어 질문할 수 있는 융통성이 있음 • 피면접자에게서 정확한 답변을 얻을 수 있기 때문에 면접결과의 타당도가 높음 • 예기치 못했던 새로운 사실을 발견할 가능성이 높음 • 면접자에게 주어진 재량을 신축성 있게 활용할 수 있음 • 표준화 면접에 비해서 타당도가 높다.
단점	• 질문과 응답의 범위가 피면접자마다 다를 수 있으므로 결과를 비교하기가 힘듦 • 도구의 신뢰도가 낮음 • 면접결과의 통계적 처리가 용이하지 않음

③ 준표준화 면접(semi-standardized interviews)

연구목적에 부합되는 중요한 질문에 대해서는 일정한 질문목록을 만들어 표준화 면접의 형태로 사용된다. 추가되는 질문에 대해서는 면접자가 자유로이 사용할 수도 있고 생략할 수도 있게 융통성을 부여하여 비표준화 면접형태를 갖추게 한다.

(3) 자료수집 절차

① 면접의 착수

면접을 시도할 때는 직무의 중요성과 타당성을 인식하고, 면접에 대한 확신을 갖고 임해야 한다. 면접자의 심리상태가 즉각적으로 응답자에게 반영되기 때문이다. 면접을 청할 때에는 자신의 신분, 면접의 목적, 피면접자 선택방법에 대한 설명이 앞서야 피면접자가 의구심을 갖지 않고 면접에 응할 자세를 갖추게 된다.

일반적으로 왜 이런 조사를 하며, 왜 피면접자의 의견진술이 필요하고, 조사가 피면접자에게 어떤 이익을 주는 것인지에 대해 자세히 설명함으로써 피면접자의 관심을 불러일으킬 수 있다. 또한 응답의 비밀과 익명성이 보장된다는 확신을 주어야 솔직한 응답을 얻을 수 있다.

② 면접의 실시

피면접자에게 깊은 관심을 가져야 하지만 면접자의 의견을 나타내서는 안 되며, 완전히 객관적인 입장에서 면접해야 한다. 질문의 순서와 내용을 거의 외워서, 질문할 때는 피면접자를 마주보고 대화식으로 진행해야 한다.

③ 면접 결과의 기록방법과 문제점
　　㉠ 기억해 두었다가 면접완료 후 기록하는 방법 → 부정확성의 문제
　　㉡ 현장에서 기록하는 방법 → 흐름의 단절과 방해의 문제
　　㉢ 녹음기를 사용하여 기록하는 방법 → 개인 프라이버시 침해의 문제
④ 면접의 종결

> **＋ 면접조사를 위한 준비 과정**
>
> (1) 인터뷰 목적 설정
> (2) 연구 목적에 맞는 표본 선정
> (3) 인터뷰에 필요한 질문(지) 준비
> (4) 인터뷰를 위한 면접인 훈련
> (5) 면접인의 기본요건 : 친절, 단정, 불쾌감을 주지 않는 복장, 시간엄수

> **＋ 성공적인 인터뷰를 위한 십계명**
>
> (1) 인터뷰를 포근한 마음을 갖고 시작하라. warming-up을 하라.
> (2) 정보를 얻기 위해 인터뷰를 한다는 것을 항상 명심하라.
> (3) 직선적으로 인터뷰를 하라.
> (4) 옷을 깔끔하게 입어라.
> (5) 외부적인 여건에 영향을 받지 않는 조용한 곳을 택하라.
> (6) 명확한 답을 피면접인으로부터 받지 못한 경우에는 다시 공손하게 질문을 부연 설명해서 정보를 얻어내도록 하라.
> (7) 가능하다면 녹음기를 사용하라.
> (8) 피면접인으로 하여금 이 project를 위해 아주 중요한 역할을 하고 있다는 생각을 갖도록 만들어라.
> (9) 인터뷰 연습을 많이 해라.
> (10) 인터뷰가 끝난 후엔 반드시 감사의 뜻을 표시해라.

(4) 면접법의 선택기준

면접법은 1대1의 면접에 의해 자료를 수집하므로 회수율이 높다. 독해력이 없어서 설문지에 응답할 수 없는 사람(어린아이, 시각장애인, 고령자, 문맹자 등)들도 면접에는 응답할 수 있다. 피면접자가 모호하거나 혼동되는 질문을 받았을 때는 면접자에게 되물어 정확한 자료를 얻을 수 있다. 또한 심층적인 자료를 얻을 수 있고, 1대1 면접은 면접 중 관찰을 통해 부가적인 자료를 얻을 수 있다.

3 초점 그룹 인터뷰

(1) 초점 그룹(focus group) 정의

7~8명 정도의 사람들이 조사의 대상 그룹을 이루고 중재자에 의해 미리 설정된 특정 주제, 상품, 서비스 등에 대한 인식이나 생각을 얻기 위한 토론을 하는 것으로 미리 작성한 개방형 질문에 따라 훈련된 중재자가 진행한다. 참가자의 동의를 얻어 비디오나 오디오로 토론내용을 기록하고 기록한 내용을 문서화시킨 뒤 해당내용을 가지고 주요개념을 분석하는 과정을 통해서 정보를 획득한다.

연구목적에 적합한 대상자를 '의도 표집'하고 그룹마다 질문을 융통성 있게 하는 것이 허용된다. 참가자에게 생각, 느낌, 행동을 솔직하게 표현할 자유를 제공한다. 참가하는 모든 개인이 중요한 정보원이다. 그룹 면접은 개별 면접보다 우수하고 그룹의 역동이 믿을만한 정보를 생성할 수 있다는 가정 하에 진행한다. 그룹 구성원의 상호작용에 의해서 개별 면접에서는 기대할 수 없는 새로운 생각과 아이디어를 얻게 되는 것이 목표이다.

진행자는 면접에 초점을 맞추어 잊어버린 정보를 복구할 수 있도록 도움을 주고 참여자의 반응 태도에 의하여 임기응변적으로 대응해 나가는 비구조적인 방법이다. 아이디어, 상세한 내용, 새로운 통찰력을 수집하고 질문 내용의 설계를 개선하는데 유용하며 자발성을 촉구하고 자발 반응과 강제 반응 식별이 가능하다.

가능하다면 참여자들에게 경제적인 보상이 필요하고 진행자의 경향이나 판단 또는 능력에 의해 크게 좌우되기 때문에 면접을 진행하는 진행자는 훈련이 필요하다. 비구조적이기 때문에 진행자의 운영이 실패로 끝나면 정보 수렴을 못하거나 목적하는 정보를 얻지 못할 가능성이 크다는 단점이 있다.

(2) 초점 그룹 진행방법

① 모집

참여자를 미디어, 포스터, 광고를 통해 의도적으로 표본 추출한다. 문헌에 따라 상이하지만 일반적으로 6~10명 정도의 참여자가 적절하다고 여겨진다. 탈락률을 고려하여 초점 그룹에 필요한 참여자에 추가로 후보 참여자를 2명 이상 초청한다. 여러 개의 초점 그룹을 나누어 별개의 그룹으로 진행하는 경우 특성이 비슷한 사람으로 정렬한다. 이렇게 별개의 그룹으로 진행하는 과정을 통해 타당도를 증가시킬 수 있다.

② 진행

효과적인 사회자를 선정하여 참여자들이 주제에 대해 얘기하도록 격려하고 참여자들이 원형으로 서로 눈을 맞출 수 있는 공간으로 편안한 환경을 조성한다. 한 세션 당 일반적으로 1~2시간 정도를 진행한다.

놀리기, 논쟁, 농담하기, 일화, 제스처와 같은 비언어적 방법 등 다양한 의사소통 방법을 활용하여 토론을 진행하고 초점 그룹 회의 시 음료수 제공, 티셔츠, 커피 잔, 상품권, 쿠폰 등을 제공하는 것이 좋다.

③ 분석

자료분석 시 주제에 대해 어느 정도 합의하는지, 어느 정도 관심이 있는지 살피는 것이 중요하다. 진술이 생성된 맥락을 살피고, 소수 의견을 분석하는 것 또한 매우 중요한 과정이다. 단순한 대화의 내용뿐만이 아니라 그룹 역동에 대한 기술이 분석에 반영되도록 해야한다(뜨거운 논쟁, 우세한 토의자, 낮은 합의율).

4 관찰법 중요 ★

(1) 관찰법의 정의 및 특성

① 관찰법의 정의

관찰법은 자료의 근거가 되는 대상의 상태를 시각과 청각을 이용하여 자료를 수집하는 방법이다.

② 관찰법의 특성

㉠ 직접성

행위가 나타나는 현장에서 연구가 진행되며 대상자의 행위를 말로 묻고 대답할 필요가 없다. 관찰에 의해 수집된 자료는 연구자와 대상자 사이에 삽입될 수 있는 어떤 요인에 의해 오염되지 않는다.

㉡ 자연성

관찰 시에는 피관찰자가 자기가 관찰되고 있다는 사실을 대부분 모르기 때문에 또는 피관찰자가 관찰자와 친숙하여 자신이 침입되고 있다고 느끼지 않기 때문에 인위성이 적다.

㉢ 알리고 싶지 않은 내용의 자료수집

피험자가 자가보고와 면접 등을 통해서 연구자에게 이야기하지 않는 내용을 연구자는 관찰을 통해서 발견할 수 있다.

(2) 관찰내용

① 개인의 특성과 상태

② 언어적 의사소통 행위

③ 비언어적 의사소통 행위

④ 활동

⑤ 기술 습득과 이행

⑥ 환경적 특성

(3) 관찰단위

① 관찰법은 연구문제에 따라 융통성 있게 사용된다.

② 개략적인 관찰내용이 결정된 후에는 관찰단위, 즉 관찰될 실체를 정해야 한다.

③ 방법 : 거시적 접근법, 미시적 접근법

ㄱ 거시적 접근 : 여러 가지 행동을 통합적으로 관찰하고 전체로 처리하여 행동을 대단위로 연구하는 방법

ㄴ 미시적 접근 : 매우 작은 관찰 단위를 가지고 특정한 행동을 관찰하여 연구하는 방법

(4) 관찰법의 종류

① 관찰 절차에 의한 분류

ㄱ 비구조적 관찰

비통제적 관찰(uncontrolled observation)이라고도 한다. 관찰의 대상, 방법, 관찰시간이나 관찰시기가 분명히 규정되지 않은 상태에서 관찰하는 방법으로 흔히 사전실험연구나 탐색연구에서 많이 활용된다.

ㄴ 구조적 관찰

관찰할 내용, 방법, 시기나 시간을 미리 정하고 실시하는 방법으로 흔히 현장실험연구나 실험실 내의 실험연구에 사용되기 때문에 이론적 기틀에 의해 관찰내용의 목록을 정하고 그들의 발생여부, 발생정도를 측정하는 방법이다.

② 관찰자와의 관계의 의한 분류

ㄱ 참여관찰

관찰대상 집단의 내부에 들어가서 그 구성원의 일부가 되어 공동생활에 참여하면서 관찰하는 방법으로 조사대상자들의 생생한 삶을 깊이 있게 파악하고자 할 때 유익하다. 구성원으로서 역할을 수행하면서 관찰을 해야 하기 때문에 비조직적 관찰에서 많이 사용된다.

ㄴ 비참여관찰

조사자의 신분은 밝히지만 구성원으로서 역할을 수행하지 않고 제3자의 입장에서 관찰하는 방법으로 조직적 관찰에서 많이 사용된다.

ㄷ 준참여관찰

관찰대상 집단에 부분적으로 참여하여 관찰하는 방법으로 이 방법에서는 주로 피관찰자들이 관찰을 받고 있다는 사실을 알고 있는 경우가 많다.

(5) 관찰법의 표본추출

① 시간표출

관찰될 행동의 대표적인 시간을 표출하는 것으로 무엇을 관찰할 것이냐를 정하는 것도 중요하지만 그에 못지않게 중요한 것이 언제 관찰하느냐의 문제이다. 시간표출은 1회에 관찰할 시간과 관찰간격을 정하는 과정이다.

② 사건표출

특정유형의 행동이나 사건을 미리 선정하는 것으로 연구자가 사건 발생에 대한 어떤 지식이 있거나 그것의 발생을 기다릴 위치에 있을 때 시행하는 방법이다.

(6) 관찰도구의 분류체계

준거가 되는 목록을 가지고 관찰자는 관찰을 시행하고 진행해야하기 때문에 목록작성은 중요한 과정이다. 이때 관찰도구 선정의 중요한 조건은 관찰할 행위나 사건을 분명하게 정의하는 것이다.

① 체크리스트(check list)

행동의 목록을 열거하고 그 각각의 존재여부를 표시하는 것으로 행위들을 분리해서 분석하는 분류체계를 사용한다.

② 평정척도(rating scale)

구조적 관찰법에 의해 수집되는 자료는 평정척도를 이용할 수 있다. 평정척도는 관찰자가 행동의 연속선상에서 어떤 현상을 평가하는 도구로, 관찰 완료 후 관찰자가 전체적 사건이나 상황을 요약하는데 평정척도를 사용한다.

[표 3-3] 체크리스트의 예

청결(위생)	활동(먹는 행위)	옷 입는 기능
□ 손을 씻는다. □ 손을 말린다. □ 팔다리를 씻는다. □ 이를 닦는다. □ 손톱을 깎는다. □ 머리를 빗는다. □ 면도를 한다.	□ 손으로 먹는다. □ 수저로 먹는다. □ 포크로 먹는다. □ 부드러운 음식을 자른다. □ 질긴 음식을 자른다. □ 빨대로 마신다. □ 컵으로 마신다.	□ 단추를 잠근다. □ 단추를 푼다. □ 후크 단추를 낀다. □ 후크 단추를 푼다. □ 지퍼를 올린다. □ 지퍼를 내린다. □ 구두끈을 묶는다. □ 구두끈을 푼다. □ 안경을 쓴다. □ 안경을 벗는다. □ 혁대를 맨다. □ 혁대를 푼다.

평정척도에는 시각적 상사척도, 도표 평정척도, 기술 평정척도 및 총화 평정척도가 있다.

㉠ 시각적 상사척도(visual analogue scale)

일종의 등간 척도로 직선(10cm)상에서 감정, 의견, 신념을 반영한 점을 표시한다. 해당 길이를 재서 값을 얻는 방식으로 획득한다. (예 통증)

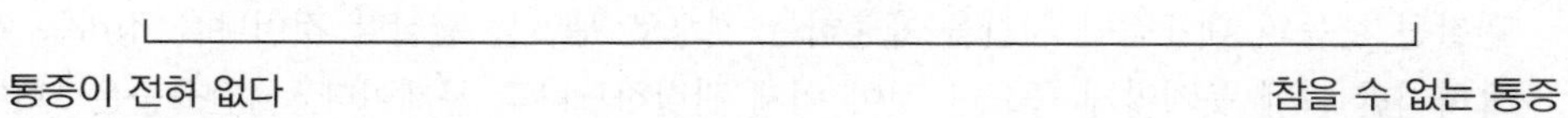

통증이 전혀 없다   참을 수 없는 통증

[그림 3-1] 시각적 상사척도의 예

ⓛ 도표 평정척도(graphic rating scale)

직선을 긋고 그 위에 등간격으로 지시문을 기술한 다음 해당되는 지점에 표시하도록
하여 측정하는 방법이다. 척도 간격은 5, 9개가 이용되기도 하지만 일반적으로는 7개
로 나누는 방법이 가장 빈번하게 사용된다.

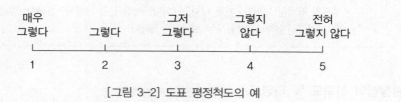

[그림 3-2] 도표 평정척도의 예

ⓒ 기술 평정척도(descriptive rating scale)

도표를 사용하지 않고 현상의 정도를 응답 범주로 서술해서 순서대로 나타내는 것이다.

> ☑ 예
>
> **당신의 통증 정도는?**
> ① 전혀 아프지 않다.
> ② 약간 아프다.
> ③ 보통 정도로 아프다.
> ④ 상당히 아프다.
> ⑤ 매우 심하게 아프다.

ⓔ 총화 평정척도(summated rating scale)

리커트(Likert) 척도라고도 한다. 속성을 여러 개 문항으로 만들고, 각 문항을 3~7점
척도로 배점한 후 모든 문항을 합산하여 한 개인의 특성을 점수화하는 방법이다. '잘
모르겠다'와 같은 중립적인 범주를 포함하여 문제를 야기할 수 있는데 중립적인 범주가
있으면 대상자들이 긍정적 혹은 부정적인 범주를 선택하지 않아도 되기 때문이다. 따라
서 간혹 중립적인 범주는 제거하고 4~6개의 반응 범주를 제시하기도 한다.

평정척도는 개발하기 쉽고 일반적으로 많이 사용하는 방법이여서 이해하기가 쉽다는 장
점이 있다. 하지만 문항의 내적 일관성 등 문항의 적절성을 검토하기가 어렵다는 단점이
있다.

③ 어의 구별척도(semantic differential scale)

태도를 측정하기 위해 사용한다. 양극에 상반된 형용사를 두고 측정하는데 일반적으로 평
가, 능력, 활동의 형용사를 사용한다.

> ☑ 예
>
> **1** 좋은–나쁜; 강한–약한; 능동적–수동적
>
> **2** 어머니로서의 정체성 측정척도
> - 어머니로서의 긍정적 정체성(재빠르다, 기품 있다, 강하다, 다정하다, 좋다, 성공적이다, 차분하다, 기꺼이 하다, 신중하다, 완벽하다, 성숙하다)
> - 부정적 정체성(느리다, 기품 없다, 약하다, 매정하다, 나쁘다, 실패다, 흥분을 잘한다, 마지못해 한다, 신중하지 않다, 부족하다, 미숙하다)

(7) 관찰법의 신뢰도 및 타당도

관찰법에 의해 얻어진 자료가 믿을만하고 보편성이 보장되는 결과를 얻기 위해 관찰내용의 신뢰도와 타당도를 생각하게 된다.

① 신뢰도를 높이기 위한 구체적인 방법

   ㉠ 관찰의 오차를 줄이기 위한 관찰자의 기술 습득

   ㉡ 관찰도구의 이용

   ㉢ 관찰결과에 대한 반복평가

   ㉣ 관찰자 훈련 등

② 타당도에 영향을 미치는 편중 유형 및 요인

   ㉠ 관찰 편중

      ⓐ 대비효과의 강화 : 관찰자가 인위적으로 내용을 명확하게 구분하려 할 때 발생할 수 있는 관찰의 왜곡경향

      ⓑ 집중경향 : 극단의 사건이 중심값을 향하여 회귀될 때 일어나는 왜곡경향

   ㉡ 동화 : 관찰자가 관찰내용을 이전에 투입된 사실과 동일시하려는 방향으로 왜곡시키는 것

   ㉢ 후광효과(halo effect) : 피관찰자의 특징이 관찰자에게 영향을 주어 오차를 발생시키는 것

③ 관찰자의 성격특성으로 인한 오차 발생

   ㉠ 관대성의 오류(error of leniency) : 실제보다 더 긍정적으로 평정하는 경우

   ㉡ 엄격성의 오류(error of severity) : 실제보다 더 부정적으로 평정하는 경우

④ 관찰편중을 배제시키는 방법

   ㉠ 관찰자를 철저히 훈련시킨다.

   ㉡ 훈련기간 동안 관찰자로 하여금 여러 가지 의문과 어려움에 봉착하게 하여 이를 해결하는 실습을 해야 한다.

   ㉢ 여러 명의 관찰자가 관찰한 결과를 서로 비교하여 일치하는 점과 상이한 점을 함께 토의하여 의견일치를 보게 한다.

   ㉣ 이러한 과정 후에 관찰자들은 한 예비대상자를 관찰하고 기록한 후 그 결과에 대한 관찰자 간의 신뢰도(inter-rater reliability)를 측정하고 이를 연구보고서에 제시하여 독자에게 도움을 준다.

(8) 관찰법의 장·단점

① 장점

관찰자가 직접 피험자의 행동을 현장에서 즉시 포착하여 기록할 수 있기 때문에 정보의 깊이와 폭이 다양하다. 언어 구사력이 부족한 대상자(영유아, 무의식 환자, 정신질환자, 청력 관련 문제가 있는 대상자 등)일 때 유용하다. 피조사자가 자신의 행동을 인식하거나 보고하기 어려울 때 유용하다. 피조사자가 조사에 응하기를 꺼려하는 상황에서도 관찰에 의해 자료수집이 가능하다.

② 단점

관찰의 대상이 되는 현상을 현장에서 포착해야 하는데 그러한 현상이 자주 발생하지 않을 때에는 나타날 때까지 기다려야 한다. 또한 관찰현상이 성격상 관찰자의 체력이나 인내가 필요하거나(예 탄광촌, 전쟁터), 숨겨진 사실(예 부부싸움, 도둑질, 성행위 등)인 경우에는 관찰은 더욱 어려울 수 있다. 최대의 난점은 관찰자의 주관이 많이 개입되기 때문에 자료의 신뢰성과 타당성에 위협을 줄 가능성이 있다는 점이다. 관찰한 사실을 해석해야 하는 경우에 관찰자의 가치, 태도, 편견에 따라 달리 해석할 수 있기 때문에 신뢰도와 타당도에 문제가 생기기 때문이다.

5 생리적 측정법 중요 ★

(1) 생리적 기구의 유용성

생리적 변수의 측정은 환자의 치료 및 간호효과를 측정할 수 있는 중요한 방법이다. 간호는 인간의 반응과 관련되므로 간호연구자들은 인간반응을 측정하기 위해 자주 생리학적, 정신적, 사회적 변수를 측정한다. 우울과 불안 등의 사회 심리적 변수들도 생리적 방법으로 측정될 수 있다. 생리적 측정도구의 타당도와 신뢰도에 대한 위협이 언제나 면밀하게 검토되어야 한다. 생리적 기구는 산소흡흡, 흡인, 튜브섭생 등 간호중재 즉 독립변수를 창출하기 위해 사용되거나 체온계, 심전도, 뇌파검사 등과 같이 종속변수를 측정하기 위해 사용되는데, 이러한 도구가 독립변수 또는 종속변수로 사용될 것인지는 전적으로 연구설계, 연구문제 또는 가설에 달려있다. 생리적 도구는 사회 심리적 도구와 다른 형태의 신뢰도 및 타당도를 가지는데 신뢰도의 경우 캘리브레이션(calibration)을 이용하고, 타당도의 경우 민감도(sensitivity)와 특이도(specificity)를 이용하는 점이 특징적이다.

(2) 생리적 측정의 지침

① 이용가능성

이용가능성이 있는 도구이어야만 검토할 가치가 있다. 임상경험을 통하여 환자 모집단에게 많이 사용되고 있는 도구 중에서 선택하여 연구에 활용하는 것이 바람직하다.

② 직접 측정 혹은 간접 측정

변수를 직접 측정하는 것이 가장 바람직하지만 간접 측정만이 가능할 때도 있다.

> ☑ 예
>
> 침상목욕과 샤워 중 어느 방법이 에너지 소모가 큰지를 검사하기 위해서 산소소모량을 측정함으로써 간접 측정

③ 단순 대 복합 측정

종속변수의 변화를 사정할 때 복합측정을 해야 하는 경우가 있다. 하나의 도구가 충분히 민감하지 않아 단일측정법으로 정확히 측정하지 못한 경우는 흔히 다른 요인이 개입된 경우가 많고 이는 연구결과를 약화시킨다.

④ 타당도 및 신뢰도

생리적 측정도구의 타당도는 정확도 또는 민감도를 측정한다. 동맥혈액 가스분석을 위해서는 경피적 산소 및 탄산가스 감시기를 이용하며 가열된 전도자(electrode)가 민감한 도구를 사용해야한다.

⑤ 침습적 방법과 비침습적 방법

침습적 방법이 유일하게 신뢰할만한 측정방법일 수 있다. 하지만 대상자의 임상상태가 침습적 방법의 사용을 불가능하게 할 수도 있고, 이미 치료 목적으로 침습적 방법을 사용하고 있을 수도 있다.

⑥ 수집된 자료의 수준

많은 생리적 변수의 측정값은 연속선에 놓이게 되므로 등간변수가 된다. 등간변수, 비율변수 등 연속변수의 점수는 보다 강력한 통계분석법이 가능한 장점이 있다.

⑦ 비용

경제적이고 적절한 도구를 선정하는 것이 중요하다. 또한 연구에 참여함으로써 얻게 되는 이득과 손실에 대해 대상자에게 알려야 한다.

⑧ 지침의 요약

모든 연구변수의 측정을 결정할 때 다음의 문제들이 검토되어야 한다. 선정된 도구는 변수를 측정할 수 있고, 변수의 변화에 민감하며, 타당하고 신뢰도가 있으며, 도구 구입이 가능해야 한다.

> **[+] 도구선정 시 스스로에게 질문할 내용들**
>
> - 현장에서 관심 있는 변수를 측정하는 데 사용하는 도구는 무엇인가?
> - 사용하고자 하는 도구는 쉽게 사용가능한가?
> - 어느 것이 더 의미 있고 실제적인가? – 직접측정인가, 간접측정인가?
> - 그 도구는 변수의 변화를 탐지해내기에 충분히 민감한가?
> - 관심 있는 변수의 폭을 포착하는 데 있어서 복합측정이 필요한가?
> - 측정이 등간수준의 자료를 산출하는가?
> - 도구가 타당하고 신뢰할 만한가?
> - 침습적 측정이 필요하다면 그것은 과연 환자의 일상적인 치료의 일부분인가?
> - 사용하고자 계획한 도구의 비용은 어떠한가?

(3) 필답법을 이용한 생리적 변수의 측정

특정 생리적 현상은 객관적이기보다는 주관적이다. 이러한 경우에 필기도구가 감각측정에 자주 사용된다.

> **☑ 예**
>
> **1** 타당도와 신뢰도가 알려진 필답도구 : 국어통증어휘척도, 피로척도 및 Distress 증상척도
> 특정 생리적 현상은 개인의 상태를 수량화하기 위해 개발된, 서식화된 기준에 따라 사정하기도 하는데 그 상태는 정상치의 범위를 가지고 사정한다.
> **2** Glasgow Coma Scale
> 도구선정의 제일 중요한 결정요소는 연구될 현상의 개념화이다. 연구할 변수의 진정한 효과를 포착하지 못한다면 고차원적이고 침습적 방법을 사용하는 것이 가치가 없다.

(4) 독립변수와 종속변수의 도구화

① 특정 도구는 독립변수를 만들고 정의하기 위해 사용된다.

> **☑ 예**
>
> treadmill : 독립변수로서 다양한 활동수준을 측정하기 위하여 발판 속도와 승강단의 각도를 조작

② 종속변수의 변화를 수량화하는 데 사용되는 도구도 필요하다.

> **☑ 예**
>
> 심장기능 감시기

(5) 생리적 현상의 측정

생리적 변수를 수량화하기 위한 측정에는 여러 유형이 있다. 변수에 대한 연구자의 개념화는 측정전략을 결정하고 측정도구를 선정하는 준거틀을 제공한다. 또한 변수들의 변화를 수량화하기 위한 다양한 측정치를 사용한다. 결국 도구선정은 연구문제의 개념화에 근거하는 것이다.

(6) 생리적 변수의 측정과 간호연구 `중요` ★

생리적 변수 중에는 주관적 사정을 요하기도 하지만 대부분은 객관적 측정에 의해 수량화될 수 있다. 변수에 따라 어떠한 최상의 한 가지 측정방법이 없기 때문에 여러 측정의 종합이 필요한 경우도 있다. 많은 생리적 변수의 수량화는 등간수준의 자료를 산출한다. 생리적 변수는 실험처치 뿐만 아니라 외생변수에 의해 영향을 받을 수 있기 때문에 이들 외생변수가 연구설계에서 규명되고 통제될 필요가 있다. 연구에 필요한 도구나 기구가 이미 이용가능하고 감시목적으로 사용되는 임상 상황도 많이 있다. 그렇기 때문에 문제영역에 대한 광범위한 지식과 관심 있는 모집단의 친숙성이 연구자에게는 매우 가치 있는 자산이 된다.

(7) 평가의 지침

① 그 연구에서 어떤 종류의 생리적 변수가 조사되었는가?
② 생리적 변수를 측정하기 위하여 어떤 도구를 선택하였는가?
③ 선택된 도구는 연구문제의 개념과 일치되는가?
④ 도구가 변수를 직접측정하고 있는가, 간접측정하고 있는가?
⑤ 변수를 수량화하기 위하여 단순측정법을 사용했는가, 복합측정법을 사용했는가?
⑥ 도구의 타당도와 신뢰도가 기술되어 있는가?
⑦ 선정된 도구가 침습적 방법인가, 비침습적 방법인가?
⑧ 생리적 도구가 어느 수준의 자료를 생성하는가?(서열척도인가? 등간척도인가? 비율척도인가?)

(8) 생리적 측정법의 장·단점

① 생리적 측정법의 장점
  ㉠ 객관성을 내포한다.
  ㉡ 사회심리적 측정방법보다 신뢰도가 높다.
  ㉢ 사회심리적 측정방법보다 타당도가 높다.
② 생리적 측정법의 단점
  ㉠ 생리적 측정법을 이용하여 인간이라는 생체로부터 자료를 수집할 때 발생될 수 있는 문제는 기계를 다룰 줄 아느냐의 기술적인 문제이다.

ⓛ 기계의 제한점을 잘 이해하지 못하는 사람은 그 기계의 정확성이 절대적이라고 믿게 되므로 기계 자체로 인한 오차를 발견하지 못한다.

ⓒ 생리적 측정법은 그 측정 과정에서 측정하려는 변수에 영향을 미치는 경우가 많다.
(ⓔ 장소 소음 측정 시 기계에서 발생하는 소음 추가)

ⓔ 전기자극과 같은 자극을 인체에 줄 때 세포파괴나 다른 심한 손상을 입지 않도록 최대한의 주의를 기울여야 한다.

ⓜ 생리측정에 사용되는 기계는 대부분 고가의 것이어서 개인이나 작은 기관에서 구입하기 어렵다.

6 기타 자료수집방법

(1) 투사법(projective technique)

투사법에 의해 간접적인 자극을 주어 그들의 태도, 감정 등을 무의식적으로 노출시켜 자료를 수집하는 데 그 목적이 있다.

> ☑ 예
> 그림 투사, 언어 투사

(2) Q 분류법(Q Sort)

① 개요

어떤 주제에 대해 많은 사람들의 의견을 모은 후 이 의견에 대해 동의하는 정도로 개인들의 태도나 성향을 분류하는 방법으로 스티븐슨(William Stephenson)이 1953년에 찰스 스피어만(Charles Spearman)의 요인분석(factor analysis)에 대응하는 대안적 연구방법으로 창안하였다.

② 절차

연구가 의도하는 변인의 정의 규정→변인을 대표하는 진술문, 그림, 어구 수집, 작성→준비된 진술문에 반응할 사람을 선정→진술문을 정상분포, 준정상분포가 되도록 분류→결과를 통해 분류한 사람들 간 상관계수를 계산→상호 상관계수 행렬, 요인분석, 요인추출, 해석→요인정렬 해석 및 주관성 분류

③ 장점

㉠ 특정 주제에 대한 인식의 범위가 제한되지 않는다.

㉡ 특정한 교육 방식이나 특수 프로그램의 결과로 야기된 태도변화나 지각변화를 연구하는데 효과적이다.

㉢ 새로운 개념을 찾거나 가설을 설정하는 등 탐색적 연구방법으로 유용하다.

㉣ 연구 대상자의 수가 적다는 점에서 비용, 시간이 절약된다.

④ 단점
  ㉠ 대단위 표본을 사용할 수 없고 횡단적 연구에 적합하지 않다.
  ㉡ 표본의 수가 상대적으로 매우 적기 때문에 일반화의 문제가 발생할 수 있다.
  ㉢ 무작위 표집이 이루어지지 않기 때문에 피조사자 선정에 문제가 있을 수 있다.
  ㉣ 강제 선택 방식을 사용하므로 개인의 고유성이나 변화 정도를 확인할 수 없다.
  ㉤ 한 문항에 대한 반응이 다른 문항에 의해 영향을 받으므로 문항과 문항 사이의 독립성
    을 가정할 수 없다.

(3) 델파이법(delphi technique)

① 개요
  그리스 신화의 태양신인 아폴로가 미래를 통찰하고 신탁을 했다는 '델피의 신전'에서 그
  이름이 기원했다. 1948년 미 공군의 RAND(Research ANd Development) 연구소에서 개
  발하였고 다양한 전문가의 의견을 활용한 예측 방법론으로 '전문가 합의법'이라 불린다.
  내용이 아직 전혀 알려지지 않거나 일정한 합의점에 달하지 못한 내용에 대해 수차례에
  걸친 전문가들의 의견조사를 통해 합의된 내용을 얻는 방법으로 거리와 시간상 면접이 불
  가능한 경우에 사용한다.
  추정하려는 문제에 관한 정확한 정보가 없을 때에 '두 사람의 의견이 한 사람의 의견보다
  정확하다'는 계량적 객관의 원리와 '다수의 판단이 소수의 판단보다 정확하다.'는 민주적
  의사결정 원리에 논리적 근거를 둔다.

② 델파이방법의 기본원칙
  ㉠ 익명성 : 전문가들은 익명성이 엄격하게 보장된 개인으로서 답변함
  ㉡ 절차의 반복 : 개개인의 판단은 집계하여 몇 회에 걸쳐 모든 전문가들에게 전달, 사회
    학습의 기회 제공, 이전 판단의 수정 가능
  ㉢ 통제된 환류 : 질문지에 대한 응답을 요약수치로 나타내어 종합된 판단을 전문가들에게
    전달
  ㉣ 응답의 통계처리 : 개인들의 응답을 요약하여 중앙값, 산포도, 막대그림표, 도수다각형
    등 도수분포의 형태로 제시
  ㉤ 전문가 합의 : 전문가들 사이의 합의가 도출될 수 있는 조건을 마련하여 합의된 의견을
    찾아냄

③ 절차
  전문가 집단 선정 → 제1차 질문지 조사 실시 → 제2차 질문지 작성 및 송부 → 필요한 차시
  만큼의 질문지 조사 실시 → 최종 합의

④ 장·단점

장점	단점
• 다양한 분야의 전문가들 간의 의견 교환이 가능하다. • 비교적 시간과 경비의 경제성이 높은 편이다. • 큰 집단규모로 실시가 가능하여 특정 연구주제와 관련된 많은 전문가들의 개입이 가능하다. • 전문가의 의견을 통계적 방법을 통한 과학적인 자료로 수합하여 피드백이 가능하다. • 익명으로 응답하여 전문가들의 독립적이며 자유롭고 솔직한 의견 형성이 가능하다. • 여러 폭 넓은 문제, 주제, 영역에 적용 가능하다. • 문제를 냉정하고 객관적으로 검토할 수 있다.	• 질문 또는 진술문의 모호한 작성이 각 전문가에게 달리 해석될 가능성이 있다. • 익명성으로 인해 참가자들의 응답에의 성실성과 신뢰성의 문제가 발생할 수 있다. • 전문가 선정 시 대표성의 문제가 발생할 수 있다. • 질문지 회수율이 낮을 수 있다. • 반복적인 질문지 조사로 인해 많은 시간이 소요된다. • 면대면의 조사와는 다르게 직접적인 상호작용이 어렵다. • 의견이 조작될 가능성이 있다. • 극단적 의견이 옳을 수도 있는데, 극단적 의견에 대한 처리 문제가 발생할 수 있다.

(4) 일지

장시간에 걸쳐 정보를 수집하는 방법 중 하나로 대상자에게 사건의 기록 혹은 일지를 작성하게 하는 것이다. 연구자는 이렇게 모인 일지에 있는 데이터를 수집하고 분석한다. 사건이 발생한 직후 바로 기록하는 일지는 면접을 할 때 대상자의 회상을 통해 정보를 얻는 것보다 더 정확하며 사건에 대한 기록 수준이 높고, 일지에는 사건이 발생한 상황에 대한 참여자의 인식도 기록된다. 건강관련 일지는 건강문제, 증상에 대한 반응, 반응의 효능 등을 기록하는데 주로 사용된다.

제 4 절   측 정

1 측정(measurement) 및 측정 방법

(1) 측정이란?

어떤 현상에 수치 즉, 숫자적인 가치를 부여하는 것이다.

> ☑ 예
> • "예쁘다", "부지런하구나", "통증", "사랑한다" 이런 서술적 표현은 과학적이지 못하다.
> • "0 ~ 10점 척도, 0 ~ 100점 척도, 0 ~ 1,000점 척도에서 몇 점?"으로 표현
> • "9.9점 사랑해."

척도는 연구자 마음대로 정할 수 있으나 단위가 큰 것과 작은 것의 결과가 비슷하다.

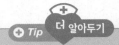

(2) 측정원칙 중요 ★

① 추상성과 측정

  ㉠ 어떤 대상을 측정하고자 할 때 측정 자체가 목적이 아니라 측정되는 대상의 속성에 관심을 두어야 한다. 개념의 조작적 정의의 방법을 이용하여 개념의 속성을 측정해야한다. 즉 개념의 속성이 완전 규정될 때 비로소 측정이 가능하다. 개념에 대한 분명한 규정이 없이는 측정은 가치가 없으며 적절한 의사소통이 이루어질 수 없다.

  ㉡ 추상성과 측정 과정의 어려운 점

    ⓐ 추상적인 개념을 측정하기 전에 그 개념의 속성을 전반적으로 분석해보는 것이 중요하다.

    ⓑ 추상성은 단순하지 않다는 특성을 가지고 있다. 즉 고유한 개념이기보다 여러 개가 상호 관련된 개념의 집합체일 수 있다.

② 수량화와 측정

  측정은 어떤 속성을 수량화하기 위하여 대상에 숫자를 배정하는 것으로 수량화는 측정 및 전체적인 연구과정과 밀접한 관련성이 있다. 대부분은 과학적 연구에서 양적 자료를 사용한다. 측정에서 숫자를 배정하는 목적은 대상자의 속성을 세분화하여 구별하기 위해서 이다. 다루고 있는 개념의 속성을 규정하는데 있어서 수량 개념을 많이 사용하는 학문일수록 발전된 과학의 부류에 속하게 된다.

③ 규칙과 측정

  속성에 의해 배정되는 숫자는 무작위 배정이 아니고 특수한 규칙에 따라 배정된다. 규칙이 없는 수량화는 의미가 없다고 할 수 있다. 간호연구에서 흔히 사용되는 변수를 측정하는 규칙은 학문의 발전에 따라 개발되어야 한다. 속성을 측정하기 위한 새로운 도구의 합당성 판단이 어렵기 때문에 새롭게 개발된 측정규칙을 이용하여 속성이 어떻게 기능하고 얼마나 다양한지에 관한 가설을 설정하고 그 도구의 가치를 검정하는 연구를 진행해야 한다.

④ 문항의 표본추출과 측정

  측정도구의 문항은 속성 전체를 나타내는 모집단과 흡사한 문항에서 작은 일부분만을 뽑아낸 것이다. 새로운 측정도구를 개발할 때 대표가 될 수 있는 항목, 질문 또는 관찰 내용을 선정하고 이후 표본 측정도구에 의해 측정한 결과와 모집단에 해당되는 모든 항목을 사용하여 측정한 결과가 동일해야 한다.

⑤ 현실성과 측정

측정하려는 개념을 수량화하기 위해 개발하는 법칙은 현실세계와 연결되어야 한다. 측정절차와 현실세계는 동형이어야 한다. 측정도구에 의한 측정결과가 현실과 합리적으로 일치하지 않는다면, 그 측정도구는 과학적인 유용성이 없다고 할 수 있다. 심리적 개념을 측정하는 측정도구는 물리적인 측정보다 더 현실세계와 일치되기 어렵다. 따라서 사회과학분야에서는 자연과학분야보다 오류가 더욱 심하다고 할 수 있다.

(3) 측정의 4가지 기준/단계(levels of measurement) 중요 ★★★

① 명목척도(nominal level)

㉠ 명목척도란 가장 하위수준의 척도이다.

㉡ 속성을 분류하기 위해 숫자를 사용할 뿐이며 배정되는 숫자에 수량적 정보를 전달하려는 의도는 없다.

㉢ 명목척도에 사용되는 숫자는 수학적으로 처리될 수 없어 평균값은 아무런 의미가 없다.

> ☑ 예
>
> 성의 경우 1번은 여성, 2번은 남성에게 배정하지만 1번이나 2번 숫자 자체가 아무런 의미가 없다. 2번이 1번에 비해 더 크다거나 많다는 것을 의미하지는 않는다.

㉣ 특징

- 수리적으로 계산될 수 없다.
- 동일한 특성을 가진 모든 대상자들에게 동일한 숫자가 부여된다.

> ☑ 예
>
> 성별(남/녀), 혈액형(A B, O, AB), 종교(기독교, 천주교, 불교), 학교, 색깔, 흡연자/비흡연자, 삶/죽음, 성(이씨, 김씨, 박씨), 인종, 기혼/미혼, 학번, 번지수, 병실번호, bed번호 등

② 서열척도(ordinal level)

㉠ 특정 속성을 기초로 서로 상대적인 위치의 서열을 부여하는 것을 서열척도라고 한다.

> ☑ 예
>
> "연구 대상자 10명의 체중을 측정한 후 체중이 큰 순서대로 순위를 부여하여 1 ~ 10번까지 숫자를 부여했다"면 이때 서열척도를 사용했다고 볼 수 있다. "노인의 ADL 수행능력 측정에 서열척도를 이용하고자 할 때, 완전의지 -1, 타인의 도움이 많이 필요 -2, 기계적 도움이 필요 -3, 완전 독립적 -4"를 배정할 수 있다.

위의 예에서 숫자의 크기는 독립적으로 일상생활을 수행할 수 있는 능력이 증가되는 것을 의미할 뿐이며 한 속성의 수준이 다른 수준보다 얼마나 더 높은가에 대해서 알려줄 수는 없다. 또 완전히 독립적인 것이 기계적인 도움을 필요로 하는 상태의 2배만큼 좋

은 상태인지도 알지 못한다. 서열척도는 단지 속성의 수준에 대한 상대적 순위만을 제시해 줄 뿐이다. 명목척도와 마찬가지로 서열척도에서도 수학적 조작에 대해 제한을 받게 된다.

ⓒ 특징 : 상대적 등위는 표시하고 있으나 얼마나 다른지는 모른다.

> ☑ 예
> - 교수의 직위(교수, 부교수, 조교수)
> - 쇠의 강도(강, 중, 약)
> - 군인계급(대위, 중위, 소위)
> - 학생의 석차(1등과 2등이 상대적으로 차이가 있지만 몇 점의 차이가 있는지는 알 수 없다.)
> - 품질등급(상, 중, 하)
> - 우울정도(상, 중, 하)
> - 스트레스 정도(상, 중, 하)
> - 사회계층(상, 중, 하)

③ 등간척도(interval level)

ⓐ 등간척도란 등급 간의 간격이 동일한 것으로 간주하며 대부분의 교육 및 심리검사에서 이용한다. 예를 들면, 성적, 지능지수, 체온 및 온도는 등간척도를 토대로 한 자료이다. 등간척도의 경우 이론상의 0점을 가지고 있지 못하므로 어떤 속성의 절대값에 대한 정보를 주지는 못한다. 등간척도의 사용은 통계분석 기법을 확장시켜주며, 등간척도 자료의 경우 평균값은 의미가 없다.

> ☑ 예
> 400점은 수능성적 350점보다 높은 점수이며 350점은 300점보다 높은 점수이다. 400점과 350점 간의 점수 차이는 350점과 300점 간의 점수 차이와 같다. 그러나 400점을 받은 학생이 200점을 받은 학생의 2배만큼 많이 알고 있다고는 말할 수 없다. 0점을 받았다고 해서 알고 있는 것이 전혀 없다고 말할 수도 없다. 이러한 특성으로 인해 20℃의 실외온도는 10℃ 실외온도에 비해 2배만큼 덥다고 말하는 것도 적절하지 않다.

ⓒ 특징 : 얼마나 다른지는 알 수 없다. 파악이 안 된다.
- 절대수치 '0'이 존재하지 않는다.
- 등급 간의 간격이 같다.

> ☑ 예
> 성적, 체온, 실내온도, 물가지수, IQ지수, 교내에서 교수의 인기도 등

④ 비례척도(ratio level)

ⓐ 가장 높은 측정수준으로 이론상 의미 있는 0점을 가지고 있으며 이론상의 0을 가지고 있는 물리적 측정값은 비율척도에 의해 측정된다고 볼 수 있다. 비율척도로 얻은 자료는 등간척도로 얻은 자료의 통계적 분석기법과 동일하다.

가장 하위수준에서 상위수준으로의 순서는 명목척도, 서열척도, 등간척도, 비례척도가 된다. 상위수준의 척도가 하위수준의 척도에 비해 많은 정보를 제공한다.

> ☑ 예
>
> 체중 70Kg의 성인은 체중 35Kg 어린이 체중의 2배가 되며, 어린이에게는 Ampicillin 250mg을 투여하나 성인에게는 어린이 투약량의 2배인 500mg을 투약한다.

ⓒ 특징

절대수치 '0'이 존재한다.

> ☑ 예
>
> 시간, 거리, 키, 체중, 각도, 무게, 연령, 별의 숫자, 돈, 혈압수치, 혈당수치, cholesterol 수치 등

(4) 신뢰도(reliability)와 타당도(validity)의 중요성

① 신뢰도의 중요성

신뢰도는 도구가 측정하고자 하는 현상을 측정하는 일관성의 정도로 정의된다. 즉 동일 대상자에게 같은 측정도구로 반복 측정 시 동일하거나 비슷한 결과를 얻을 수 있는 정도이다. 예를 들면, 대상자의 체중 측정 시 48Kg이었는데 5분 후 다시 측정했을 때 55Kg이었다면 이 도구는 신뢰하기 어렵다. 신뢰도는 또한 정확성의 정도로 정의된다. 이는 측정도구가 측정하려고 하는 속성을 얼마나 실제 값에 가깝게 측정했느냐 하는 것으로 측정오차가 적을수록 도구의 신뢰도는 높아진다. 그러나 도구의 신뢰도는 고정된 것이 아니다. 신뢰도는 특정조건에 있는 특정표본에게 시행되고 그러한 조건 하에서 그 도구의 신뢰도를 인정받게 된다. 그러므로 도구 선정 시에는 연구 대상자가 도구개발 당시의 대상자의 특성과 유사한지를 판단해야 한다. 또한 개방 당시 신뢰도가 높았던 척도를 선택하는 것이 바람직하며 나아가 도구를 사용할 때마다 다시 신뢰도를 검사하는 것이 권장된다.

신뢰도 계수는 측정도구의 질적 수준 평가에 중요한 지표이다. 신뢰도가 낮은 측정도구는 연구자의 적절한 가설검증을 방해하므로 도구의 신뢰성은 연구결과의 해석에 매우 중요하다. 자료가 연구가설을 확증하지 못하는 경우 현상 간에 관계가 존재하지 않는다기보다 측정도구의 신뢰도가 낮을 가능성이 있다.

동일한 도구라 하여도 신뢰도 측정법에 따라 신뢰도 계수는 다양해진다. 검사-재검사 신뢰도는 안정적인 개념을 측정할 때조차 측정의 간격이 길어짐에 따라 저하되는 경향이 있다. 또한 도구의 신뢰도는 표본의 이질성과도 관계가 깊은데 표본의 동질성이 높을수록 신뢰도 계수는 낮아진다. 왜냐하면 측정도구란 측정하고자 하는 변수에 대해 연구대상자 간의 차이를 측정할 수 있도록 구성되어 있기 때문이다. 표본의 구성원들이 서로 유사할 경우 측정도구가 대상자의 속성을 구별해 내기가 어렵다.

> **☑ 예**
> • IQ test 시 같은 척도로 같은 대상을 측정하는데, 오늘은 120이 나오고 한 달 후에도 120과 유사하게 나온다면 신뢰도가 있다고 판단한다.
> • 혈압이 처음 측정 시와 두 번째 측정 시에 다르게 나오면 혈압계의 신뢰도를 의심해봐야한다.

② 타당도의 중요성

측정도구가 측정하고자 하는 개념의 속성을 제대로 측정하는 정도이다. 암환자의 불안을 측정하도록 고안된 도구는 불안을 측정해야지 항암 화학요법의 부작용이나 병태 생리적 변화를 측정해서는 안 된다는 것이다. 자연과학에서는 사물을 측정할 때 대부분의 경우 측정 대상을 직접적으로 측정하는 반면 사회과학이나 간호학의 경우 대상자의 특성상 간접적으로 대상을 측정하는 경우가 대부분이어서 타당도의 문제가 특히 중요시된다.

> **☑ 예**
> • IQ를 측정하고자 할 때 그 척도가 IQ를 측정해야 하고, 성격이나 피로도를 측정하면 안 된다.
> • 특정한 목적대로 측정 결과가 나와야 한다.
> • 혈압을 측정하려고 하는데, 맥박수가 나온다면 타당도가 없다고 판단된다.

(5) 신뢰도의 개념적 정의

① 관찰된 점수는 진정한 점수와 오차 점수로 구성되어 있다.

> 관찰된 점수(observed score) = 진정한 점수(true score) + 오차 점수(error score)
> 120   118   + 2

오차 점수는 : ㉠ 측정 도구가 다르거나
　　　　　　㉡ 측정방법의 차이가 있거나
　　　　　　㉢ 측정 시간이 다르거나
　　　　　　㉣ 온도에 따라 늘었다 줄었다 한다.

② 신뢰도는 진정한 점수와 관찰된 점수의 비율로 계산된다.

$$Reliability = \frac{true\ score}{(true\ score + error\ score)}$$

$$\rightarrow \frac{100}{100 + 40} = .71$$

$$\rightarrow \frac{100}{100 + 0} = 1.00(만점)$$

$$\rightarrow \frac{100}{100 + 100} = .5$$

✿ 학자에 따라 신뢰도가 .7 이상이면 받아들이기도 하고 .8 이상부터 받아들이기도 한다.

③ 측정에 있어서 오차가 일어나는 2가지 요소

  ㉠ 측정 방법 또는 측정 환경에 기인된 오차(method error)

    ⓐ 측정 방법에 의한 오차

      측정 도구를 사용하여 측정하는 과정에서 발생하는 오차를 의미한다. 바지의 길이를 측정하는 경우, 마네킹에 입혀놓고 측정했을 때와 바닥에 바지를 뉘어놓고 측정했을 때의 차이가 있다면 측정 방법에 따른 오차인 것이다.

> ☑ 예
>
> 만성 신부전에서 핍뇨가 나타날 경우 I/O check로 수분 섭취량을 결정하여 수분 균형이 적절히 이루어지고 있는가를 확인하기 위해 체중을 측정하였다. A씨에게는 아침에 화장실을 다녀온 후 식사하기 전에 측정하고 B씨에게는 화장실을 다녀온 후 식사 후에 체중을 측정한다면 측정오차가 발생한다.

    ⓑ 측정환경에 기인된 오차

      연구조건이나 상황이 포함되며 관찰자의 존재 자체가 측정에 영향을 미치거나 온도, 습도, 조명, 시간과 같은 환경적 요인이 포함된다.

      면담 시 대상자와 면담자 간에 관계형성이 잘 안되거나 대상자가 의심이 많을 때 결과가 왜곡될 수 있다.

  ㉡ 피험자 특징 즉 피험자의 컨디션이나 특정한 조건으로 인한 오차(trait error)

    피험자의 피로, 배고픔, 불안 및 분위기와 같은 일시적인 컨디션 요인이 측정치에 영향을 미치는 경우이다. 예를 들면, 대상자가 같은 사람이라도 감기에 걸린 상태에서 실험을 보는 것과 그렇지 않은 경우 시험결과가 다를 가능성이 높다.

    또 다른 경우는 대상자의 고정반응으로 인한 오차이다. 대상자가 설문지에 반응을 할 때 자신의 의견과는 달리 사회적으로 바람직한 방향으로 반응을 하거나(거짓말), 질문에 관계없이 무조건 찬성이나 반대하는 경우(귀찮아서), '절대 동의한다' 또는 '절대 동의하지 않는다.'와 같은 극단적인 반응에만 응답하는 경우 등이다.

    이러한 오차들이 피험자가 협조하고, 자연스럽게 행동하고, 최선을 다하게 하는 동기유발에 영향을 미친다.

(6) 신뢰도의 종류 [중요] ★

① 검사-재검사 신뢰도(test-retest reliability)

  동일한 척도로 반복하여 얻은 측정값이 서로 얼마나 유사한가 하는 안정성을 평가하는 것으로 물리적 척도와 자가보고 척도에 적용된다. 시차는 물리적 척도의 경우 짧아도 되나 설문지와 같은 자가보고 척도는 설문지 내용에 대한 기억을 막기 위해 2 ~ 4주간의 시차를 두어야 한다. 첫 번째 측정값과 두 번째 측정값 간의 상관계수, 즉 신뢰계수를 계산하며 신뢰계수가 1.00에 가까울수록 측정도구의 안정성이 높다. 대개 검사-재검사법에 의한 안정성의 신뢰계수는 0.70 이상이면 측정도구의 사용이 가능하다. 이는 하나의 척도를 동일한 응답자에게 시간간격(주로 2주 정도)을 두고 2회 실시하여 그 얻은 값을 가지고 상관계수(Pearson's r)를 계산한다. 그러므로 이론적으로는 −1에서 +1의 범위를 가질 수 있지만 현실적으로는 '−'값을 갖는 경우는 거의 없다. 상관계수가 +1쪽에 가까울수록 신뢰계수가 높은 것이며 안정성이 높은 것이다.

이 검사−재검사법에는 다음과 같은 문제가 있다. 첫째, 피험자에게 같은 척도로 2회 측정하므로 두 결과 사이의 상관성이 사실보다 높아져 안정성을 과대평가할 우려가 있다. 둘째, 척도가 기분, 감정상태, 불안상태, 지식정도 등에 관한 것일 때 이들 내용은 수시로 변화하는 것이어서 이런 개인의 특성이 두 조사기간 사이에 변화된다면 신뢰도는 사실과 다르게 낮게 나타날 수 있다. 셋째, 척도 자체가 너무 길거나 지루하여 불성실하게 응답하는 결과가 나타난다면 역시 신뢰도가 낮아진다.

> ☑ 예
> • '−'값을 갖는 경우 : 100점 받은 사람이 두 번째 test에서 0점을 받고, 0점 받은 사람이 두 번째 test에서 100점을 받는 경우

② 검사이등분 신뢰도(split−half reliability)

검사−재검사와 같이 두 번 측정할 필요 없이 도구를 구성하는 문항들을 반으로 나눈 후 Spearman−Brown formula를 이용하여 이분화된 두 문항 집단 간의 상관계수를 구하게 된다. 문항을 홀수와 짝수로 나누어 이분화하여 상관계수를 구한다. 척도의 이분화 방법에 따라 반분 신뢰계수가 다양해질 수 있으므로 만족스런 신뢰계수를 얻을 수 있을 때까지 척도를 구성하는 문항들을 계속 이분화한다.

가장 고전적인 방법이며 하나의 척도를 대상자 각자에게 배부하고 한 번 검사한 후에 무작위, 전후반부, 또는 홀짝수에 의해 두 부분으로 나누어 신뢰계수를 측정한다.

> ☑ 예
> 척도를 구성하는 항목을 홀수와 짝수로 나누어 합계 점수를 내고 홀수와 짝수 합계 점수간의 상관계수를 구하여 상관계수가 0.80 이상으로 나오면 홀수항목과 짝수항목이 동일한 속성을 측정하고 있는 것으로 간주한다. 척도문항이 100개로 똑같은 것을 측정하는데, 첫 50문제(1번부터 50번)와 나중 50문제(51번부터 100번) 또는 홀수문항 50개와 짝수문항 50개로 나누어 상관계수를 내는 방법이 있다.

③ 동등검사 신뢰도(parallel forms reliability)

두 개의 비슷한 형태의 측정도구를 이용하여 동일한 대상자에게 무작위 순서로 측정한 후 두 개의 측정 점수 간의 상관계수를 구함으로써 두 개의 도구가 같은 속성을 측정하는지를 결정하기 위한 것이다. 예를 들면, 건강통제위 도구에는 A형과 B형이 있는데 이 두 가지 형이 동등한 도구인지를 결정하기 위해서는 대상자에게 A형과 B형 두 개의 도구로 측정한 후 두 점수 간의 상관계수를 구한다.

> ☑ 예
> 부부간의 친밀도, 직장 동료 간 친밀도 측정도구, 우울증 측정도구 등에서 'A'가 만든 측정도구와 'B'가 만든 측정도구를 똑같은 사람에게 적용했을 때 점수가 비슷하게 나와서 상관계수가 높아야 한다.

④ 검사자 간 측정 신뢰도(inter-rater reliability)

같은 집단, 응답자에서 다른 자료수집이나 평가자에 의해 얻어진 정보의 동일성으로 면담자나 관찰자들 간의 일치수준을 반영한다. 평가자 간 답변 상관성은 .80 또는 그 이상이 바람직하다.

두 관찰자가 측정한 값의 신뢰계수는 0.00 ~ 1.00 사이의 값을 갖게 되며 값이 1.00에 가까울수록 동등성이 높다는 것을 나타낸다. 두 명의 관찰자가 어떤 한 현상에 대해 일치하는 방법으로 점수를 주었을 때 측정값이 정확할 가능성이 높다.

⑤ 내적 일치도(internal consistency - Cronbach's alpha)

척도를 구성하는 문항이 어느 정도까지 동일한 개념을 측정할 수 있는가를 검사하는 방법으로 다중항목 척도에 있어서 측정오차를 사정할 수 있는 중요한 수단이다.

내적 일치도를 측정하는 경우 Cronbach's alpha(coefficient alpha : 5점 척도에서 사용)와 K-R 20(Kuder-Richardson formula : 이분법 척도에서 사용)을 이용한다. 해당 값이 높다면 도구를 구성하는 항목 간에 일관성이 높은 것으로 간주한다.

Cronbach's alpha는 오늘날 내적 일관성을 보기 위해 가장 널리 이용되는 방법으로써, 도구 내의 각 문항 간의 상관계수나 공분산(covariance)에 기초하여 계산된다. Alpha 값은 '0 ~ 1'까지이며 '0'은 내적 일관성이 전혀 없고, '1'은 내적 일관성이 완전함을 의미한다. Cronbach's alpha 계수는 일반적으로 0.8 이상이면 바람직한 것으로 알려져 있다. 신뢰계수가 낮으면 문항수가 극히 적거나 문항 간의 공통점이 적은 경우이다.

☑ 예

우울증 검사지를 만드는데 문항 10개 가정
- 10개 문항이 모두 다 우울증 측정이어야 함
- 1번 문항이 나머지 9개와의 상관계수를 측정
- 2번 문항이 나머지 9개와의 상관계수를 측정

```
item  1 VS 9 items = .7
      2 VS 9 items = .8
      3 VS 9 items = .2 → 생리학 시험이 아니라고 판단
      4 VS 9 items = .5 → 즉, 생리학 + α가 함께 측정되는 것이라고 본다.
      5 VS 9 items = .6
      6 VS 9 items = .9
      7 VS 9 items = .8
      8 VS 9 items = .7
      9 VS 9 items = .6
     10 VS 9 items = .7
   _____
              = .7 평균값이 Cronbach's alpha이다.
```

(7) 신뢰도를 증가시키는 방법 [중요] ★

① 측정문항의 수를 증가시킨다.
  ㉠ 1문항보다는 10문항이, 10문항보다는 50문항이 신뢰도가 높다.
  ㉡ 신뢰도의 차이가 나지 않는 범위에서 가급적 적고, 최고의 신뢰를 얻는 한계치를 정한다.

> ☑ 예
>
> 수학실력의 신뢰도 확인을 위해 '5문항? 10문항? 50문항?'이 적합한가?

② 불분명한 문항(애매모호하거나 이해하기 어려운 것)을 제거한다.
③ 검사가 이루어지는 조건과 환경을 표준화한다.
④ 너무 어렵거나 너무 쉬운 문항을 그렇지 않게 수정한다.
⑤ test에 방해가 되는 환경적인 조건을 제거하거나 최소화시킨다.
⑥ 측정에 필요한 지시 내용 및 절차를 표준화한다.
⑦ 채점 방법을 통일시킨다.

(8) 신뢰도 계수(reliability coefficient) 측정은 상관계수(r)를 사용한다.

상관계수는 두 변수 간의 상호종속 관계를 측정해주는 계수로서 −1에서 +1까지의 값을 갖는다. 상관계수의 종류로는 Pearson(가장 강력하다), Spearman, Kendall 등이 있다. 상관계수는 완전한 음적 관계인 −1.0에서부터 전혀 관계가 없는 0, 완전한 양적 관계인 +1까지 가능하다. 즉 계수의 절대 값이 높을수록 관계의 강도가 더 큰 것이다. 가장 흔히 사용되는 상관계수는 Pearson 상관계수 r이라고 한다. 이 계수는 두 변수를 등간척도나 비율척도로 측정했을 때 사용한다.

(9) 타당도의 개념적 정의

"측정도구가 측정하고자 하는 개념을 어느 정도까지 측정할 수 있는가?"하는 것을 뜻한다. 지각된 질병의 민감도에 대한 측정도구를 개발하고자 할 때 그 도구가 질병에 대한 지각된 민감도를 확실하게 측정할 수 있는가를 어떻게 알 수 있을까?

> ☑ 예
>
> • 혈압계가 정확히 혈압을 측정하는 것인가?
> • 스트레스 측정도구가 정확히 스트레스를 측정하는가?
> • 즉, 척도가 목적하는 것을 측정해야 한다.

도구의 신뢰도와 타당도간의 관계가 전혀 없다고 볼 수는 없는데 도구의 타당도가 낮아도 신뢰도는 높을 수 있고, 도구의 신뢰도가 낮다고 타당도가 낮아지는 것은 아니기 때문이다.

> **☑ 예**
>
> 손목의 둘레를 측정하여 간호학과 3학년 학생들의 불안도를 측정한다고 가정해 보자. 손목 둘레의 측정은 정확하고 일관성이 있는 자료를 얻을 수 있다. 정확하고 일관성 있는 자료는 신뢰도가 높지만 손목의 둘레가 불안도를 나타낸다는 것은 타당하지 않다.

타당도는 신뢰도와 마찬가지로 유무의 문제가 아니라 정도의 문제이다. 연구자는 도구 자체의 타당도를 검증하기보다는 도구의 적용가능성에 대한 타당도를 검증한다.

> **☑ 예**
>
> 수술 전 불안에 대한 척도는 수술전날 수술예정인 환자에게 타당도가 있지만 시험을 치를 예정인 학생의 불안 측정에는 타당하지 않다.

(10) 타당도의 종류 ■ 중요 ★★★

① 내용타당도(content validity)

표집타당도(sampling validity) 또는 외관타당도(face validity)라고도 한다.
측정도구가 측정하고자 하는 분야의 내용을 적절히 포함하고 있는가? 하는 것으로 특정 분야의 지식을 검증하는 경우와 심리-사회적 성향의 측정에 중요하다. "어떤 한 주제에 대한 질문 내용이 주제에 대해 모든 질문을 얼마나 대표하고 있는가?"를 평가해 보는 경우이다.

> **☑ 예**
>
> **1** 미국 암학회가 제시한 암 위험신호에 대한 일반인들의 지식에 관해 조사하고자 한다. 암 위험신호에 대한 지시검사에 사용된 설문지의 내용에는 적어도 미국 암학회가 제시한 7가지 위험신호를 포함하고 있어야 한다.
> 배변이나 배뇨습관의 변화, 회복되지 않는 상처, 비정상적 출혈이나 분비, 유방이나 기타 다른 부위의 덩어리, 소화장애 또는 연하장애, 사마귀 또는 점의 애매한 변화, 지속적인 기침 등. 만약 암 위험신호에 대한 지식을 조사하는 설문지가 7가지 위험신호를 포함하고 있지 않다면 이 설문지의 내용 타당도에 문제가 있다고 볼 수 있다.
> **2** 생리학에 관한 시험 내용에서 한국의 수도를 물어보는 것은 타당도가 없다고 할 수 있다.

흔히 내용타당도는 수치로 표현되지 않는다고 말하지만, 필요할 경우 내용타당도 지수를 활용하기도 한다. 내용타당도 지수(Content Validity Index : CVI)는 문항에 대해 다음과 같은 기준으로 평가한다(1점 = 관련 없음, 2점 = 문항의 수정 없이는 관련성 판단할 수 없음, 3점 = 관련 있으나 약간의 문항 변경 필요, 4점 = 매우 관련 높음). 문항에 대해 3점 또는 4점을 선택한 전문가의 수를 계산한다. 예를 들어, 어떤 문항에 대해 10명의 전문가 중에서 3점 또는 4점을 준 전문가가 7명이 있다면 다음과 같이 계산한다.

$$CVI = \frac{3점\ 또는\ 4점을\ 선택한\ 전문가의\ 명수}{평가에\ 참여한\ 전문가의\ 총\ 명수} = \frac{7}{10} = 0.7$$

내용타당도를 높이기 위해서 연구자는 우선 측정할 개념이 포함될 내용을 체계별로 열거하는 내용분류표(table of specification)를 만든 다음 그에 근거하여 항목수를 결정하고 그 다음 문항을 만들어야 한다. CVI는 종종 우연에 의해 확대될 수 있다는 한계가 있다.

② 준거 타당도(criterian validity)

측정도구에 의한 점수와 어떤 기준 간의 관련성을 찾는 실용적인 접근법이다. 측정도구가 이론적 성향이나 추상적 속성을 측정하고 있는가에 대해서는 관심이 없으며 측정도구에 의한 점수가 어떤 기준점수와 일치한다면 준거 타당도가 높다고 말할 수 있다.

준거타당도의 조건은 주요 측정도구로 측정한 점수와 비교하고, 신뢰할 수 있는 타당성 있는 기준을 세워야 한다.

타당도 계수는 측정도구의 점수와 기준 변수 점수 간의 상관계수를 계산하여 얻으며 대개 0.00 ~ 1.00까지의 값을 가지는데 점수가 높을수록 준거 타당도가 높다는 것을 의미한다.

> **예**
> '우울증 측정 점수가 높게 나온 사람은 변비가 있다'라는 사실이 나오고, 내 우울증 척도에도 우울 점수가 높을 때 변비가 있다면 '준거 타당도'가 있다.

㉠ 예측 타당도(predictive validity)

미래의 어떤 기준을 근거로 행위 또는 수행능력 차이를 구별해낼 수 있는 도구의 능력을 뜻한다. 현재의 도구가 미래의 어떤 성취도 정도를 적절하게 예측할 수 있는 측정도구인지를 가려내는 타당도이다. 예측타당도를 측정하기 위해서는 측정도구에 의한 측정결과와 외적 준거(external criterion)의 측정결과가 필요하고 이 두 결과의 상관계수를 측정함으로써 타당도를 산출한다.

> **예**
> 각 대학은 장래에 우수한 졸업생이 될 우수한 학생을 모집하기를 원한다. 우수한 학생을 선발하기 위한 도구는 내신 성적이나 수능고사 성적이고, 외적 준거는 입학 후 학점이다.
> → 입학 성적과 입학 후 학점과의 상관성을 계측
> → 입학성적이 타당한 측정도구인가를 검사

예측타당도를 측정하기 위해서는 반드시 외적준거가 필요하고 일정시간 경과 후에 실시하는 시차의 조건이 필요하다. 예측타당도는 통계적으로 수량적인 타당도를 얻을 수 있는 것이 특징이다. 외적준거의 타당도 검토를 위해 외관타당도 결과가 필요하다. 이와 같이 예측타당도 검사는 다른 타당도 검사도 필요하고 검사에 소모되는 시간과 표본이 많이 필요하므로 하나의 단독연구로 시행되는 경우가 많다.

ⓛ 동시타당도(concurrent validity, 공인타당도)

시간적인 차원에서만 예측타당도와 다르다. 측정도구에 의한 측정결과가 대상의 현재 상태를 올바르게 구분할 수 있느냐를 다루는 것이다.

> ☑ 예
>
> 각 대학은 장래에 우수한 졸업생이 될 우수한 학생을 모집하기를 원한다. 우수한 학생을 선발하기 위한 도구는 내신성적, 수능성적과 면접점수
> → 성적과 면접점수가 어느 정도 일치하지 못하고 차이가 많이 나는 경우 문제가 됨

③ 구성 타당도(construct validity)

'측정도구가 어떤 개념 또는 구성을 측정하고 있는가?'라는 질문과 관계가 깊다. 추상적인 개념일수록 구성타당도를 입증하기가 어렵고 준거관련 타당도를 측정하기도 어렵다. 예를 들어 감정이입, 우울, 역할, 갈등 및 격리불안과 같은 추상적 개념에 대한 객관적 기분은 무엇일까?

> ☑ 예
>
> 1 출산의 경험이 전혀 없는 초임부가 출산의 경험을 한 경산부에 비해 더 많은 공포와 불안을 경험하리라는 것을 알고 있으므로 불안을 측정하는 도구로 두 집단의 출산에 대한 두려움과 불안을 측정하여 두 집단 간의 점수를 비교하게 된다.
> 즉 미미한 불안을 느끼는 초산부도 있지만 불안을 많이 느끼는 경산부도 있으므로 측정값의 차이가 크지 않을 수도 있다. 그러나 두 집단 간 출산에 대한 불안점수에 차이가 전혀 없을 때 불안에 대한 측정도구와 타당도에 문제가 있다고 볼 수 있다.
> 2 간호사 국가고시에서 성인간호학과 관련된 모든 내용에서 골고루 시험문제를 출제하여 성인간호학을 평가해야 하는데 소화기계 간호나 호흡기계 간호와 같은 부분에서만 시험문제를 출제하는 것은 바람직하지 못하다. 즉, 척도가 실제로 이론이 주장하는 개념을 골고루 측정하는가?

④ 얼굴 타당도(외관 타당도, face validity)

도구가 측정하고자 하는 내용을 포함하고 있는가를 확인하기 위해 대상자 또는 동료에게 설문지 내용을 검토하도록 요구하는 방법이다. 학생들이 특정과목에 대해 수업한 내용을 얼마나 이해하였는지를 평가하는 일종의 측정도구이다. 수험생들이 시험지를 받아들었을 때 '나올만한 것들이 나왔다'고 생각한다면 그 시험지의 얼굴 타당도는 높다고 할 수 있다. 즉 측정도구를 받아들고 보았을 때 "~개념을 측정하는 도구로 적합하다."는 생각이 들게 하는 것인가 하는 문제이다. 뒤에 제시될 다른 종류의 타당도가 다 확보된다고 하더라도 얼굴 타당도가 확보되지 않는다면 그 도구로 얻은 점수를 가지고 추론을 하는데는 한계가 생기게 된다. 그 이유는 얼굴 타당도가 너무 떨어지는 경우 응답에 임하는 대상자들의 동기와 태도에 영향을 미칠 수 있기 때문이다.

> **☑ 예**
> - 한눈에 봤을 때 성인간호학 시험이란 걸 알아야 한다.
> - 척도의 모습만 봐도 타당도가 있어야 한다.
> - 수학 시험지를 볼 때 기하학, 도형, 소수점이 있어야지, 영어시험처럼 관사 넣기 등이 나오면, 얼굴 타당도가 없다.

(11) 신뢰도와 타당도와의 관계

어떤 측정 도구는 신뢰도는 있지만 타당도는 없을 수도 있다. 그러나 타당도가 있는 측정도구는 반드시 신뢰도가 있기 마련이다.

> **☑ 예**
> - 성인간호학 시험에서 실제로는 아동간호학 내용만 있다. (타당도 ×)
>   ↓
>   시간이 지난 뒤에도 같은 시험에서 내 점수는 같다. (신뢰도 ○)
> - 성인간호학 시험에서 성인간호학 문제가 출제되었다. (타당도 ○)
>   ↓
>   시간이 지난 뒤에도 같은 시험에서 내 점수는 같다. (신뢰도 ○)

(12) 측정도구에 대한 평가기준

① 효율성(efficiency)

2개 이상의 도구가 모두 신뢰도를 인정받을 수 있는 수준 이상이면 도구에 포함된 문항 수가 적은 도구일수록 효율성이 높다고 할 수 있다. 만일 짧은 도구의 신뢰도가 0.8이고 긴 도구의 신뢰도가 0.9라면 짧은 도구를 선택하여 효율성을 높이는 것이 타당하다. 문항 수가 많은 도구를 사용하여 자료수집에서 회수율이 낮아지면 결국 효율성이 낮아지고 신뢰성 있는 자료가 수집되지 못하여 측정오차가 개입된다.

② 민감성(sensitivity)

각 개인이 소유하고 있는 속성의 정도를 얼마나 구별할 수 있느냐에 관한 것으로 문항분석법을 이용해서 평가한다. Alpha의 분석기법 중에서 각 문항과 전체 문항의 상관계수 또는 해당문항을 제외시켰을 때의 α계수를 보면 그 문항의 민감성을 알 수 있다.

③ 객관성(objectivity)

한 도구를 여러 계측자가 이용하여 동일 대상자에게서 측정할 때 동일하거나 유사한 점수를 내는 정도를 말한다. 일반적으로 생리적 측정도구는 객관성이 높고 관찰법은 주관적인 경우가 많다. 도구는 가능한 객관적으로 만들어져야 한다.

④ 속도(speed)

측정과정의 적정 시간을 확인해야 한다. 너무 시간이 오래 걸리면 지루하여 정확하게 응답하지 않는 경향이 있다. → 신뢰도가 낮다.

⑤ 반동성(reactivity)

가능한 한 도구는 측정될 속성에 영향을 미치지 않도록 해야 한다. → 자신의 속성이 측정된다는 사실을 알게 됨으로써 과잉반응을 할 수 있다.

⑥ 간결성(simplicity)

다른 것이 동일하다면 간결한 도구가 복잡한 도구보다 바람직하다. 복잡한 도구일수록 오차의 위험성이 크기 때문이다.

⑦ 종합

적절한 측정 도구를 개발하는 것은 간호학 연구에서 가장 어려운 문제이다. 간호의 현상과 결과를 측정할 수 있는 신뢰도가 높고 타당하며 민감한 도구의 개발과 이용이 당면한 가장 큰 과제라고 할 수 있다.

주관식 레벨 UP

01 실험연구 설계의 특성 3가지를 기술하시오.

해설 ① 조작 : 독립변수를 조작하여 그 조작이 종속변수에 대해 갖는 효과를 파악한다.
② 통제 : 통제군을 두어 실험군의 결과를 평가하는 근거가 된다.
③ 무작위화 : 대상자가 각 집단에 할당될 확률이 같게 배정한다.

02 비동등성 대조군 사전-사후 설계에 대해 간략하게 서술하시오.

정답 비동등성 대조군 사전-사후 설계는 대상자들이 실험군과 대조군에 무작위로 할당되지 못했다는 것을 제외하고는 무작위 대조군 사전-사후 설계와 동일하다. 무작위할당이 이뤄지지 않아 실험군과 대조군 간에 동질성이 확보되지 않으므로 두 그룹이 최대한 비슷한 조건을 가지는 집단으로 구성되도록 노력해야 한다.

03 사례연구의 특징에 대해 3가지 이상 간략하게 서술하시오.

정답 ① 한 개인을 집중적으로 연구하므로 그 사람에 관한 자료를 많이 수집할 수 있다.
② 가설 검증은 불가능하나 앞으로의 연구방향을 제시하는데 큰 도움을 준다.
③ 시간이 많이 소요되고, 연구자의 편견이 개입될 가능성이 많다.
④ 깊이 있는 연구는 되나 폭넓은 연구는 될 수 없다.
⑤ 결과의 일반화가 불가능하다.

04 표본의 크기에 영향을 주는 요인을 3가지 이상 나열하시오.

정답 모집단의 동질성, 연구설계, 분석하는 변수의 수, 연구 기간, 측정도구의 민감성, 시간과 비용

05 할당표집방법의 순서에 대해 서술하시오.

정답 [할당 표출법의 순서]
모집단의 특성 중 종속변수를 결정하는 외생변수가 어떤 것들인지를 평가→그 결정변수의 유목 (category), 즉 계층을 파악→모집단에서 각 계층의 비율(quota)을 파악→그 비율에 따라 임의 표출

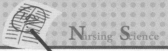
06 확률표집과 비확률표집에 대해 구분하여 서술하시오.

정답 ① 확률표집은 각 대상자가 같은 확률로 선정되는 과정이다. "무작위표출"이라고도 하며 모집단에 포함된 모든 구성원이 표본에 포함될 수 있는 가능성을 똑같이 가진다. 대표성을 가지는 표집방법이다.
② 비확률표집은 각 대상자가 같지 않은 확률로 추출되는 과정이다. 모집단의 각 구성원이 모두 표본으로 선택될 기회를 가진다고 확신시킬 방법이 없다. '대표성이 있다'고 볼 수 없다.

07 구조적 설문지의 특징, 장점, 단점을 구분하여 서술하시오.

정답 ① 특징 : 자기 의사와 가장 가까운 것을 선택할 수 있도록 선택지를 제시하는 것이다.
② 장점 : 주어진 시간 내에 많은 질문에 응답할 수 있고, 언어적 구사력이 불충분한 사람에게서도 자료 수집이 가능하고, 분석과정에서 계량적 분석이 쉽다.
③ 단점 : 적절한 선택지가 없는 경우 응답자가 적절한 반응을 보이기 어려우며, 질문이나 선택지가 문제의 핵심을 잘 설명하지 못할 수 있다.

08 관찰법의 종류를 3가지 이상 나열하시오.

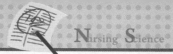

정답 구조적 관찰, 비구조적 관찰, 참여관찰법, 비참여관찰법, 준참여관찰

해설 관찰법은 관찰할 내용, 방법, 시기나 시간을 미리 정하고 시행되는 구조적 관찰과 관찰 시기가 분명히 규정되지 않은 상태에서 관찰하는 비구조적 관찰이 있다. 또한 관찰대상 집단의 내부에 들어가서 그 구성원의 일부가 되어 공동생활에 참여하면서 관찰하는 참여 관찰법, 조사자의 신분은 밝히지만, 구성원으로서 임무를 수행하지 않고 제삼자의 관점에서 관찰하는 비참여관찰, 관찰대상 집단에 부분적으로 참여하여 관찰하는 준 참여관찰이 있다.

09 생리적 측정법의 장·단점에 관해 구분하여 서술하시오.

정답 ① 생리적 측정법의 장점
측정결과가 객관적이고, 사회 심리적 측정 방법보다 신뢰도와 타당도가 비교적 높다.
② 생리적 측정법의 단점
측정을 위해서 연구자가 기계를 사용할 수 있어야 하고 그렇지 못한 경우 기계 자체로 인한 오차를 발견하지 못한다. 측정 과정에서 변수에 영향을 미칠 수 있으며(기계소음, 차가운 느낌), 대상자에게 신체적인 손상을 가할 수 있다. 또한, 측정 장비가 고가인 경우가 많아서 사용에 제약이 있을 수 있다.

10 신뢰도를 증가시키는 방법을 3가지 이상 기술하시오.

정답 ① 측정 문항의 수를 증가시킨다.
② 불분명한 문항을 제거한다.
③ 검사가 이루어지는 조건과 환경을 표준화한다.
④ 너무 어렵거나 너무 쉬운 문항을 그렇지 않게 수정한다.
⑤ test에 방해가 되는 환경적인 조건을 제거하거나 최소화시킨다.
⑥ 측정에 필요한 지시 내용 및 절차를 표준화한다.
⑦ 채점 방법을 통일시킨다.

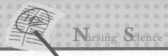

11 척도의 4단계를 나열하고 각각의 예시를 1개 이상 작성하시오

정답 ① 명목척도(nominal level) : 성별(남/녀)
② 서열척도(ordinal level) : 군인계급(대위, 중위, 소위)
③ 등간척도(interval level) : 실내온도
④ 비례척도(ratio level) : 체중

해설 • 명목척도란 가장 하위수준의 척도로 명목척도에 사용되는 숫자는 수학적으로 처리될 수 없다.
• 서열척도는 특정 속성을 기초로 서로 상대적인 위치의 서열을 부여하는 것이다.
• 등간척도는 등급 간의 간격이 동일한 것으로 간주하며 얼마나 다른지는 알 수 없다.
• 비례척도는 가장 높은 측정수준으로 이론상 의미 있는 0점을 가지고 있으며 이론상의 0을 가지고 있는 물리적 측정값은 비율척도에 의해 측정된다고 볼 수 있다.

12 신뢰도와 타당도의 의미에 대해 간략히 기술하시오.

정답 신뢰도란 '어떤 데이터가 구체적인 대상을 지시하는 정도'를 의미한다. 일관되고 재현이 가능한 측정이 존재하는지 평가하는 기준이다. 타당도는 해당 데이터가 가리키는 대상이 조사자가 알고자 하던 것과 일치하는 정도이다. 조사 결과가 그것이 목표로 하는 특성을 반영하는 정도이다.

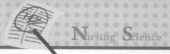

13 연구설계에서 외생변수를 통제하기 위한 방법 중 내적통제의 종류에 대해 3가지 이상 나열하시오.

정답 무작위 할당, 외생변수의 동질화, 무작위 블록설계법, 짝짓기법, 통계적인 통제법, 중복 노출법 등

해설 외생변수의 통제개념은 외적 통제와 내적 통제로 분류될 수 있다. 내적 통제는 연구 대상자의 특성이 종속변수에 미치는 영향을 통제하는 것으로 무작위 할당, 외생변수의 동질화, 무작위 블록설계법, 짝짓기법, 통계적인 통제법, 중복 노출법 등의 통제방법이 있다.

[내적통제의 종류]

무작위할당	모든 대상자가 각 집단에 배치될 확률이 같다는 의미로 체계적인 편중을 제거하기 위한 일반적인 통제기능을 한다.
외생변수의 동질화	외생변수로 파악되는 변수들의 속성이 동일한 대상자만을 표본으로 사용하는 방법으로 연구결과의 일반화를 제한하는 단점이 있다.
무작위 블럭설계법	외생변수를 연구설계 내에 블럭으로 포함시킴으로써 오차변량을 최소화하는 방법이다.
짝짓기법	외생변수가 무엇인지 파악하여 그를 짝짓기하여 대조군과 실험군에 각각 배정하는 방법이다. 세 변수 이상에서는 불가능하다.
통계적인 방법	통계적인 통제법인 공변량분석을 적용하여 '하나의 변수'만을 조정한다.
중복노출법	한 대상자가 실험군과 대조군에 모두 노출되는 방법으로 반복측정 설계라고도 한다.

14 외적 타당도에 위협요인이 될 수 있는 것 중 환경적 타당도에 해당하는 효과 3가지를 쓰시오.

정답 호손 효과, 실험자 효과, 상황적 효과

해설 환경적 타당도에서 호손 효과는 연구 대상자가 자신이 연구대상으로 선정되었다는 사실을 알게 될 때 보통 때와는 달리 반응하는 데서 파생되는 결과를 뜻한다. 실험자 효과는 실험자의 태도, 행동 및 특성이 대상자의 반응을 결정하는 것을 말한다. 상황적 효과란 실험자가 노련한 사람인지 또는 첫 실험인지에 따라 결과가 달라질 수 있는 것을 의미한다.

15 순수실험설계의 정의, 장점, 단점에 대해 구분하여 설명하시오.

> **정답** ① 정의 : 외생변수의 통제법(control), 표본의 무작위화(randomization), 처치의 조작화(manipulation)의
> 　　　세 가지 조건이 모두 만족된 경우이다.
> ② 장점 : 순수실험연구에서는 실험연구의 조건을 모두 갖추고 있어서 원인과 결과를 검정할 수 있는
> 　　　연구설계이고 유사실험설계보다 내적 타당도 상의 문제가 훨씬 적다는 점에서도 우수하다.
> ③ 단점 : 실험적으로 조작할 수 없는 변수들이 많고 윤리적인 문제로 조작이 어려운 경우가 있고 단순
> 　　　히 실행이 불가능한 경우나 호손효과와 후광효과에 유의해야한다.

16 내적 타당도와 외적 타당도를 함께 강화시킬 수 있는 연구가 바람직하지만 현실적으로는 어
렵다. 그 이유는 무엇인가?

> **정답** 내적 타당도를 높이기 위하여 통제를 많이 하면 그 상황은 매우 인위적이고 제한적이어서 외적 타당도
> 가 낮아진다.
> **해설** 실험연구에서는 내적 타당도를 더 중요시하고, 비실험연구에서는 외적 타당도를 더 중요시한다.

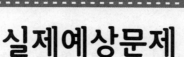

실제예상문제

01 다음 중 실험연구와 비실험연구의 가장 큰 차이점은 무엇인가?

① 통계분석방법
② 가설의 설정
③ 자료수집방법
④ 독립변수의 조작

> **01** 실험연구와 비실험연구의 가장 큰 차이점은 독립변수의 조작이다. 실험연구에서는 독립변수를 조작하여 종속변수의 변화를 관찰한다.

02 조사연구의 특성으로 올바르지 <u>않은</u> 것은?

① 조사연구는 본질적으로 비실험연구이다.
② 조사연구에서는 간단한 실험적 처치가 제공된다.
③ 흔히 변수의 백분율, 분포도, 상호관련성에 관한 정보를 얻기 위해 설계된다.
④ 조사연구는 대상자에게 자가 보고하게 함으로써 자료를 수집한다.

> **02** 조사연구는 본질적으로 비실험연구이며 어떠한 실험적 처치도 없는 것이 특징이다.

03 조사연구의 형태와 관련된 내용으로 올바르지 <u>않은</u> 것은?

① 자료수집 대상자 형태에 따라 전수조사, 집단조사 등으로 나누어진다.
② 집단조사에서 표본의 크기는 대단위조사에서보다 작다.
③ 대단위조사에서는 구체적인 내용을 조사할 수 있다.
④ 집단조사에서는 대상자들의 개인적 배경과 현재 상황에 관한 정보 등을 수집한다.

> **03** 대단위조사는 대규모 표본으로부터 비교적 피상적인 정보를 수집하는 것이다. 전국적인 암환자의 실태조사, 관절염 환자의 실태조사 등 연구목적이 전체모집단의 특성을 규명하는 것이고 체계적 표출법을 사용한 표본으로부터 자료수집이다.

정답 01 ④ 02 ② 03 ③

04 서술적 조사란 어떤 새로운 현상을 기술하기 위하여 특정 모집단을 정확히 묘사할 목적으로 수행한다. 종종 태도나 행위의 범위 또는 방향을 결정하기 위해 사용된다.

05 횡단적 조사란 여러 다른 시점에 있는 대상자의 다양한 상태를 동시에 조사하는 것으로 연구자는 다른 시기에 존재하는 다른 사람을 동시에 표집하게 되므로 시간표출의 제한점이 있다.

06 시간에 따른 변화과정을 개인특성의 영향 없이 측정 가능하다는 것은 종단적 조사의 장점에 해당한다. 횡단적 연구와는 반대로 종단적 연구는 동일한 대상자로부터 시차를 두어 적어도 두 번 이상 자료를 수집하는 방법이다.

04 어떤 새로운 현상을 기술하기 위하여 특정 모집단을 정확히 묘사할 목적으로 수행하는 조사연구는 무엇인가?

① 서술적 조사
② 비교조사
③ 상관성조사
④ 평가조사

05 여러 다른 시점에 있는 대상자의 다양한 상태를 동시에 조사하는 것은 조사연구 중 무엇인가?

① 후향적 조사
② 전향적 조사
③ 횡단적 조사
④ 종단적 조사

06 다음 중 횡단적 조사의 특징으로 올바르지 <u>않은</u> 것은?

① 모든 측정이 한 시점에서 이루어진다.
② 표본의 대표성이 연구 타당도를 결정한다.
③ 측정결과 간의 상관관계를 사정하며 인과관계를 암시할 수 있다.
④ 시간에 따른 변화과정을 개인특성의 영향 없이 측정 가능하다.

정답 04 ① 05 ③ 06 ④

07 다음은 후향적 조사에 대한 설명이다. 바르지 <u>않은</u> 것을 고르시오.

① 상황의 발생에서 시작하여 원인적 요인을 규명하려는 과거지향적인 방법이다.

② 비실험연구로서 원인추론이 가능하고 재정과 시간을 절약할 수 있다.

③ 자료수집에 통제를 가할 수 없고 혼동변수를 통제하기 어렵다.

④ 순수실험연구와 비슷한 특성이 있다.

08 '조선시대 의녀제도에 대한 연구'의 주제의 연구는 다음 중 어떤 연구인가?

① 사례연구

② 역사적인 연구

③ 방법론적 연구

④ 자연관찰 연구

09 다음은 사례연구의 특성을 기술한 내용이다. 옳지 <u>않은</u> 내용을 고르시오.

① 연구자의 편견이 개입될 가능성이 많다.

② 시간이 많이 걸린다.

③ 더 깊이 있고 자세한 연구가 존재한다.

④ 깊이 있는 연구는 되나 폭넓은 연구는 될 수 없다.

07 후향적 조사는 현존하는 어떤 현상이 과거에 일어난 다른 현상에 연계될 수 있는가에 흥미를 가지고 그것을 발생시킨 선행요인을 찾고자 시도하는 연구로, 순수실험연구와 반대되는 특성이 있다.

08 역사적 연구는 연구자가 설정한 가설의 논리성과 관련지어 과거의 기록을 추적한다든지 또는 당시에 살았던 사람들과 면담을 함으로써 과거를 객관적으로 정확하게 재구성해보려는 목적으로 시행된다.

09 [사례연구의 장점]
- 한 개인을 집중적으로 연구하므로 그 사람에 관한 자료를 많이 수집할 수 있다.
- 여러 가지 종류의 기법을 사용할 수 있다 : 검사, 인터뷰, 건강 기록이나 학교 성적부 등
- 어떤 연구도 case study보다 더 깊이 있고 자세하게 할 수 없다.
- 가설 검증은 불가능하나 앞으로의 연구방향을 제시하는데 큰 도움을 준다.

정답 07 ④ 08 ② 09 ③

10 방법론적 연구의 특성 : 통상적으로 이용되는 연구설계의 단계를 모두 거치지 않는다. 도구개발을 위한 연구도 자료의 수량화가 필요하기는 하지만 실험연구나 조사연구에서처럼 엄격한 방법을 사용하지 않을 수도 있다.

11 ①~③은 실험연구와 관련된 옳은 내용이다. 실험연구에서는 외생변수가 제거된 증거가 있어야 한다.

12 사회과학분야보다 자연과학이나 기초과학에서 순수실험설계가 용이한 이유는 연구대상이나 개입된 변수를 미리 조작하거나 통제하는 것이 용이하기 때문이다.

10 방법론적 연구에 관한 설명으로 틀린 것을 고르시오.

① 통상적으로 이용되는 연구설계의 단계를 엄격하게 거친다.
② 자료의 수량화가 실험연구나 조사연구에서처럼 엄격하지는 않다.
③ 다른 연구에 비하여 더 많은 창의력과 판단력이 필요하다.
④ 방법론적 연구는 측정도구개발을 위한 연구라고도 할 수 있다.

11 실험연구와 관련된 설명으로 틀린 것을 고르시오.

① 실험연구 방법만이 원인과 효과의 관계성을 규명해주는 연구방법이다.
② 원인은 결과보다 시간적으로 선행한다.
③ 예상된 원인과 예상된 결과 사이에는 연구자의 경험이 뒷받침된다.
④ 외생변수를 포함하는 증거가 있어야 한다.

12 실험연구 방법의 분류와 관련된 내용으로 틀린 것을 고르시오.

① 원시실험설계는 무작위화, 철저한 조작 및 대조군 설정으로 통제가 안 된 설계이다.
② 유사실험설계는 표본추출 시 무작위화 원칙이 지켜지지 않은 설계이다.
③ 실험설계는 자연과학이나 기초과학에서 흔히 사용하는 연구설계이다.
④ 사회과학분야는 순수실험설계가 용이한 학문 분야이다.

13 한 집단의 과체중 대상자들에게 운동요법 실시 전 체중과 운동요법 실시 후 체중을 측정한다면 이러한 연구설계는 어떤 설계 방법인가?

① 단일 집단 사후 설계
② 단일 집단 사전-사후 설계
③ 무작위 대조군 사전 사후 통제 집단 설계
④ 무작위 사후 통제집단 설계

13 하나의 집단을 대조군이 없이 처치를 기점으로 체중만 측정하였으므로 단일 집단 사전-사후 설계라고 할 수 있다.

14 다음 중 실험설계에 해당하지 않는 내용을 고르시오.

① 무작위 대조군 사전 사후 통제 집단 설계
② 무작위 사후 통제집단 설계
③ 무작위 솔로몬 네 집단 설계
④ 비동등성 대조군 사후 설계

14 유사실험 설계는 독립변수의 조작과 외생변수의 통제는 이루어졌으나 표본추출 시 무작위화 원칙이 지켜지지 않은 설계이다. 보기 ④는 유사실험 설계에 해당한다.

15 다음 중 외적 통제 방법이 아닌 것은 무엇인가?

① 대조군의 설정
② 환경
③ 자료수집 절차
④ 통계적 통제

15 연구상황을 통제하는 방법에는 크게 외적 통제와 내적 통제로 나눌 수 있다. 외적 통제는 연구 상황을 일관성 있게 유지하는 내용으로 대조군의 설정, 환경, 시간, 자료수집절차 등이 있다. 통계적 통제는 내적 통제의 방법이다.

16 일정한 시간에 몸무게를 측정하는 이유는 시간에 따라서 결과가 변화할 수 있기 때문이다. 즉 시간이라는 외생변수를 통제하기 위한 것이다.

17 외적 통제는 연구상황을 통제하는 방법에 관한 것으로 이루어져있다. 〈보기〉 안의 설명은 균일한 처치내용이 일관성 있게 진행되어야 한다는 의미의 설명이다.

18 무작위법은 다양한 수준의 외생변수를 가진 대상자를 실험군과 대조군에 동일하게 분포가 될 수 있는 확률을 높이는 것으로 매우 효율적으로 외생변수를 제거할 수 있는 방법이다.

16 식이요법 환자의 체중을 측정하는 연구를 진행할 때 매일 아침 식전에 몸무게를 측정하는 것은 어떠한 외생변수를 통제하기 위함인가?

① 환경
② 시간
③ 처치내용
④ 측정도구

17 다음 〈보기〉는 외적통제 방법에 관한 설명이다. 어느 것에 속하는 내용인가?

┤ 보 기 ├

순수실험 및 유사실험의 경우에서 처치내용과 정보내용이 모두 동일하게 유지되어야 한다. 대부분의 연구에서 연구의 목적, 연구진행절차 등에 대하여 설명하는 정보가 사전에 준비되어야 하고 조사연구(survey)에서는 구조적인 면접조사표를 사용해야 하며 실험연구에서는 구체적인 절차(protocol)가 일정한 것이 좋다.

① 균일한 처치내용
② 측정도구와 관찰자
③ 환경
④ 시간

18 외생변수를 통제하는 가장 효율적인 방법 중 하나로 다양한 특성을 가진 대상자를 실험군과 대조군으로 균일하게 배치하는 것은 무엇인가?

① 이중맹검법
② 통계적 통제
③ 무작위법
④ 짝짓기법

정답 16 ② 17 ① 18 ③

19 오차변량은 측정오차와 개인차에 의해 결정된다. 관찰자를 이용한 연구에서 같은 현상을 각 관찰자마다 다르게 평가한다면 이 또한 측정오차라고 할 수 있다. 이러한 측정오차를 줄이는 방법은 무엇인가?

① 관찰자 훈련을 시행한다.
② 무작위법을 시행한다.
③ 이중맹검법을 시행한다.
④ 관찰장소와 시간을 고정한다.

19 관찰자마다 측정값의 차이가 발생하는 것은 측정 오차가 높은 것이다. 측정오차를 줄이기 위해 관찰자 훈련이 필요하며 측정자 간의 신뢰도(inter-rater reliability)를 구해야 한다.

20 내적통제와 관련된 내용으로 **틀린** 것은?

① 연구대상자의 특성이 외생변수로 작용하는 것을 통제하는 것이다.
② 대상자의 학력, 직업, 나이 등은 내적요인이다.
③ 무작위 할당은 내적통제의 방법이다.
④ 동일한 관찰자를 이용하는 것은 내적통제의 방법이다.

20 내적통제는 대상자의 특성에서 비롯된 외생변수를 제거하는 것이다. 동일한 관찰자를 이용하여 측정에 의한 오차를 줄이는 것은 외적통제의 방법 중 하나이다.

21 모바일 어플리케이션을 통한 체중감량효과에 대해 연구를 진행할 때 연구자를 20~30대 사무직 남성만으로 제한을 하였다. 이는 내적 통제방법 중 어떤 방법에 해당하는가?

① 무작위할당
② 외생변수의 동질화
③ 무작위 블럭 설계법
④ 짝짓기법

21 외생변수의 동질화는 외생변수로 파악되는 변수들의 속성이 동일한 대상자만을 표본으로 사용하는 방법이다. 동질대상을 이용하는 방법은 비교적 쉬우며 상당한 통제력을 제공한다.

정답 19 ① 20 ④ 21 ②

22 문제는 연구 진행이 모두 이루어진 후 분석단계에서 통계적인 방법을 이용해서 외생변수를 처리하는 것에 대해 묻는 질문으로 통계적인 통제법에 대한 설명이다.

22 이 방법은 외생변수를 통제하는 방법으로 연구 이후 분석단계에서 사용되는 방법이다. 주로 공변량 분석방법을 사용한다. 이 방법은 무엇인가?

① 짝짓기법
② 통계적인 통제법
③ 중복노출법
④ 무작위 블록 설계법

23 내적 타당도는 독립변수의 조작이 종속변수에 유의한 차이를 나타나게 하는지의 여부에 관련된 내용이고 외적 타당도는 연구의 결과를 일반화 할 수 있는지에 관련된 내용이다.

23 연구를 통해 얻고자 하는 결과를 얻을 수 있느냐의 문제로 독립변수의 조작을 통해 종속변수에 유의한 차이를 나타내게 하는지의 여부를 나타내는 것은 무엇인가?

① 신뢰도
② 타당도
③ 내적 타당도
④ 외적 타당도

24 성숙은 연구기간이 경과함에 따라 실험대상자 내부에서 일어나는 생리적인 변화나 심리적인 변화로 인해 연구결과가 달라지는 것을 의미한다. 흔히 연구의 핵심이라고 생각하지 않는 제3변수 개입과 성숙은 서로 분리하여 측정하기보다는 함께 작용하는 외생변수로 처리한다.

24 내적 타당도 중 연구기간이 경과함에 따라 실험대상자 내부에서 일어나는 생리적인 변화나 심리적인 변화로 인해 연구결과가 달라지는 것을 의미하는 것은 무엇인가?

① 성숙
② 확산
③ 수령
④ 탈락

정답 22 ② 23 ③ 24 ①

25 한 대상자에게 같은 도구를 이용하여 사전조사(pretest)와 사후조사를 실시하는 경우 그 대상자가 조사내용에 대해 예민하게 반응하거나 사전조사 내용을 기억하여 사후조사에 영향을 받는 것은 무엇인가?

① 평균치로의 수렴
② 성숙
③ 대상자 탈락
④ 시험효과

25 시험효과란 한 대상자에게 같은 도구를 이용하여 사전조사와 사후조사를 실시하는 경우 그 대상자가 조사내용에 대해 예민하게 반응하거나 사전조사 내용을 기억하여 사후조사에 영향을 미치게 되는 경우를 말한다. 이러한 문제를 해결하기 위해 사전조사와 사후조사는 1~2주의 시차를 두어 기억이 어느 정도 사라진 다음에 하는 것이 좋다.

26 등간척도나 비율척도를 이용하여 개개인의 점수를 측정할 때 극단적인 점수를 가진 사람들에게 같은 척도로 재조사하면 첫 번째 값보다는 평균 쪽으로 움직여진 점수를 얻게 되는 것은 무엇인가?

① 성숙
② 평균치로의 수렴
③ 시험효과
④ 대상자 탈락

26 문제는 평균치로의 수렴에 대한 설명이다. 이와 같은 오차를 제거하기 위해 대조군을 두며 정상군에서의 자료와 비교하는 방법을 사용하여 논의에서 결과를 해석해야 한다.

27 후광효과에 대한 설명으로 올바르지 <u>않은</u> 것은?

① 실험자 효과 또는 실험자 편중이라고도 한다.
② 측정자가 대상자의 특성으로 인해 측정하려는 다른 특성을 잘못 평가하는 것을 말한다.
③ 측정 시 연구자는 객관성을 유지하도록 해야 한다.
④ 편중을 막기 위해서 반드시 이중차단 장치를 해야 한다.

27 ④는 반드시 이중차단 장치를 해야 한다는데 이는 선택사항이다. 이중차단의 경우 좋은 통제방법이지만 실제 모든 연구에서 사용하기는 어렵다.

정답 25 ④ 26 ② 27 ④

checkpoint 해설&정답

28 문제의 내용은 실험의 확산에 대한 설명이다. 아울러 대상자 간의 물리적인 접촉뿐만 아니라 실험자의 부주의 때문에 실험 효과가 대조군에 오염될 수도 있다. 교육을 중재내용으로 할 때 이러한 확산의 문제가 심하다.

28 실험군의 대상자와 대조군의 대상자가 서로 의사소통할 수 있는 경우에 이들이 자유로이 정보를 교환한다면 실험군의 특색이 없고 실험의 효과를 얻지 못하는 경우가 생기는데 이것을 무엇이라고 하는가?

① 실험의 확산
② 대상자 탈락
③ 시험효과
④ 후광효과

29 호손효과는 연구대상자가 자신이 연구대상으로 선정되었다는 사실을 알게 될 때 보통 때와 달리 반응하는 데서 파생되는 결과를 뜻한다.

29 일종의 반응 현상으로서 개인들이 자신의 행동이 관찰되고 있음을 인지하게 될 때 그에 대한 반응으로 자신들의 행동들을 조정, 순화시키는 것은?

① 실험의 확산
② 호손효과
③ 시험효과
④ 후광효과

30 [표본조사를 하는 이유]
• 전수조사를 하는 것이 현실적으로 어려움
• 무한모집단이면 전수조사가 불가능
• 시급히 어떤 조치를 취해야 하는 경우
• 조사대상을 파괴하지 않으면 안 되는 경우
• 전수조사를 하면 비표본 추출 오차가 커져 오히려 정확성이 떨어짐 (비표본 추출 오차: 조사기입, 입력, 결측치 등에 오류)
• 표본조사만으로 적당한 오차한계 내에서 모수를 추정

30 표본조사를 하는 이유로 적합하지 않은 것은?

① 전수조사를 하는 것이 현실적으로 어렵다.
② 시급히 어떤 조치를 취해야 하는 경우에 실시한다.
③ 무한모집단이면 전수조사가 불가능하다.
④ 전수조사를 하면 무조건 정확성은 높아진다.

정답 28 ① 29 ② 30 ④

31 다음 중 확률표본 추출법의 종류가 <u>아닌</u> 것은?

① 단순무작위 표본추출법
② 계통적무작위 표본추출법
③ 군집 표본추출법
④ 편의 표본추출법

32 다음 〈보기〉는 무슨 표본추출법에 대한 설명인가?

┤ 보 기 ├

표본추출 틀의 모든 표본추출 단위들 중 '몇 번째마다' 표본을 뽑는 방법. 처음 시작 번호는 무작위, 그 이후 일정 간격 번호 조사대상이 자연적 주기성을 갖고 있을 때, 표본오차가 심각해지는 단점이 있다.

① 군집 표본추출법
② 단순무작위 표본추출법
③ 계통적 무작위 표본추출법
④ 층화무작위 표본추출법

31 · 확률표본추출법
단순무작위 표본추출법/계통적무작위 표본추출법/층화무작위 표본추출법/군집 표본추출법
· 비확률 표본추출법
편의 표본추출법/판단 표본추출법/순차 표본추출법

32 계통적 무작위 표본추출법은 표본추출 틀의 모든 표본추출 단위들 중 '몇 번째마다' 표본을 뽑는 방법이다.
예 1학년 전학생의 성적 평균을 구하려고 할 때 모집단(1학년 전학생)에서 표본(뒤 번호가 3인 학생)을 뽑는 방식

정답 31 ④ 32 ③

33 [문제 하단의 표 내용 참고]

33 다음 중 연결이 <u>잘못된</u> 것은?

① 오차 – 표본통계량과 모수와의 차이
② 표본추출오차 – 표본을 사용하여 모집단에 대한 정보를 추정
③ 비표본추출오차 – 표본추출과 관계없이 발생, 조사대상이나 조사자의 행동의 다양성
④ 결측치 – 조사자가 미숙하여 틀린 응답을 얻은 경우

»»○

오차(error)	표본통계량과 모수와의 차이
표본추출오차 (sampling error)	표본을 사용하여 모집단에 대한 정보를 추정
비표본추출오차 (nonsampling error)	표본추출과 관계없이 발생, 조사대상이나 조사자의 행동의 다양성
결측치(missing data)	자료를 실제로 얻지 못함
응답오차 (response error)	조사자가 미숙하여 틀린 응답을 얻은 경우 조사대상자 무지, 기억불능, 조사자를 기쁘게 하려고 틀린 응답을 하는 경우 등
자료처리오차	조사성적표 기입, 입력, 계산과정 자료수집 방법의 차이
설문조사	직접기입과 면담 시의 오차

34 ①, ②, ④는 양적 연구의 특성이므로 질적 조사에 속하는 현상학적 연구 방법의 특성이라고 할 수 없다. 그리고 현상학적 연구는 오랜 시간을 통해 지속적으로 자료를 수집하는 질적 연구방법의 일환이므로 장기간에 걸친 사회적 과정을 연구하는 데 적합한 연구방법이다.

34 현상학적 연구의 특성으로 옳은 것은?

① 모수(parameter)를 추정하는 것을 목적으로 한다.
② 원하는 변수를 미리 설정하여 측정한다.
③ 오랜 시간 지속적으로 자료를 수집한다.
④ 가설을 계량적으로 검증할 수 있다.

35 다음 중 항목과 설명의 연결이 옳지 <u>않은</u> 것은?

① 모집단 : 연구자가 관심을 갖는 사람이나 사물의 전체 대상
② 표적 모집단 : 연구자가 관심 있어서 일반화하고자 하는 전 사례 집단
③ 근접 모집단 : 연구자가 접근할 수 있는 사례집단
④ 표본 : 전체 모집단에서 표본 요소를 뽑는 과정

36 다음 중 표본을 선정하는데 가장 중요한 고려점은 무엇인가?

① 대표성
② 신뢰성
③ 현실성
④ 검정성

37 다음 설명 중 바르지 <u>않은</u> 내용을 고르시오.

① 각 대상자가 같은 확률로 선정되는 과정을 확률표집이라고 한다.
② 무작위표출에서는 모집단에 구성원이 표집될 가능성을 똑같이 가진다.
③ 각 대상자가 같지 않은 확률로 추출되는 과정을 비확률표집 이라고 한다.
④ 비확률표집 방법은 대표성을 가진다.

38 표본은 모집단을 이루는 기본적인 하위단위로 구성되며 그 단위 각각을 표본요소라고 한다. 표집은 전체 모집단에서 모집단을 대표하는 표본요소를 뽑는 과정이다. 문제에서 표집단위는 대학병원이고 표집요소는 입원환자이다.

38 연구자가 대학병원 입원환자의 통증양상을 조사하려고 한다. 연구의 표집요소는 무엇인가?

① 대학병원
② 가족
③ 입원 환자
④ 통증양상

39 단순 무작위 표집방법은 컴퓨터 추첨이나 난수표를 이용하여 모집단에 포함되어 있는 모든 조사단위에 표본으로 뽑힐 기회를 똑같이 부여해 놓고 표본을 추출하는 방법이다.

39 난수표, 혹은 컴퓨터 추첨방법을 이용하는 확률표집 방법은 무엇인가?

① 단순 무작위 표집방법
② 체계적 표집방법
③ 단계적 무작위 표집방법
④ 군락 표집방법

40 군락 표집방법은 확률 표집방법 중에서 모집단을 구성하는 요소로서의 개인 하나하나를 뽑는 것이 아니고 집단으로 추출하는 방법을 의미한다.

40 다음 표집방법 중 확률 표집방법은 무엇인가?

① 편의 표집방법
② 할당 표집방법
③ 군락 표집방법
④ 눈덩이식 표집방법

정답 38 ③ 39 ① 40 ③

41 연구자가 자기의 임의대로, 편의에 의해 표본을 선정하는 방법은 무엇인가?

① 군락 표집방법
② 체계적 표집방법
③ 단순 무작위 표집방법
④ 편의 표집방법

41 편의 표집방법은 연구자가 자기의 임의대로, 편의에 의해, 표본을 선정하는 방법으로써 대표성이 확보되지 않은 방법이다.

42 후천성면역결핍증 환자를 대상으로 연구를 하고자 할 때 고려할 수 있는 표집방법은?

① 할당 표집방법
② 편의 표집방법
③ 군락 표집방법
④ 눈덩이식 표집방법

42 눈덩이식 표집방법은 자신을 쉽게 노출하기 싫어하는 대상자를 연구할 때 사용하는 방법으로 원하는 특징을 가진 표본을 구하기가 매우 힘들 때 사용하는 방법이다.

43 군락 표집방법의 특성으로 올바르지 않은 것은?

① 모집단이 크고 넓게 분포된 연구에서 군락 표집방법이 많이 활용된다.
② 표본단위의 수가 줄어들면 오차가 줄어든다.
③ 표본단위의 목록만 있으면 첫 단계의 표집이 가능하다.
④ 비용과 시간이 적게 든다.

43 군락 표집방법은 표본단위의 수가 줄어들면 오차가 늘어나는 단점이 있으며 군락 표집방법에 의해 선택된 군락이 지리적, 문화적 또는 생태학적으로 우연히 동질의 집단만 표출될 수 있기 때문에 통계검정의 기본전제인 독립성과 무작위성을 해칠 우려가 있으므로 이 자료를 이용할 때 확률적인 진술을 피하는 것이 좋다고 통계학자들은 권하고 있다.

정답 41 ④ 42 ④ 43 ②

44 할당 표집방법은 모집단의 특성을 대표하는 일정수의 카테고리를 정해 그 카테고리를 대표하는 사례수를 정하며 이 카테고리에서 사례수를 작위적으로 추출한다. 층화추출과 동일한 방법인데 모집단의 확률을 모를 때 사용한다. 대중의 의견조사를 할 때 많이 쓰이며, 모집단의 여러 특성을 구분지어 표본을 추출하기 때문에 대표성이 어느 정도는 유지되는 방법이다.

45 표본의 크기를 결정하는 요인은 모집단의 동질성, 연구설계, 분석하는 변수의 수, 연구 기간, 측정도구의 민감성, 시간과 비용이다.

46 표본의 하위집단(subgroups)을 비교하기 위해서는 표본의 크기를 크게 잡는 것이 좋다.

---

44 할당 표집방법에 대한 설명으로 <u>틀린</u> 것은?

① 층화추출과 동일한 방법인데 모집단의 확률을 모를 때 사용한다.
② 대중의 의견조사를 할 때 많이 쓰인다.
③ 대표성이 확실하게 유지되는 방법이다.
④ 표본이 모집단의 다양한 부분을 대표할 수 있도록 하는 표집방법이다.

45 다음 중 표본의 크기를 결정하는 요인이 <u>아닌</u> 것은 무엇인가?

① 변수의 수
② 측정도구의 민감성
③ 연구가설
④ 연구설계

46 다음 중 표본의 크기와 관련된 내용으로 올바르지 <u>않은</u> 것은?

① 표본의 크기는 집단 구성원의 분산도가 클수록 증가한다.
② 일반적으로 표본 크기가 클수록 좋다
③ 우편으로 자료를 수집할 경우에는 표본의 크기를 크게 잡는 것이 좋다.
④ 표본의 하위집단을 비교하기 위해서는 표본의 크기를 작게 잡는 것이 좋다.

정답 44 ③ 45 ③ 46 ④

47 다음 중 표본의 크기와 관련된 내용으로 올바르지 <u>않은</u> 것은?

① 실험연구는 검정력과 유의도 수준에 입각하여 표본 수를 정한다.

② 서술연구는 일반적으로 적은 표본으로 측정이 가능하다.

③ 상관성 연구는 측정도구 문항 수에 따라 5 ~ 10배의 대상수로 한다.

④ 두 집단 간을 비교해서 차이가 근소할 경우는 표본 크기가 커야 진정한 차이를 찾아낼 수 있다.

47 서술연구에서 표본의 크기는 모집단 크기와 자료수집 내용에 따라 달라진다.

48 다음 중 할당 표집의 장점이 <u>아닌</u> 것은 무엇인가?

① 상대적으로 시간과 노력이 덜 든다.

② 현지 조사비용을 줄일 수 있다.

③ 계층효과를 얻을 수 있다.

④ 연구자의 편중이 작용할 수 있다.

48 할당 표집은 계층의 사례 수에 비례하여 할당을 정하는 과정에서 연구자의 편중이 작용될 가능성이 있다는 점이 단점으로 작용한다.

49 표본조사의 장·단점 중 옳지 <u>않은</u> 것은?

① 전수조사보다 자세히 조사할 수 있다.

② 내용을 깊이 있게 세분화하여 다루고자 할 때는 적절하지 않다.

③ 조사자와 대상자의 통제가 비교적 가능하다.

④ 적절한 표본을 추출하는 것이 용이하다.

49 표본조사에서 가장 어려운 점은 대표성을 갖는 표본을 추출하는 것이다. 연구자는 연구에 따라 다양한 방법을 통해서 대표성을 가지는 적절한 표본을 추출해야 한다.

정답 47 ② 48 ④ 49 ④

checkpoint 해설 & 정답

50 일반적으로 설문지법은 면접법보다 비용 부담이 적다. 설문지는 성문화된 언어적 표현에 의존하기 때문에 응답자가 보고할 의사가 있어야 하며, 보고할 수 있는 소재가 있어야 원만한 성과를 얻을 수 있다. 면접보다 시간, 노력 및 비용이 적게 든다는 장점이 있다. 또한, 익명으로 자료수집이 가능하다.

51 충분한 선택지가 주어지지 못할 때 응답자는 원하지 않는 답을 강요받아 정확한 답을 얻을 수 없다.

52 구조적 설문지보다 응답자가 많은 시간을 투자해야 하고 작성내용도 상대적으로 많으므로 대상자에게 심리적인 부담을 줄 수 있다.

---

50 설문지 조사법의 특성으로 올바르지 <u>않은</u> 것은?

① 설문지는 응답자의 보고 의지가 있어야 한다.
② 면접보다 시간, 노력 및 비용이 적게 든다는 장점이 있다.
③ 또한 익명으로 자료수집이 가능하다.
④ 설문지법은 면접법보다 비용 부담이 크다.

51 구조적 설문지의 장·단점에 관한 내용으로 바르지 <u>않은</u> 것은?

① 주어진 시간 내에 많은 질문에 응답할 수 있다.
② 언어적 구사력이 불충분한 사람에게서도 자료수집이 가능하다.
③ 계량적 분석이 용이하다.
④ 선택지가 있으므로 정확한 답을 얻을 수 있다.

52 개방형 설문지의 장·단점에 관한 내용으로 바르지 <u>않은</u> 것은?

① 응답의 다양성을 기할 수 있고, 깊이 있는 응답을 얻을 수 있다.
② 구조적 설문지보다 심리적인 압박이나 지루함이 덜하다.
③ 응답자에게 충분한 시간적 여유를 줄 수 있으므로 심사숙고하여 대답할 수 있다.
④ 기대하지 않았던 새로운 사실을 발견할 수 있다.

정답 50 ④ 51 ④ 52 ②

53 다음 중 설문 도구의 구조화 정도에 영향을 주는 요인으로 바르지 <u>않은</u> 것은?

① 도구제작의 목적
② 응답자들의 언어구사력
③ 도구제작의 기간
④ 반응 소요시간

54 설문지의 내용에서 고려해야 할 점으로 올바르지 <u>않은</u> 것은?

① 사용되는 말의 개념이 정확해야 한다.
② 질문은 가능한 부정문으로 작성한다.
③ 문항과 관련하여 적절한 선택 가능성이 있어야 한다.
④ 내용에는 어떤 암시나 가정이 포함되어서는 안 된다.

55 다음의 〈보기〉와 같은 질문의 유형은 무엇인가?

> ┤ 보 기 ├
>
> 문 : 당신은 대한간호협회의 회원입니까?
> ☐ 예 (   )   ☐ 아니오 (   )

① 선다식 질문
② 이분식 질문
③ 서열식 질문
④ 평정식 질문

53 설문 도구의 구조화 정도는 도구제작의 목적, 응답자들의 언어구사력, 반응 소요시간을 고려한다.

54 설문 문항은 구체적으로 설정하여 응답자가 자신의 의견을 선택하기 쉽도록 구성하는 것이 좋다. 문항이나 질문이 부정문으로 작성되어 있으면 응답자의 혼란을 유발할 수 있으므로 설문지의 내용은 될 수 있는 대로 긍정문으로 작성하는 것이 좋다.

55 〈보기〉의 질문은 '예/아니오'의 이분식 질문이다.
선다식 질문은 다양한 내용을 상호배타적으로 묻는 것으로 예를 들면 "간호화를 선택하는 기준은? ① 가격, ② 디자인, ③ 브랜드, ④ 평판 등"이 이에 해당한다.
서열식 질문은 〈보기〉 중에서 우선순위를 정하는 것으로 예를 들면 "간호화를 선택할 때 중요하다고 생각되는 것을 순서대로 2개 고르시오." 가 이에 해당한다.
평정식 질문은 선택의 강도를 알아보는 질문으로 예를 들면 "간호화의 가격이 적당하다고 생각합니까? ① 매우 저렴하다. ② 저렴하다. ③ 보통이다. ④ 비싸다. ⑤ 매우 비싸다." 를 들 수 있다.

정답 53 ③   54 ②   55 ②

checkpoint **해설 & 정답**

56 선다식 질문을 작성할 때는 가능한 내용을 총망라하면서도 각각 질문의 문항을 상호배타적으로 구성해야 한다. 또한, 연구목적에 적합한 응답을 정확하고 쉽게 얻을 수 있도록 구체적으로 표현하는 것이 좋다. 그러므로 특정 대답을 암시하는 질문은 피해야 한다.

57 질문에 대한 답에서 강도를 알아내려는 척도로 가장 보편적인 평정척도는 Likert 형식의 질문이다.

58 면접법은 시간과 비용 그리고 연구자의 노력이 상대적으로 많이 소요되어 절차상의 어려움이 많이 따르고 객관성의 확보가 어려워 간호학 등 많은 연구에서 빈번하게 사용되는 방법은 아니다.

56 선다식 질문을 작성할 때 고려해야 할 점으로 올바르지 <u>않은</u> 것은?

① 이분식 질문보다 더 많은 정보를 줄 수 있다.
② 의견이나 태도를 묻는 데 적합하다.
③ 각 항목이 상호배타적이어야 한다.
④ 선택지는 가급적 암시적으로 작성한다.

57 다음과 같은 질문의 유형은 무엇에 해당하는가?

> 안락사 제도를 어떻게 생각하십니까? "절대 찬성-찬성-중립-반대-절대 반대" 등의 5단계 답을 주어 그 표시한 답을 가지고 점수화하는 방법

① 선다식 질문
② 이분식 질문
③ 서열식 질문
④ 평정식 질문

58 면접법의 설명에 관한 내용으로 올바르지 <u>않은</u> 것은?

① 간호학 연구에서 가장 흔하게 사용되는 방법이다.
② 면접은 새로운 개념의 탐색 도구로 사용된다.
③ 연구 과정에서는 자료수집의 도구로 면접이 이용된다.
④ 보통 다른 자료수집방법을 보완하는 방법으로 사용되는 때도 있다.

정답 56 ④ 57 ④ 58 ①

59 다음 중 성공적인 면접의 조건으로 올바르지 <u>않은</u> 것은?

① 호감 유도
② 조사의 중요성 인식
③ 라포 형성
④ 심리적 장애 요인 극복

60 표준화 면접에 대한 설명으로 올바르지 <u>않은</u> 것은?

① 경험이 적은 면접자도 용이하게 수행할 수 있다.
② 수집된 자료의 결과를 비교할 수 있다.
③ 새로운 개념을 발견할 수 있다.
④ 면접상황에 대한 융통성과 적응도가 낮다.

61 연구목적의 한도 내에서 실시하되 질문의 순서나 문항이 미리 정해지지 않아 상황에 따라 질문의 내용과 순서가 정해지는 방법은 무엇인가?

① 구조적 면담
② 비구조적 면담
③ 참여관찰
④ 생리적 측정

59 성공적인 면접의 조건은 호감 유도, 조사의 중요성 인식, 심리적 장애요인 극복이다. 라포는 대상자와 처음 만남에서 형성되는 것이 아니라 지속적인 교류를 통해 이루어진다.

60 미리 준비된 구조적 조사표에 따라 모든 피면접자에게 같은 내용을 같은 순서로 면접하는 것으로 면접자가 말을 바꾸거나 개별적인 상황에 적합한 질문을 할 자유가 없으므로 새로운 개념을 발견하는 것은 어렵다.

61 비구조적 관찰은 면접상황에 맞추어 질문할 수 있는 융통성이 있으며, 일정한 주제 내에서 면접자에게 최대한의 재량권이 부여되는 방법이다.

62 준표준화 면접은 연구목적에 부합되는 중요한 질문에 대해서는 일정한 질문목록을 만들어 표준화 면접의 형태로 사용된다. 추가되는 질문에 대해서는 면접자가 자유로이 사용할 수도 있고 생략할 수도 있게 융통성을 부여하여 비표준화 면접형태를 갖추게 한다.

63 1대1 면접은 면접 중 관찰을 통해 부가적인 자료를 얻을 수 있다.

64 참가자의 동의를 얻어 비디오나 오디오로 토론내용을 기록하고 기록한 내용을 문서화시킨 뒤 해당 내용을 가지고 주요개념을 분석하는 과정을 통해서 정보를 획득한다.

62 미리 준비된 구조적 조사표에 따라 같은 내용으로 면담을 진행하고 이후 추가되는 질문에 대해서는 면접자가 자유로이 답하는 것은 무엇인가?

① 표준화 면접
② 비표준화 면접
③ 준표준화 면접
④ 참여 관찰법

63 면접법의 특징에 대한 설명으로 올바르지 <u>않은</u> 것은?

① 면접법은 1대1의 면접에 의해 자료를 수집하므로 회수율이 높다.
② 독해력이 떨어지는 사람도 면접에는 응답할 수 있다.
③ 피면접자와 면접자의 상호작용을 통해 정확한 자료를 얻을 수 있다.
④ 면접 중 관찰은 가급적 지양해야 한다.

64 초점 그룹 인터뷰의 내용으로 올바르지 <u>않은</u> 것은?

① 일반적으로 7~8명 정도의 사람들이 조사의 대상 그룹을 이룬다.
② 프라이버시 보호를 위해 참가자들의 토론내용은 절대 녹음하지 않는다.
③ 진행자의 경향이나 판단 또는 능력에 의해 크게 내용이 바뀔 수 있다.
④ 목적하는 정보를 얻지 못할 가능성이 큰 단점이 있다.

정답 62 ③ 63 ④ 64 ②

65 자료의 근거가 되는 대상의 상태를 시각과 청각을 이용하여 자료수집하는 방법은?

① 관찰법
② 질문지법
③ 생리적 측정
④ 초점 그룹 인터뷰

66 관찰법 중 연구자가 집단의 일원이 되어 자연스럽게 깊이 있는 관찰을 수행하는 것을 무엇이라고 하는가?

① 구조적 관찰
② 비구조적 관찰
③ 참여 관찰
④ 비참여 관찰

67 탐색연구의 일환으로 관찰시간이나 시기를 규정하지 않은 상태에서 진행하는 관찰은 어떤 관찰법인가?

① 구조적 관찰
② 비구조적 관찰
③ 참여 관찰
④ 비참여 관찰

65 관찰법은 자료의 근거가 되는 대상의 상태를 시각과 청각을 이용하여 자료로 수집하는 방법이며 이는 직접성, 자연성, 알리고 싶지 않은 내용의 자료수집이 가능한 특징이 있다.

66 참여 관찰은 관찰대상 집단의 내부에 들어가서 그 구성원의 일부가 되어 공동생활에 참여하면서 관찰하는 방법으로 조사대상자들의 생생한 삶을 깊이 있게 파악하고자 할 때 유익하다. 구성원으로서 임무를 수행하면서 관찰을 해야 하므로 비조직적 관찰에서 많이 사용된다.

67 비구조적 관찰은 비통제적 관찰(un-controlled observation)이라고도 한다. 관찰의 대상, 방법, 관찰시간이나 관찰시기가 분명히 규정되지 않은 상태에서 관찰하는 방법으로 흔히 사전실험연구나 탐색연구에서 많이 활용된다.

정답 65 ① 66 ③ 67 ②

68 관찰자는 준거가 되는 관찰도구를 가지고 관찰을 시행하여야 한다. 즉 지양이 아니라 지향이 되어야 옳다.

69 생리적 변수의 측정은 환자의 치료 및 간호 효과를 측정할 수 있는 중요한 방법이다. 보기 ①~③번은 일반적으로 자가보고를 통해서 측정을 하지만, ④의 경우는 객관적인 방법을 통해서 측정되는 생리적인 변수이다.

70 특정 생리적 현상은 객관적이기보다는 주관적이다. 이러한 경우에 필기도구가 감각측정에 자주 사용된다. 예 Glasgow coma scale

68 다음 중 관찰결과의 신뢰도를 높이려는 방법으로 올바르지 <u>않</u>은 것은?

① 관찰의 오차를 줄이기 위한 관찰자의 기술 습득
② 관찰도구 사용 지양
③ 관찰결과에 대한 반복 및 상호평가
④ 예비대상자 관찰 후 상호 신뢰도 평가

69 다음 중 생리적 측정법으로 측정할 수 있는 것은?

① 직무만족도
② 자기효능감
③ 자가간호역량
④ 심박수

70 생리적 측정법에 관한 설명으로 올바르지 <u>않은</u> 것은?

① 생리적 변수는 생리적 측정법으로만 측정할 수 있다.
② 직접 측정 혹은 간접 측정이 가능하다.
③ 생리적 측정 도구의 타당도는 정확도 또는 민감도를 측정한다.
④ 현재 대상자들에게 많이 사용되고 있는 도구 중에서 선택하여 연구에 활용하는 것이 바람직하다.

정답 68② 69④ 70①

71 생리적 측정법의 장·단점으로 올바르지 <u>않은</u> 것은?

① 객관성을 내포한다.

② 사회 심리적 측정 방법보다 신뢰도가 높다.

③ 기계적 특성을 알지 못하면 오차가 발생할 수 있다.

④ 상대적으로 저렴하게 이용할 수 있다.

71 일반적으로 생리적 측정에 사용되는 장비는 다른 측정 방법과 비교하여 사용 비용이 고가인 경우가 많아서 개인이나 작은 기관에서 사용하기가 어렵다.

72 어떤 주제에 대한 많은 사람의 의견을 모은 후 이 의견에 대해 동의하는 정도로 개인들의 태도나 성향을 분류하는 방법은 무엇인가?

① 투사법

② Q분류법

③ 일지

④ 델파이법

72 Q분류 방법은 개인의 가치나 태도와 같은 주관성이 짙은 부분을 과학적으로 측정하는 방법으로 특정 주제에 대한 관련 전문가에게 의견을 모으고 동의하는 정도를 측정하는 방법으로 진행한다.

73 다음 중 전문가들의 의견조사를 통해 합의된 내용을 얻는 방법은 무엇인가?

① Q분류법

② 일지

③ 투사법

④ 델파이법

73 델파이법은 내용이 아직 전혀 알려지지 않거나 일정한 합의점에 달하지 못한 내용에 대해 수차례에 걸친 전문가들의 의견조사를 통해 합의된 내용을 얻는 방법으로 거리와 시간상 면접이 불가능한 경우에 사용한다.

정답 71 ④ 72 ② 73 ④

74 일반적으로 표준화 면접법은 신뢰도가 높고, 비표준화 면접법은 타당도가 높다.

75 생리적 측정에서는 그 과정 자체가 기계적 장치를 사용하거나, 침습적일 수 있어 변수에 영향을 주는 경우가 많다. 예를 들어 혈압을 측정한다고 했을 때 혈압을 측정하는 행위 자체가 혈압에 영향을 줄 수 있기 때문에 반복 측정 시 일정한 간격을 두어야 한다.

76 측정은 어떤 속성의 양을 표현하려는 목적으로 숫자를 배정하는 규칙으로 구성한다.

74 다음 중 표준화 면접에 대한 설명이 <u>아닌</u> 것은?

① 새로운 개념을 발견할 가능성이 희박하다.
② 도구의 신뢰도가 낮은 단점이 있다.
③ 자료의 분석에 공통성이 유지되므로 결과 비교가 가능하다.
④ 경험이 적은 면접자도 용이하게 사용할 수 있다.

75 다음 중 각 자료수집 방법에 대한 설명으로 옳지 <u>않은</u> 것은?

① 생리적 측정법 : 다른 사회심리적 측정방법보다 신뢰도와 타당도가 높으며, 그 측정 과정에서 측정하려는 변수에 영향을 미치는 경우가 적다.
② 사회심리측정도구 : 사회심리척도에 의존한 연구에서는 자료수집도구의 질이 주로 연구의 전반적인 질을 결정한다.
③ 면접법 : 자료수집 절차는 면접의 착수, 면접의 실시, 면접 결과의 기록, 면접의 종결단계에 따른다.
④ 질문지 조사법 : 질문어구는 되도록 긍정문으로 제시하고 이에 대한 찬성 또는 반대를 물어야 하며 문장 내에 서로 다른 내용이 두 가지 이상 포함되어서는 안 된다.

76 현실 세계의 현상을 수량화하기 위하여 숫자적인 가치를 부여하는 것을 무엇이라고 하는가?

① 가설검증
② 측정
③ 연구문제
④ 표집

정답 74 ② 75 ① 76 ②

77 측정의 원칙 중 어떤 속성을 수량화하기 위하여 대상에 숫자를 배정하는 것은 무엇이라고 하는가?

① 수량화
② 규칙
③ 추상화
④ 표본추출

78 속성을 분류하기 위해 숫자를 사용할 뿐이며 배정되는 숫자에 수량적 정보를 전달하려는 의도는 <u>없는</u> 측정수준은 무엇인가?

① 명목척도(nominal measurement)
② 서열척도(ordinal measurement)
③ 등간척도(interval measurement)
④ 비율척도(ratio measurement)

79 등급 간에 상대적인 등위를 표시하고 있지만 얼마나 다른지는 구분할 수 <u>없는</u> 척도는 무엇인가?

① 명목척도
② 서열척도
③ 등간척도
④ 비율척도

80 서열척도는 등급 간에 상대적인 등위를 표시하고 있지만 얼마나 다른지는 구분할 수 없다. 상대적 위치 비교이지, 상대적 크기 비교가 아니다.

80 학생의 석차나 품질의 등급(상, 중, 하)을 나타내는 척도는 무엇인가?

① 등간척도
② 서열척도
③ 명목척도
④ 비율척도

81 비율척도는 측정수준이 가장 높은 단계로 측정치의 순위와 측정치 간의 간격뿐만 아니라 절대적인 크기도 가진다.

81 합리적이고 의미 있는 절대 '0'을 가지는 척도는 무엇인가?

① 명목척도
② 등간척도
③ 서열척도
④ 비율척도

82 등간척도란 등급 간의 간격이 같은 것으로 간주하며 대부분의 교육 및 심리검사에서 이용한다. 예를 들면, 성적, 지능지수, 체온 및 온도는 등간척도를 토대로 한 자료이다.

82 등급 간의 간격이 일정하므로 척도의 수량화가 가능하고, 상대적 크기 비교가 가능한 척도는 무엇인가?

① 명목척도
② 서열척도
③ 등간척도
④ 비율척도

정답 80 ② 81 ④ 82 ③

83 다음 중 측정 환경과 관련된 오차가 <u>아닌</u> 것은 무엇인가?

① 관찰자의 존재가 측정에 영향을 미치는 경우 생기는 오차

② 온도, 습도, 조명, 시간과 같은 환경적 요인이 영향을 미치는 경우 발생하는 오차

③ 면담 시 대상자와의 관계 형성이 부적절한 경우 발생하는 오차

④ 피험자의 피로나 배고픔 등과 같은 요인으로 발생하는 오차

83 [측정 환경에 기인한 오차]
연구조건이나 상황이 포함되며 관찰자의 존재 자체가 측정에 영향을 미치거나 온도, 습도, 조명, 시간과 같은 환경적 요인이 포함된다. 면담 시 대상자와 면담자 간에 관계 형성이 잘 안 되거나 대상자가 의심이 많을 때 결과가 왜곡될 수 있다.

84 도구가 측정하고자 하는 현상을 일관성 있게 측정하는 정도를 무엇이라 하는가?

① 신뢰도

② 타당도

③ 동시 타당도

④ 만족도

84 신뢰도란 실험, 검사, 혹은 측정절차를 반복 시행했을 때 어느 정도 같은 결과를 산출하는가의 정도를 말한다.

85 연구도구가 측정하려고 하는 개념을 실제로 측정하고 있는지에 대한 평가 결과를 무엇이라고 하는가?

① 적합도

② 타당도

③ 신뢰도

④ 만족도

85 타당도는 측정 도구가 측정하고자 하는 개념의 속성을 제대로 측정하는 정도이다. 암 환자의 불안을 측정하도록 고안된 도구는 불안을 측정해야지 항암 화학요법의 부작용이나 병태 생리적 변화를 측정해서는 안 된다는 것이다.

정답 83 ④ 84 ① 85 ②

86 준거 타당도는 측정 도구에 의한 점수와 어떤 기준 간의 관련성을 찾는 실용적인 접근법이다. 측정 도구가 이론적 성향이나 추상적 속성을 측정하고 있는가에 관해서는 관심이 없으며 측정 도구에 의한 점수가 어떤 기준점수와 일치한다면 준거 타당도가 높다고 말할 수 있다.

87 동시 타당도는 아래의 예측 타당도보다 더 객관적이고 양적인 타당도에 속하며, 외적 준거와 검사의 수행이 동시에 비교된다. 기존의 검사지를 개정하거나 대체할 새 검사지를 만들었을 때도 동시 타당도를 통해서 그 타당도를 보장받을 수 있을 것이다. 물론 기존의 유사한 검사가 존재하지 않을 때는 쓸 수 없다는 한계가 있다.

88 구성 타당도는 측정하려고 하는 추상적인 개념(이론)이 측정 도구에 의해 제대로 측정되었는가의 정도를 파악하는 타당도를 말한다.

86 측정 도구와 외적 준거를 비교하여 결과가 유사한지 평가하는 방법으로 이들 사이의 상관관계가 높으면 타당도가 높다고 평가하는 것은 무엇인가?

① 내용 타당도
② 준거 타당도
③ 구성 타당도
④ 동시 타당도

87 다음 〈보기〉에 해당하는 타당도는 무엇인가?

┤ 보 기 ├

공인 타당도라고도 하며 기존에 존재하는 외적 준거를 통해 데이터를 확보하고, 새로 제작한 측정 방법의 결과와 비교하여 상관관계가 있는지 확인하고 있다면 타당도가 높다고 할 수 있다.

① 구성 타당도
② 준거 타당도
③ 동시 타당도
④ 내용 타당도

88 측정 도구가 어떤 개념 또는 구성을 정확히 측정하고 있는지를 확인하는 타당도는?

① 내용 타당도
② 준거 타당도
③ 구성 타당도
④ 구조 타당도

정답 86 ② 87 ③ 88 ③

89 다음 〈보기〉에 해당하는 것은 무엇인가?

| 보 기 |

도구가 측정하고자 하는 내용을 포함하고 있는가를 확인하기 위해 대상자 또는 동료에게 설문지 내용을 검토하도록 요구하는 방법이다.

① 안면 타당도
② 예측 타당도
③ 동시 타당도
④ 구성 타당도

90 다음 중 선별검사의 타당도에 대한 설명으로 <u>틀린</u> 것은?

① 특이도 : 어떤 질환에 이환되지 않은 사람 중에서 특정 증상이 나타나지 않거나 진단 검사에서 음성으로 나타날 확률
② 민감도 : 특정 증상 또는 진단검사에서 어떤 질환에 이환된 사람 중에서 그 증상이 나타나거나 진단 검사에서 양성으로 나타날 확률
③ 거짓 양성 : 실제 질환에 이환되지 않은 사람이 진단 검사결과 양성으로 나타날 확률
④ 거짓 음성 : 어떤 진단검사에서 음성으로 판단 받은 사람 중에서 그 진단 검사가 선별하려고 하는 질환에 이환되지 않았을 확률

해설 & 정답 checkpoint

89 〈보기〉는 안면 타당도에 해당하는 내용이다. 안면 타당도는 측정도구를 받아들고 보았을 때 "~개념을 측정하는 도구로 적합하다."는 생각이 들게 하는 것인가 하는 문제이다

90 거짓 음성 : 실제 질환에 이환된 사람이 진단검사 결과가 음성으로 나타날 확률.
거짓 음성 = P(검사−/질환+)
= 1 − 민감도

정답 89 ① 90 ④

91 ① 범주형 변수
비연속변수이며 가감승제가 불가능한 변수
㉠ nominal Scale(명목척도)
성별, 혈액형, 인종 등 서열관계 없이 각 항목의 이름으로만 의미가 있는 경우
㉡ ordinal scale(순위척도)
치료의 정도(반응, 중간반응, 무반응) 등 자료들 간 순서가 존재하는 경우
② 연속형 변수
㉠ interval scale(간격척도)
연령대(20대, 30대, …)
변수 간에 가감은 가능함
온도의 0도는 인위적으로 정한 것이지 절대영점 아님(온도-간격척도)
㉡ ratio scale(비척도)
신장, 체중, 나이(12살, 13살, …)
변수 간에 가감승제 모두 가능(절대영점 존재)

92 ④ 온도의 0도는 인위적으로 정한 것이지 절대영점은 아니므로 온도는 간격척도이다.
① 비척도는 간격척도 또는 명목척도로 고칠 수 있다.
② 성별, 혈액형, 인종은 명목척도이다.
③ 간격척도는 가감은 가능하나 곱하기, 나누기는 안 된다.

01
정답 ① hawthorn effect : 대상자가 자신이 연구의 대상이라는 것을 인지하는 경우 반응에 영향을 주는 것을 말한다.
② halo effect : 연구자가 대상자의 특성을 인지하는 경우 관찰결과에 영향을 주는 것이다. 후광효과라고도 한다.

정답 91 ① 92 ④

91 다음 중 범주형 변수를 모두 고르시오.

> 가. 성별
> 나. 혈액형
> 다. 인종
> 라. 신장
> 마. 체중

① 가, 나, 다
② 가, 나, 라
③ 가, 나, 마
④ 다, 라, 마

92 다음 설명 중 틀린 것은?
① 비척도는 간격척도로 고칠 수 있다.
② 성별은 명목척도이다.
③ 비척도는 가감승제가 모두 가능하다.
④ 온도는 비척도이다.

주관식 문제

01 호손효과와 후광효과를 구분하여 간략하게 설명하시오.

02 순수실험설계(true-experimental design)와 유사(quasi-) 또는 실험전단계(pre-) 설계를 구분하는 기준 3가지를 나열하시오.

03 단일 집단 시계열 설계(one group time-series design)에서는 실험 처치(treatment)를 전후하여 여러 차례 관찰을 하게 된다. 이 측정법의 단점 2가지를 기술하시오.

04 연구설계의 내적 타당도에 대하여 간략하게 설명하시오.

05

정답 모집단 타당도는 연구자가 표본에서 얻은 연구결과를 모든 가능성이 있는 근접모집단이나 표적모집단으로 일반화시키는 범위가 타당한가를 보는 것이다.

06

정답 ㉠ 제3변수 개입
㉡ 성숙
㉢ 시험효과

05 외적 타당도의 종류 중 모집단 타당도에 대해 간략히 설명하시오.

06 다음은 내적 타당도에 위협을 주는 요인에 관한 설명이다. ( )안에 들어갈 내용을 쓰시오.

(㉠): 실험 중에 투입되는 독립변수 이외의 어떤 특정변수가 독립변수와 함께 종속변수에 작용하여 실험결과에 영향을 미쳐 마치 독립변수의 영향인 것으로 착각하게 하는 경우이다.
(㉡): 연구기간이 경과함에 따라 실험대상자 내부에서 일어나는 생리적인 변화나 심리적인 변화로 인해 연구결과가 달라지는 것을 의미한다.
(㉢): 한 대상자에게 같은 도구를 이용하여 사전조사(pretest)와 사후조사를 실시하는 경우 그 대상자가 조사내용에 대해 예민하게 반응하거나 사전조사 내용을 기억하여 사후조사에 영향을 미치게 되는 경우를 말한다.

07 당뇨병 환자들을 실험군과 대조군에 무작위 배정하고 실험군에만 집단교육을 시행한 후 당뇨병 지식정도를 측정하려고 한다. 이 연구에 적정한 실험설계는 무엇인가?

08 신규간호사의 교육방법 3가지를 비교하기 위해서 대상자를 모집하고 사전조사를 시행하였는데 사전조사의 점수가 3군 간에 유사하였다. 이것이 나타내는 의미는 무엇인가?

09 임상 실험 연구를 계획하고 있다. 첫 단계 작업은 무엇인지 작성하고, 중요성에 대해 간략히 기술하시오.

해설 & 정답 checkpoint

07

정답 무작위 대조군 사전–사후 설계

해설 무작위 대조군 사전–사후 설계는 소규모의 순수실험연구에서 가장 널리 사용되는 실험설계이다. 무작위화, 조작화, 통제법 이렇게 세 가지의 실험연구 조건이 모두 충족될 수 있는 상황이므로 문제의 상황에서 가장 적절한 설계이다.

08

정답 사전조사의 결과가 유사하다는 이야기는 세집단의 동질성이 보장된다는 의미로 실험 결과의 민감도가 높다는 것을 의미한다.

09

정답 첫 단계 작업은 연구설계이다. 연구의 질을 높이고 결과의 해석력을 강화시키기 위하여 연구설계는 중요하다.

해설 연구설계는 연구문제에 대한 해답을 얻고, 연구의 신뢰도와 타당도를 높이기 위해 선정된 포괄적인 연구계획의 청사진으로 어떤 유형의 연구이든 간에 연구 시작 전에 연구 수행에 대한 계획이 필수적이다. 특히 실험연구는 엄격한 연구설계에 의존해야 한다. 연구의 질을 높이고 결과의 해석력을 강화시키기 위하여 실험설계가 중요하다.

10

정답 ㉠ 할당표출법
　　 ㉡ 계층

해설 할당표출법의 정의를 설명하고 있다. 할당표출법은 모집단의 특성을 대표하는 일정수의 카테고리를 정해 그 카테고리를 대표하는 사례수를 정하며 이 카테고리에서 사례수를 작위적으로 추출한다. 층화추출과 동일한 방법인데 모집단의 확률을 모를 때 사용한다.

11

정답 ㉠ 층화무작위추출법
　　 ㉡ 무작위

해설 층화무작위추출법에 대한 설명이다. 층화무작위추출법은 한 모집단의 특성 중 종속변수에 영향을 주는 명목변수나 서열변수로 되어 있는 특성을 기준으로 모집단을 하부집단으로 분할하고 각 하부집단에 단순무작위표출방법에 의해 표본을 선정하는 방법이다.

10 빈칸에 들어갈 단어를 쓰시오.

(㉠)은 모집단의 특성 중 종속변수를 결정하는 외생변수를 파악하고, 그 결정변수의 항목(category), 즉 (㉡)을 파악하여, 모집단에서 각 (㉡)의 비율(quota)을 파악하고, 마지막으로 그 비율에 따라 임의표출하는 표집 방법이다.

11 빈칸에 들어갈 단어를 쓰시오.

(㉠)는 모집단이 지닌 특성에 따라 몇 개의 계층으로 나누어 각 계층마다 동일성을 유지하게 한 후 그 계층으로부터 표본을 (㉡)로 추출하는 방법이다.

12 확률표준법과 비교하여 비확률표출법이 갖는 장점 2가지를 기술하시오.

12

정답 ① 확률표출법에 비해 비용이 적게 들고 복잡하지 않아서 쉽게 연구를 시작할 수 있다.
② 무작위 표본 수집이 타당하지 않은 경우거나 시의적절하지 않은 경우 또는 비윤리적인 경우에 사용할 수 있다.

13 확률표출법의 종류를 3가지 이상 쓰시오.

13

정답 단순무작위 표출법, 층화무작위 표출법, 집락(군락) 표출법, 계통적 표출법

해설

단순무작위 표출법	모집단에 포함되어 있는 모든 조사단위에 표본으로 뽑힐 기회를 똑같이 부여해 놓고 표본을 추출하는 방법
층화무작위 표출법	모집단이 가지고 있는 특성(종속변수에 영향을 줄 수 있는 어떤 특성)에 따라 몇 개의 층으로 나누어 각 계층 속에서 동일성을 유지하게 한 후에 그 계층으로부터 표본을 무작위 추출하는 방법
집락표출	모집단을 구성하는 개인이 하나하나 처음부터 뽑히는 것이 아니라 개인이 속한 어떤 집락에서 단계적으로 뽑아 내려가는 방법
계통적 표출	모집단의 구성요소가 일정한 순서 없이 배열되었다는 것을 전제로 해서 일정 간격을 두고 표본을 추출하는 방법

14

정답 편의 표출, 눈덩이 표출, 할당 표출, 의도 표출

14 비확률표출법의 종류를 3가지 이상 쓰시오.

해설

편의 표출	연구자가 자신의 편의에 의해 표본을 정하는 방법
눈덩이 표출	편의 표출의 한 방법으로 분류되기도 하는데 원하는 특징을 가진 표본을 구하기 힘들 때 사용하는 방법
할당 표출	대중의 의견을 물어볼 때에 많이 사용되는 방법으로 모집단의 여러 특성을 구분지어 표본을 추출하기 때문에 대표성이 어느 정도는 유지됨
의도 표출	조사자가 어떤 목적을 가지고 의도적으로 그의 판단에 의해 가장 대상자로 적합하다고 생각되는 대상자를 선정하는 방법

15 [문제 하단의 내용 참고]

15 다음은 문항 A와 B에 대한 전문가의 평가점수이다. 문항 A와 B의 CVI 점수를 구하고 두 문항의 채택여부를 기술하시오.

	전문가1	전문가2	전문가3	전문가4	전문가5
문항 A	4	4	4	2	2
문항 B	3	4	3	4	1

정답

$$CVI = \frac{\text{3점 또는 4점을 선택한 전문가의 수}}{\text{평가에 참여한 전문가의 총 수}}$$

문항 A의 CVI : $\frac{3}{5} = 0.6$

문항 B의 CVI : $\frac{4}{5} = 0.8$

CVI는 일반적으로 0.8 ~ 1.0 사이의 값을 채택하므로 문항 B만 채택된다.

16 검사–재검사 신뢰도(test–retest reliability)의 단점을 2가지 이상 쓰시오.

16

정답 ① 피험자에게 같은 척도로 2회 측정하므로 두 결과 사이의 상관성이 사실보다 높아져 안정성을 과대평가할 우려가 있다.
② 척도가 기분, 감정상태, 불안상태, 지식정도 등에 관한 것일 때 이들 내용은 수시로 변화하는 것이어서 이런 개인의 특성이 두 조사기간 사이에 변화된다면 신뢰도는 사실과 다르게 낮게 나타날 수 있다.
③ 척도 자체가 너무 길거나 지루하여 불성실하게 응답하는 결과가 나타난다면 역시 신뢰도가 낮아진다.

Self Check로 다지기

제3장

⇥ **비실험연구(nonexperimental research)** : 연구자가 인위적으로 새로운 처치 혹은 변화를 유도하지 않은 상태에서 수행되는 연구

⇥ **신뢰도(reliability)** : 한 도구가 측정하려는 속성을 측정하는 과정에서 나타내는 안정성, 일관성, 신빙성의 정도

⇥ **사례연구(case study)** : 하나의 개인 및 집단을 조사단위로 하여 연구목적과 관련된 내용에 대해 집중적으로 장기간 관찰하는 연구방법

⇥ **상관성연구(correlational research)** : 어떤 적극적인 중재 없이 관심을 갖는 변수들 사이의 상호관계를 탐색하는 연구

⇥ **서술연구(descriptive research)** : 어떤 현상의 발생빈도, 혹은 집단의 특징을 정확하게 서술하는 것을 목적으로 하는 연구

⇥ **역사적 연구(historical research)** : 과거에 일어난 사건의 사실여부와 사건 간의 관계를 규명하기 위해 설계된 체계적인 연구

⇥ **익명(anonymity)** : 연구에 참여한 사람의 신분과 업무를 숨기는 것이며 그 결과 연구자 자신도 대상자에게서 얻은 정보가 무엇이지 모르게 하는 것이 주된 목적

⇥ **전향적 코호트 연구(prospective study)** : 먼저 추정되는 원인을 조사하고 시간이 지남에 따라 추정되는 효과를 관찰하는 미래지향적인 연구. 예를 들어, 흡연과 폐암과의 관계를 시차를 두고 관찰하는 경우가 이에 해당함

⇥ **후향적 조사(retrospective survey)** : 현존하는 어떤 현상이 과거에 일어난 다른 현상과 연계될 수 있는가에 흥미를 가지고 그것을 발생시킨 선행요인을 찾고자 시도하는 연구

⇥ **조사연구(survey research)** : 어떤 상황의 현 상태에 관한 정보를 얻기 위하여 시도되는 비실험적 연구형태이며 주로 응답자에게 직접 질문하여 자료를 수집

⇥ **종단연구(longitudinal study)** : 횡단연구(cross-sectional study)와는 대조적으로 한 시점에서 장기적으로 자료를 수집하도록 설계된 연구

➡ **횡단연구(cross-sectional study)** : 한 시점에서 다른 연령 혹은 다른 발달단계의 집단을 동시에 관찰하여 시기에 따른 경향을 추론하려는 연구

➡ **사후설계(post-test only design)** : 가장 간단한 실험설계로서 실험군과 대조군에 대상자를 배정하지만 독립변수에 노출된 후에 자료가 수집됨

➡ **시계열설계(time series design)** : 처치를 가하기 전과 후로 수회에 걸쳐 자료를 수집하여 비교적 장기간 동안 실시하는 유사실험설계임

➡ **실험군(experimental research)** : 실험적 처치 혹은 중재를 받는 집단을 일컬으며 대조군에 대비되는 집단

➡ **실험연구(experimental study design)** : 외생변수를 통제한 상태에서 연구자가 독립변수를 조작하고 대상자를 서로 다른 조건에 무작위로 할당하여 실시하는 연구

➡ **원시실험연구(pre-experimental study design)** : 실험변수의 무작위배정이나 대조군의 설정이 불가능한 상황에서 통제법을 사용하지 못한 연구설계

➡ **계통적 표출(systematic sampling)** : 추출단위에 일련번호를 부여하고 이를 등간격으로 나눈 후 첫 구간에서 하나의 번호를 임의로 선정한 다음 등간격으로 떨어져 있는 번호들을 계속하여 추출해 가는 방법

➡ **눈덩이식 표출(snowball-sampling)** : 우선 1 ~ 2명의 대상자를 임의로 선택하고 그 대상자로부터 각각 2 ~ 3명씩 추천받아 계속 대상자를 늘려가는 표본추출방법

➡ **다단계 표출(multi-stage sampling)** : 일련의 단계를 거쳐서 큰 표본단위에서 작은 표본단위로 내려가면서 표본을 추출하는 방법으로서 집락표출(cluster sampling)에서 다단계표출법을 사용함. 예를 들면 도, 시, 군, 학교, 학생의 순으로 표본을 추출하는 방법

➡ **무작위표, 난수표(random number table)** : 0에서 9까지의 무작위 숫자로 구성되어있는 표로서 어떤 숫자든지 모두 같은 확률을 갖는데 무작위할당이나 무작위표출시에 흔히 이 표가 이용됨

➡ **무작위표출(random sampling)** : 모집단의 각각의 구성요소가 표본으로 뽑힐 확률이 똑같은 표본추출방법임

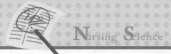

➡ 의도표출(purposive sampling) : 판단표출 참조

➡ 임의표출(accidental sampling) : 조사가 수행되는 시점에서 가장 손쉽게 선택가능한 대상자를 표본으로 추출하는 방법이며 일명 편의모집(convenience sampling)이라고도 함. 이는 비확률 표출방법에 속함

➡ 집락표출(cluster sampling) : 모집단을 상호배타적인 몇 개의 집단으로 나누고, 나누어진 집단을 표집단위(예 시, 도)로 하여 표출을 하고 표출된 표집단위를 전수조사하거나(one-stage cluster sampling), 표출된 표집단위에서 다시 표집요소(예 병원 또는 전문의 개개인)를 표출하는 방식(two-stage cluster sampling)이 있음

➡ 층화무작위표출(stratified random sampling) : 한 모집단의 특성 중 종속변수에 영향을 주는 명목변수나 서열변수로 되어 있는 특성을 기준으로 모집단을 하부집단으로 분할하고 각 하부집단에 단순무작위표출방법에 의해 표본을 선정하는 방법

➡ 측정오차(error of measurement) : 어떤 속성을 측정했을 때의 측정도구나 측정상의 오류로 인하여 발생하는 오차로서 측정치와 가설적인 이론치와의 차이

➡ 판단표출(judgemental sampling) : 연구자 자신의 모집단을 적절히 대표하리라고 판단하는 표본단위를 선택하는 표출방법으로서 비확률표본추출방법 중 하나임. 의도표출(purposive sampling)이라고도 함

➡ 편의표출(convenience sampling) : 임의표출(accidental sampling) 참조

➡ 할당표출(quota sampling) : 비확률표출방법의 하나로서 표본의 대표성을 증가시키기 위해 표본의 특성의 범주비율에 따라 대상자를 임의로 추출하는 방법

➡ 설문지 조사법 : 응답자 스스로 자신의 의견을 기재할 수 있도록 작성된 하나의 필답용 조사도구

➡ 폐쇄형 설문지(구조적 설문지) : 자기 의사와 가장 가까운 것을 선택할 수 있도록 선택지를 제시하는 것

➡ 개방형 설문지(비구조적 설문지) : 질문을 규격화시키지 않고 광범위하게 질문하며, 응답자는 자신의 의사를 충분히 표시할 수 있도록 충분한 공간을 주는 것

➡ **면접법** : 조사자가 알고자 하는 주제에 관한 자료를 수집하기 위해 조사표를 가지고 피면접자와 1대1로 대면하거나 전화로 시행하는 언어적인 상호작용

➡ **표준화 면접** : 구조적 조사표에 따라 모든 피면접자에게 같은 내용을 같은 순서로 면접하는 것, 구조화 면접, 통제화 면접이라고도 함

➡ **비표준화 면접** : 질문의 순서나 문항이 미리 정해지지 않아 면접상황에 따라 질문의 내용과 순서가 정해지는 방법

➡ **준표준화 면접** : 중요한 질문에 대해서는 일정한 질문 목록을 만들어 표준화 면접의 형태로 사용

➡ **관찰법** : 자료의 근거가 되는 대상의 상태를 시각과 청각을 이용하여 자료를 수집하는 방법

➡ **구조적 관찰** : 관찰할 내용, 방법, 시기나 시간을 미리 정하고 실시하는 방법

➡ **비구조적 관찰** : 관찰의 대상, 방법, 관찰시간이나 관찰시기가 분명히 규정되지 않은 상태에서 관찰하는 법

➡ **투사법** : 간접적인 자극을 주어 그들의 태도, 감정 등을 무의식적으로 노출시켜 자료수집하는 데 그 목적이 있음

➡ **초점 그룹** : 7~8명 정도의 사람들이 조사의 대상 그룹을 이루고, 중재자에 의해 미리 설정된 주제에 대한 토론을 하는 것

➡ **Q 분류법(Q Sort)** : 어떤 주제에 대한 많은 사람들의 의견을 모은 후 이 의견에 대해 동의하는 정도로 개인들의 태도나 성향을 분류하는 방법

➡ **델파이법(delphi technique)** : 내용이 아직 전혀 알려지지 않거나 일정한 합의점에 달하지 못한 내용에 대해 수차례에 걸친 전문가들의 의견조사를 통해 합의된 내용을 얻는 방법

➡ **일지** : 장시간에 걸쳐 정보를 수집하는 방법 중 하나, 대상자에게 사건의 기록 혹은 일지를 작성하게 하는 것

➡ **측정** : 어떤 속성의 양을 표현하려는 목적으로 숫자를 배정하는 규칙으로 구성

측정원칙

① 추상성과 측정
② 수량화와 측정
③ 규칙과 측정
④ 문항의 표본추출과 측정
⑤ 현실성과 측정

측정수준

① 명목 척도(nominal measurement)
② 서열 척도(ordinal measurement)
③ 등간 척도(interval measurement)
④ 비율 척도(ratio measurement)

타당도(validity) : 연구 도구가 측정하려고 하는 개념을 실제로 측정하고 있는지에 대한 평가 결과

신뢰도(reliability) : 실험, 검사, 혹은 측정절차를 반복 시행했을 때 어느 정도 같은 결과를 산출하는가의 정도

내용 타당도(content validity) : 측정하려고 하는 것의 특성을 얼마나 도구가 대표하고 있는가에 의해 판단됨

준거 타당도(criterion-related validity) : 도구의 타당도를 그 도구의 점수와 현재 혹은 미래의 준거와 비교하여 평가하는 방법

예측 타당도(predictive validity) : 현재의 도구가 미래의 어떤 성취도 정도를 적절하게 예측할 수 있는 측정 도구인지를 가려내는 타당도

동시 타당도(concurrent validity, 공인 타당도) : 측정 도구에 의한 측정결과가 대상의 현재 상태를 올바르게 구분할 수 있느냐를 다루는 것

구성 타당도(construct validity) : 측정 도구는 측정하려는 개념적 배경을 연결하여 주는 것인데 특히 물리적인 양으로 측정할 수 없는 경우에 중요

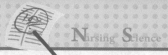

➡ **양적 예측도** : 어떤 진단검사에서 양성으로 판단받은 사람 중에서 그 진단검사가 선별하려고 하는 질환에 이환될 확률

> 양적 예측도 = P(질환+/검사+)

➡ **음적 예측도** : 어떤 진단검사에서 음성으로 판단 받은 사람 중에서 그 진단검사가 선별하려고 하는 질환에 이환되지 않을 확률

> 음적 예측도 = P(질환-/검사-)

➡ **민감도** : 특정 증상 또는 진단검사에서 어떤 질환에 이환된 사람 중에서 그 증상이 나타나거나 진단검사에서 양성으로 나타날 확률

> 민감도 = P(검사+/질환+)

➡ **특이도** : 어떤 질환에 이환되지 않은 사람 중에서 특정 증상이 나타나지 않거나 진단검사에서 음성으로 나타날 확률

> 특이도 = P(검사-/질환-)

➡ **거짓 음성** : 실제 질환에 이환된 사람이 진단검사 결과가 음성으로 나타날 확률

> 거짓 음성 = P (검사-/질환+) = 1 - 민감도

➡ **거짓 양성** : 실제 질환에 이환되지 않은 사람이 진단검사 결과가 양성으로 나타날 확률

> 거짓 양성 = P (검사+/질환-) = 1 - 특이도

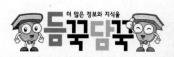
더 많은 정보와 지식을

여기서 멈출 거예요? 고지가 바로 눈앞에 있어요.
마지막 한 걸음까지 시대에듀가 함께할게요!

제 **4** 장

–

연구 자료의 분석

–

I wish you the best of luck!

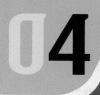

04 연구 자료의 분석

CHAPTER

제 1 절 통계분석을 위한 자료준비

1 통계분석의 의미와 유형

(1) 통계분석의 필요성

과학의 목적 중 하나는 복잡한 현상을 간단하게 하고 수치를 특성에 따라 분류하고 조직하는 데 있다. 우리는 일상생활에서 수없이 많은 수치의 혼돈 속에서 삶을 영위하고 있다. 이와 같은 수치들을 어떻게 정리하느냐의 문제는 그 혼돈 속에 숨어 있는 질서와 법칙을 어떻게 찾느냐 하는 것이다.

> ☑ 예
>
> 대학 입학자의 지적인 능력이 매해 어떠한 특성을 가지고 변경되는지 알고자 할 때, 전체 입학자 개개인이 가지고 있는 지능지수만을 통해서는 그 의미를 알기 어렵다. 이를 요약 정리하여 매해 입학한 학생의 특성을 비교할 때, 그 매년 간의 차와 특성을 알 수 있다.

이 같은 수치에 의미를 주는 과정에서 필요한 것이 통계적 방법이다. 어떠한 수치를 다룰 때 주먹구구나 어림짐작이 아니라 사실에 대한 정확한 추정을 기초로 한 과학적 계획을 시도한다. 이를 위해서 통계분석이 필요하다.

(2) 통계분석의 종류

① 기술통계(descriptive statistics)와 추론통계(inferential statistics)
  ㉠ 기술통계(서술통계) : 기술통계의 목적은 한 표본의 양상을 기술하는 데 있으며, 분포로부터 원점수를 취해 다루기 쉬운 형태로 자료들을 요약한다. 모집단에 대한 개념은 없으며, 있는 그 자체에만 관심이 있다.
  ㉡ 추론통계(유추통계) : 표본의 통계치를 가지고 모집단의 모수를 추정해서 표본연구의 결과를 일반화하는데 사용되는 통계 방법이다. 한 sample을 가지고 population 특징을 추정한다.

> ☑ 예
>
> 한 학생의 인물과 생김새를 보고 그 가족의 인물을 추정한다.

② 모수통계(parametric statistics)와 비모수통계(non-parametric statistics)

　　㉠ 모수통계 : 모수는 모집단의 특성을 기술할 때 사용된다. 간호학 분야에서 사용되는 많은 통계 기법들은 모수에 관한 가설검증을 바탕으로 진행된다. 예를 들면, 두 평균의 차이에 관한 t검증은 두 전집분포가 정상분포를 이루고 같은 변량을 가진다는 가정을 요구한다. 또한, 한 번에 여러 통계치를 다룰 검증방법으로 몇 가지의 통계치를 동시에 함께 처리하여 그 자료에 대한 가설을 검증한다.

　　　　변량분석에서는 모집단분포가 정상분포일 것과 변량의 동일성 가정이 필요하다. 이 모든 검증은 모수와 관련되어 있고 모수에 관한 가정을 요구하기 때문에 모수통계라고 한다. 모수통계의 다른 일반적 특징은 표본 내의 각 사람에 대한 수치점수가 있어야 한다. 점수들은 더해지고, 제곱하고, 평균을 내고, 또는 기초적인 계산을 이용하여 다루어진다. 특정 척도의 관점에서 모수통계는 동간척도나 비율척도의 자료를 요구한다.

　　㉡ 비모수통계 : 연구자들은 모수통계의 요구들과 일치하지 않는 실험상황에 부딪히게 된다. 이때는 모수통계를 시도하지 말아야 한다. 검증의 가정들에 위배되면 그 검증은 자료의 잘못된 해석을 유도할 수 있다. 모수통계를 대치할 대안들을 비모수통계라고 한다. 이 비모수통계는 구체적인 모수에 관한 가설을 세우지 않고 모분포에 관한 가정도 거의 하지 않는다. 후자의 이유로 비모수통계를 분포에 무관한 검증이라고 한다. 점수들이 정상분포에서 나왔다는 가정을 요구하지 않기 때문이다. 비록 관련된 연구집단 전체를 일반화시키기 어렵기 때문에 비모수적 통계는 자주 이용되지 않지만, 연구자는 다른 자료를 분석하는 다른 이유 때문에라도 비모수적 방법을 선택할 수 있다. 문제가 되는 변인은 서열척도 혹은 명명척도이다. 이러한 경우에는 보통 모수적 방법이 적절치 못하다. 예를 들어, 평정 순위 간의 상관을 내고자 할 때 Pearson의 r보다는 상관 정도에 관한 비모수적 지표가 더 적절한 것이다. 따라서 측정이 명명 혹은 서열척도의 성질을 가졌다면 비모수적 방법이 적합하다. 그러나 모수적 방법은 그 가정을 위반하는데 관하여 견디는 힘이 있다는 장점이 있으며, 다른 모든 것이 동일하다면 검증력 효율성이 더 크며, 현상에 관한 더 많은 정보를 제공해준다. 즉 비모수 방법은 두 처치 간의 실제 차이를 알아내지 못할 확률이 높다. 그러므로 실험자료에 대해 모수와 비모수 방법 간의 선택을 하게 될 때는 가능한 모수 방법을 택해야 한다.

2 통계분석을 위한 자료의 준비 및 검토

(1) 수집자료의 편집

수집된 자료는 정비하여 사용할 수 있도록 준비가 필요하다. 일차적으로 수집된 자료는 완전한지, 누락된 것은 없는지, 선택이나 기록이 불분명하여 알아보기 어려운 것은 없는지 등을 확인한다. 면접을 통한 자료수집을 한 이후에 가급적 바로 자료를 검토해야 불완전한 자료수집이 이루어진 경우 설문자에게 응답을 요청한다던가 면접자에게 누락된 질문을 확인하고 다시 요청할 수 있기 때문이다. 생리적인 기록 등을 수집한 이후에도 기계적 결함으로 혹시나 측정에 오류가 있는지 등을 수집 즉시 확인하는 것이 좋다. 마지막으로, 수집된 자료들이 연구의 타당성 기준에 맞는지 확인해야 한다. 연구자가 초기에 세운 표본 규칙과 다른 응답자가 발생할 수도 있다. 이 경우 자료를 기호화하여 데이터베이스에 포함하기 전 적합하지 않은 자료를 찾아서 처리해야 이후에 시간과 경비를 고려할 때 유익하다.

(2) 기호화(coding)

자료를 분석하기 위해서 원자료(raw data)를 컴퓨터에서 이용 가능한 기호로 바꾸는 과정을 기호화(coding, 코딩)라고 한다. 통계분석을 위한 다양한 프로그램들은 수치화된 데이터를 이용하여 자료를 처리한다.

> **[+] 코딩 작성의 법칙 및 요령**
>
> ① 나이, 키, 몸무게, 수입, 교육 연한과 같은 연속변수는 자료 그대로 입력
> ② 명목변수인 경우 컴퓨터에 입력시키기 전에 숫자로 코딩
> 예 여자→1, 남자→2
> ③ 서열척도로 된 변수인 경우에도 코딩
> 예 거의 그렇지 않다→1, 대체로 그렇지 않다→2, 그저 그렇다→3,
>   대체로 그렇다→4, 매우 그렇다→5
> ④ 무응답이나 응답 거부는 반드시 그에 해당하는 코드를 주어 '0' 혹은 빈칸과 구분
> 예 결손 값 코드의 경우→9, 99, 999
> ⑤ 한 질문에 응답 항목이 10개 이상인 경우에는 00, 01, 02, …, 11 등 두 자리로 표시

(3) 코딩북 작성

코딩북은 한 연구 내에 포함된 모든 분석 대상 변수들의 약칭과 코딩원칙을 정하여 기록한 목록이다. 자료를 코딩하는데 약속한 규칙을 모두 외우기 어렵고 여러 사람이 코딩을 하는 경우 코딩북을 만들면 자료수집 후 코딩 시 실수를 줄일 수 있다.

코딩북에는 변수명과 변수의 약칭, 변수 값에 대한 코드, 변수 값의 범위가 포함된다. 모든 변수명은 컴퓨터가 인식할 수 있도록 8자리 수 이내의 영문이나 숫자 혹은 한글로 바꾸어 주는데 이름을 어떻게 명명할 것인가는 연구자가 선택한다. 일련번호는 수집된 자료에 임의로 부여하는 고유 번호로서, 자료입력 후 오류 점검 시 원래 질문지를 쉽게 찾기 위해 변수명으로 포함하는 것이 좋다.

(4) 자료검토

코딩 이후, 자료들의 실제 분석작업에 앞서 수집한 자료들이 연구문제에 대한 해답을 얻거나 가설을 검정하기에 타당하며 신뢰성이 있는지 검토해야 한다. 수집한 자료의 타당도와 신뢰도가 낮다고 평가되면 그 자료를 버리고 다시 조사연구나 실험연구를 시행해야 한다.

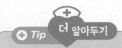

변수측정수준에 따른 코딩전략

㉠ 비율측정과 등간측정 : 원래값을 그대로 코딩한다. 연속변수는 수량 개념을 지닌 변수이며 본질적으로 수량변수는 코딩을 할 필요가 없기 때문이다. 변수의 종류 중에서 명목측정 외에는 모두 수량 개념을 부여할 수 있다.

㉡ 서열측정 : 순위에 따라, 연구자가 정한 규칙에 따라 인위적으로 부여된 값을 가진다. 이때 비율척도로 변경할 수 있으면 변경하여 코딩한다.

　　예 학력을 교육연수로 변경시켜 코딩

㉢ 명목측정 : 연구자가 변수 값에 임의의 숫자 혹은 문자를 부여한다. 명목측정 변수에 숫자를 부여한 경우에 그 숫자는 값을 가지지 않는다.

　　예 남→1, 여→2

제 2 절   서술통계

1 서술통계의 기능

서술통계는 현상이나 집단의 여러 가지 수량적 특징이나 양상을 있는 그대로 기술하는데 사용되는 통계적 방법이다. 하나의 변수나 집단에 관련된 수량적 자료를 체계적으로 조직화 또는 요약하거나, 주어진 자료를 수집 및 정리하여 표를 만들거나 자료를 요약한 대표값이나 변동의 크기 등을 구하는 방법을 다룬다.

2 일원적 서술통계 방법

(1) 도수 분포표(frequency distribution table, 빈도 분포표)

조사연구나 검사에서 얻어진 무질서한 원자료를 간단하게 정리, 조직하여 제시하는 것으로 연구자나 독자로 하여금 한 눈에 의미 있고 중요한 특징을 알게 하려는 기능을 가진다. 이 기능은 서술통계에서 가장 기본적인 역할이며, 일반적으로 학술논문에서는 원자료를 그대로 제시하지 않고 도수 분포표를 제시한다.

① 한 집단을 대상으로 얻은 값을 정리하는 가장 간단한 방법이다.
② 점수에 따라 가장 높은 것부터 낮은 점수로 정리하여 그 개수를 표시하는 배열표를 만든다.

예 아래는 10점 만점인 통계학 시험에서 나온 20명의 점수이다.

8, 9, 8, 7, 10, 9, 6, 4, 9, 8

7, 8, 10, 9, 8, 6, 9, 7, 8, 8

• 최상점수 : 10점

• 최하점수 : 4점

5점은 없지만 10점과 4점 사이에 있으므로 적어 넣어야 한다.

[표 4-1] 통계학 시험점수 도수 분포표

점수($\times$)	빈도(f)
10	2
9	5
8	7
7	3
6	2
5	0
4	1

① 계급(class)/계급 구간(class interval)

계급은 자료가 취하는 전체 범위를 몇 개의 소집단으로 나눈 것을 말하며 계급 구간은 그 계급의 간격을 뜻한다.

② 빈도(frequency)

되풀이되어 일어나는 정도를 뜻한다.

③ 누적 빈도(cumulative frequency)

어떤 계급에 해당하는 빈도를 포함해서 그 이하 또는 그 이상에 있는 모든 빈도를 합한 것이다.

현 계급의 도수 + 현 계급 다음의 도수 = 값

④ 백분율(percent)

백분비라고도 한다. 전체의 수량을 100으로 하여, 생각하는 수량이 그 중 몇이 되는가를 가리키는 수(퍼센트)로 나타낸다. 기호는 %이며, 이 기호는 이탈리아어 cento의 약자인 % 에서 유래되었다. 100분의 1(0.01)이 1%에 해당한다. 오래 전부터 실용계산의 기준으로 널리 사용되고 있다. 원형 그래프 등에 이용하면 이해하기 쉽다.

⑤ 누적 백분율(cumulative percent)

한 집단에서 어떤 계급 이상 혹은 이하에 해당하는 누적빈도가 관찰대상 중 얼마만큼의 비율을 차지하고 있는가 말해준다.

(2) 백분위(percentile)

한 분포에서 정해진 특정 기준 안에 포함되는 점수 값이다. 개별점수를 원점수라고 할 때 원점수 자체는 많은 정보를 제공하지 못한다. 따라서 그 점수가 포함된 점수 분포상의 다른 점수들과 비교함으로써 해석이 가능해진다.

> **☑ 예**
>
> 만일 시험점수가 43점이라면 그것만으로는 얼마나 잘했는지 말할 수 없다. 점수를 평가하기 위해서는 평균점수라든가 자신보다 높거나 낮은 점수 같은 정보가 필요하다. 어떤 학생의 수학 점수는 80점이고 영어점수는 70점이라고 할 때, 그 점수 자체는 아무런 의미가 없다. 그러나 그 학생의 수학 점수가 반에서 40%, 영어점수가 60%라고 할 때는 그 점수가 반에서의 위치를 말해준다. 이와 같은 추가정보가 있어야만 학급에서 자신의 상대적 위치를 파악할 수 있다.

백분위 점수는 점수들의 분포상에서 어떤 일정한 백분위에 해당하는 사례가 그 점수 미만에 놓여 있을 때, 백분위에 해당하는 점수이다.

> **☑ 예**
>
> A학생의 통계학 점수 70점, 아래에 전체의 80% 점수가 놓여 있는 경우
> → 백분위 80%, 백분위 점수 70점.

(3) 도표와 그래프

척도 수준(measurement level)에 맞는 그래프를 선정한다.

① 막대 그래프(bar graph)

직사각형으로 표현하며, 가장 단순한 형태로 명목변수나 서열변수를 위해 사용된다. 가로축에는 범주의 값을 체계적인 순서에 의해 나타내고, 세로축에는 수직 막대에 각 범주에 해당하는 빈도 또는 백분율을 나타낸다. 각 막대는 공간에 의해 분리되는데 이것은 변수의 명목 또는 서열적 특성을 나타낸다. 막대의 공간과 넓이는 연구자의 재량에 달려 있지만 일단 선택하였다면, 모든 공간과 넓이는 같아야 한다.

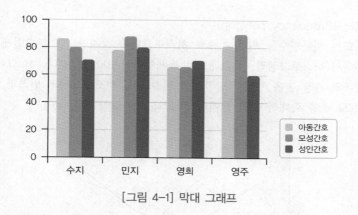

[그림 4-1] 막대 그래프

② 히스토그램(histogram)

직사각형으로 표시하지만, 막대 그래프와는 달리 y축에는 서열척도와 동간척도로 측정된 자료의 빈도를 나타내고, x축에는 연속적인 항목이나 계급 간격을 표시한다. 막대 그래프와는 달리 히스토그램의 막대는 서로 붙어 있다. y축과 처음 막대 사이에는 공간이 있고, 자료의 빈도는 0에서부터 시작한다. 히스토그램은 백분율이 단지 빈도를 나타내는 것 이상의 의미를 가지기 때문에 빈도 대신 또는 빈도에 추가해서 백분율을 제시하기 위해 자주 사용한다. 그러므로, 각 히스토그램은 100%의 전체영역을 가진다.

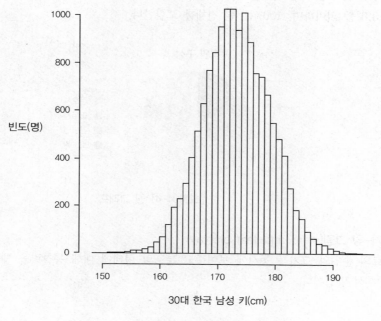

[그림 4-2] 히스토그램

③ 선 그래프(frequency polygon)

등간 또는 비율변수를 위한 것으로 히스토그램과 같지만, 더 부드럽게 보인다. 모든 자료
에 대해서 히스토그램과 선 그래프는 전체영역이 100%로 같다. 선 그래프는 히스토그램의
각 막대의 가장 높은 부분의 중간점을 연결하고, 히스토그램의 왼쪽과 오른쪽의 상상의 중
간점으로 선을 확대하여 양 끝에서 선 그래프를 닫아 만든다.

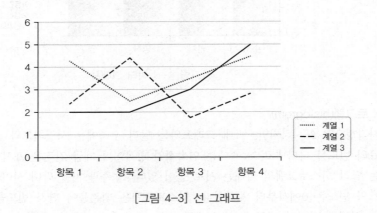

[그림 4-3] 선 그래프

④ 원 그래프(pie chart, 파이 그래프)

하나의 원이 질적인 변수들의 백분율에 의해 나누어진다. 파이 그래프를 만들 때 1%는 원
의 3.6°를 의미하며, 100%는 원 전체를 포함한다.

직원 구성

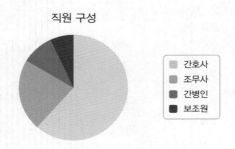

[그림 4-4] 원 그래프

⑤ 줄기-잎 그림(stem-and-leaf display)

자료의 순위와 크기를 동시에 보여주고 분포의 형태에 대해 통찰력을 제공하는 탐색적 자
료 분석 방법이다.

[표 4-2] 줄기-잎 그림

외과병동 간호사 나이	
줄기	잎
1	
2	4 5 5 5 6 4 4 7 7 8
3	1 2 0 3 1 2 5 8
4	0 0 5 3
5	1

(4) 중심화 경향(central tendency, 대푯값)

주요 자료들의 대표적 경향을 밝혀주고 그 특징을 대표하는 통계량을 대푯값이라고도 한다.

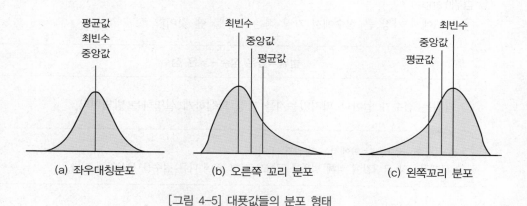

[그림 4-5] 대푯값들의 분포 형태

① 평균값(mean)

평균은 모든 측정값을 합산한 후 연구 대상자 수로 나눈 값으로 중심경향 측정에서 가장 많이 사용된다. 평균치는 산술평균이라고도 한다. 변수가 등간척도나 비율척도와 같은 연속변수로 측정된 것일 때 중요한 의미를 가진다.

② 중앙값(median)

한 집단에서 얻은 점수 또는 측정치를 그 크기 순서로 정렬했을 때 중간에 위치하는 값을 말한다. 즉, 중앙값을 중심으로 하여 중앙값 위와 아래 전체 사례의 50%씩이 존재하는 것이다. 만일 전체 사례수가 짝수인 경우는 중앙값이 두 개가 되는데 이 경우 두 개의 중앙값을 더한 후 2로 나눈 값이 된다. 중위수라고도 한다.

③ 최빈값(mode)

가장 빈도가 많은 분포 또는 도수가 가장 많은 곳의 측정값을 뜻한다. 즉 가장 많은 도수를 갖는 값을 말한다. 최빈값은 비교적 쉽게 찾을 수 있으며 따로 계산과정이 필요하지 않은 방법이다.

(5) 분산도(variability, 산포도)

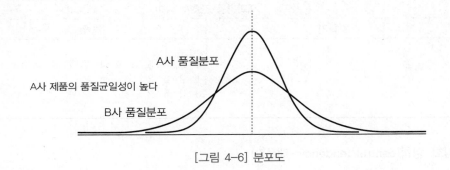

[그림 4-6] 분포도

① 범위(range)

㉠ 분포에서 가장 큰 점수에서 가장 적은 점수를 뺀 것이다.

> 범위＝높은 점수 – 낮은 점수

㉡ 범위는 점수가 얼마나 퍼져있는지를 가장 확실하게 설명하는 방법이다.

> ☑ 예
>
> 분포(3, 5, 6, 6, 8, 9)에서는 범위가 '7'이다.
> • 문제점 : 양 극단값에 의해 범위를 구하므로 그 외에 다른 점수를 무시하게 된다.

㉢ 범위란 최댓값과 최솟값의 차를 뜻한다. 즉 최댓값에서 최솟값을 뺀 값을 말한다. 범위를 구하는 것은 분산도를 알아보는 가장 간단한 방법 중 하나이다. 범위는 계산이 간편하고 쉽다는 장점이 있으나 정밀성이 없다는 단점이 있다. 즉 최댓값과 최솟값에 의해서만 범위가 결정되므로 그 사이에 존재하는 값들의 변화에 영향을 받지 않는다. 따라서 그 사이에 존재하는 많은 값들을 고려하지 않고 무시하는 결과를 초래한다.

② 사분위수(quartile), 사분위 범위(interquartile range)

사분위수는 측정값을 낮은 순에서 높은 순으로 정렬한 후 4등분했을 때 각 등위에 해당하는 값을 의미한다. 보통 1/4 분위수(first quartile 또는 25% quantile)와 3/4 분위수(third quartile 또는 75% quantile)를 가장 많이 사용한다. 한편, 평균과 비슷한 개념을 가지고 있는 중앙값은 사분위수 개념으로는 2/4 분위수(second quartile 또는 50% quantile)에 해당하는 값이다.

예를 들어, 데이터가 7, 9, 16, 36, 39, 45, 45, 46, 48, 51인 경우엔 다음과 같다.
Q1 = 14.25
Q2(중위수) = 42
Q3 = 46.50
사분위 간 범위 = 14.25 ~ 46.50 또는 32.25

③ 표준편차(standard deviation)

표준편차(SD)는 개별 측정값이 평균을 중심으로 얼마나 떨어져 있는가를 알려준다. 즉 한 변수의 실제적 측정값이 표본의 평균값 주변에 얼마나 널리 퍼져 있는가 하는 분산을 의미한다.

등간척도 또는 비율척도로 측정한 자료에서 분산도의 측정에 주로 사용되며 측정값들이 얼마나 다양하게 분포해 있는가에 대한 지표가 된다.

평균값이 전체의 분포를 요약하는 반면 표준편차는 각각의 측정값이 평균으로부터 얼마나 떨어져 있는가를 설명해 준다. 가장 많이 사용하는 변이성 값이며 점수와 모평균 사이의 표준간격을 측정하는 것이다.

④ 평균편차(mean deviation)

측정치와 산술평균과의 차이들의 평균이다. 평균편차는 각 측정치로부터 중심값을 뺀 절댓값을 평균한 값이다.

(6) 정규분포

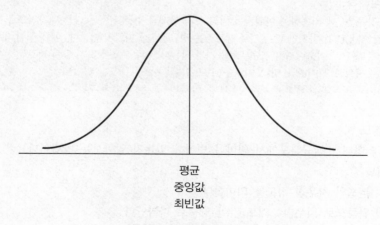

평균
중앙값
최빈값

[그림 4-7] 표준분포곡선

① 표준분포곡선(normal distribution curve)과 그 특징

평균, 중앙값, 최빈값이 곡선의 가운데에 일치하는 종 모양의 대칭적 분포로 표본을 통한 통계적 추정 및 가설검정이론의 기본이 된다. 많은 통계 기법이 정규분포를 가정하고 수행되는데 만약 수집된 자료가 정규분포를 하지 않을 경우 정규분포의 가정이 필요 없는 다른 통계 기법을 사용한다. 자료가 정규분포를 하지 않는 이유는 표본선정이 잘못된 경우(모집단을 대표하는 집단이 아님)나 자료를 측정하는 도구의 문제 또는 표본의 수가 너무 작을 경우 발생할 수 있다.

ㄱ 정규분포는 평균을 중심으로 대칭인 종모양이다.

ㄴ 양끝이 땅에 닿지 않는다.

ㄷ 평균치, 중앙치, 최빈치가 중앙에 있다.

ㄹ 평균으로부터 3 표준편차범위(standard deviation)에 있다.

ㅁ 양쪽으로 대칭이다.

ㅂ 높이가 길이의 2/3 정도가 되어야 한다.

ㅅ 면적은 항상 1이다.

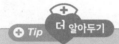

Tip 더 알아두기

정규분포가 통계학에서 중요한 이유는 무엇 때문인가? 다음과 같은 세 가지 이유가 있다.

첫째, 정규분포는 실제자료에 대한 일부 분포를 잘 설명할 수 있다. 정규분포에 근접한 분포에는(예 대학수학능력시험 및 미국 아이오와 테스트) 여러 사람들이 치르는 테스트 점수, 동일한 수량을 주의 깊게 반복적으로 측정한 값(예 옥수수의 산출량), 생물학적인 집단의 특성 등이 포함된다.

둘째, 정규분포는 예를 들면 동전을 여러 번 던질 경우 앞면이 나오는 비율처럼 가능성에 대한 결과를 잘 설명할 수 있다.

셋째, 정규분포에 기초하여 이뤄지는 여러 가지 통계적 추론 절차는 다른 대략적으로 대칭적인 분포에도 잘 적용된다. 하지만 많은 자료 세트들은 정규분포를 따르지 않는다. 예를 들어 대부분의 소득분배는 오른쪽으로 기울어져서 정규분포를 하지 않는다. 정규분포를 하지 않는 자료는 흔하며 정규분포를 하는 자료보다 이따금 더 흥미로울 수도 있다.

② 비대칭도

분포의 형태가 정규분포에서 얼마나 벗어나 있는지 알아보는 방법이다.

ㄱ 왜도

ⓐ 분포의 치우침 정도를 의미한다.

ⓑ 왼쪽으로 치우침 : 왜도 값이 양수로 나타난다.

ⓒ 오른쪽으로 치우침 : 왜도 값이 음수로 나타난다.

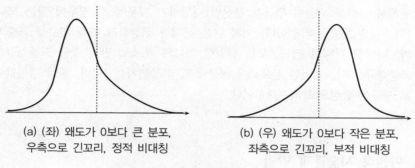

(a) (좌) 왜도가 0보다 큰 분포,
우측으로 긴꼬리, 정적 비대칭

(b) (우) 왜도가 0보다 작은 분포,
좌측으로 긴꼬리, 부적 비대칭

[그림 4-8] 비대칭도

ⓛ 첨도
ⓐ 봉우리의 높이를 의미한다.
ⓑ 봉우리가 정규분포보다 높음 : 첨도가 양수로 나타난다.
ⓒ 봉우리가 정규분포보다 낮음 : 첨도가 음수로 나타난다.

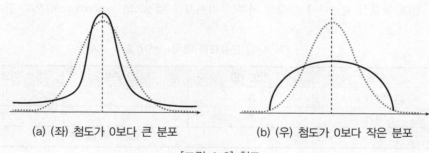

(a) (좌) 첨도가 0보다 큰 분포

(b) (우) 첨도가 0보다 작은 분포

[그림 4-9] 첨도

③ 표준 점수(standard score, z score)
표본에서 각 사례들의 점수가 평균으로부터 떨어진 거리를 표준편차로 나눈 값을 표준점
수라고 하고 종류로는 z 점수, t 점수 등이 있는데 이 중 가장 많이 쓰이는 것은 z 점수이
다. 각 개인의 점수가 평균으로부터 떨어진 거리인 표준편차(일반적으로 각 개인의 점수들
이 평균으로부터 얼마나 떨어져 있는가를 요약해주는 지수)를 단위로 나타내 개인의 상대
적인 위치에 관한 정보를 제공하는 점수이다.
z score 분포의 특징은 다음과 같다.

정상분포 곡선의 특징 +	① 평균이 '0'이다 ② 표준편차가 '1'이다

④ 표준정규분포 곡선(standard normal distribution curve)과 면적비율(proportion areas)
어떤 변수가 정규분포를 따르고 평균과 표준편차를 알고 있다고 해도 어떤 확률이나 위치
를 매번 계산한다는 것은 어려운 일이다. 따라서 많은 경우 정규분포의 확률은 분포표를

통해서 구하게 되는데 평균과 분산이 다양하기 때문에 각 경우에 맞는 모든 분포표를 만드는 것은 불가능한 일이다. 이와 같은 문제를 해결하기 위해 변수를 표준화할 필요가 있다. 다양한 형태의 정규분포를 유일한 하나의 분포로 만든 것을 표준정규분포라고 한다. 표준정규분포는 유일한 분포로서 평균이 0, 표준편차는 1이며, 중심 경향값이 모두 일치하고 평균을 중심으로 좌우대칭이다.

3 이원적 서술통계 방법

(1) 분할표(contingency table)

각 개체를 어떤 특성(예 성별, 나이)에 따라 분류할 때에 얻어지는 자료 정리표이다. 두 가지 변수만으로 구성될 경우 이차원 분할표 혹은 이원분할표가 만들어지고, 여러 가지 변수로 구성될 경우 다차원 분할표가 만들어진다. 두 특성을 분류 기준으로 이용할 때 어느 것을 행(row)으로, 어느 것을 열(column)로 정하느냐 하는 것은 자의적이며, 이원분할표에서 두 변수 간의 동질성 가정이나 독립성 여부는 카이제곱 검정(chi-square test)으로 결정한다.

[표 4-3] 분할표의 예시 - 선거 출구 조사

구분	기호 1번	기호 2번	모두
남성	28	20	48
여성	39	13	52
모두	67	33	100

(2) 상관관계(correlation)

① 개념

두 변인 사이의 관계를 측정하고 기술하는데 사용되는 통계 방법이다. 즉 하나의 변수가 다른 변수와 어느 정도 밀접한 관련성을 갖고 변화하는지를 알아보며, 변수 간의 관계를 탐색하려는 방법이다. 탐색연구에서 관련성의 존재 여부를 확인하거나 가설검증연구에서 특정 관계에 대한 가설을 검증하기 위하여 사용된다.

② 방향(정적 또는 부적 상관)

㉠ 관계는 정적(+) 또는 부적(−)일 수 있다.

㉡ 정적 상관은 X, Y가 같은 방향으로 변하고 부적 상관은 X, Y가 반대 방향으로 변함을 뜻한다.

㉢ 상관의 부호(+ 또는 −)는 방향을 나타낸다.

상관계수 r은 두 변수 사이에 존재하는 관계를 수학적으로 서술한 것이다. 또한 상관계수는 존재하는 관계의 유형 즉, 정적 상관인지 부적 상관인지를 알려준다. 정적 상관은 한 변수의 값이 증가하면 다른 한 변수의 값도 증가하는 경우를 말하며, 부적 상관은 한 변수의 값이 증가하면 다른 한 변수의 값은 감소하는 경우를 말한다.

> ☑ 예
>
> 직업 만족도와 이직에서 부적 상관이 보이면 한 변수가 증가할수록 다른 변수는 감소함을 의미한다. 직업 만족도가 높을수록 이직은 감소하고 역으로도 동일한 관계를 갖는다.

③ 상관의 강도(상관계수 : Pearson's Correlation coefficien = r)
  ㉠ 상관의 강도는 자료점들이 특별한 형태에 일치하는 정도를 측정한다.
  ㉡ 1의 상관은 완전한 일치를, 0의 상관은 전혀 일치하지 않는 정도를 나타낸다.
  ㉢ 범위 : from +1.00 via .00 to −1.00
    상관계수는 +1.00 ~ 0.00 ~ −1.00까지의 범위에 있다. +1.00은 정적 상관을 의미하며, 0.00은 관계가 없음을, −1.00은 완전 부적 상관을 의미한다. 비슷한 개념을 측정하는 서로 다른 두 가지 시험의 점수 간에는 상관관계가 매우 높아 거의 0.95에 다다른다. 그러나 인간행동과 관련된 다양한 변수들 간의 관계를 연구하는 경우 0.50의 상관관계도 만족스러울 수 있다. r 값의 다양한 수준에 대한 설명이 아래에 열거되어 있다. 관계의 방향은 관계의 강도에 영향을 미치지 않는다. −0.90의 음의 상관관계는 +0.90의 양의 상관관계와 같은 정도로 관계가 강함을 의미한다.
④ 상관계수의 유의미도(추리 통계 참조)

[표 4-4] 상관계수의 언어적 표현

상관계수 범위(정적, 부적 포함)	상관관계의 언어적 표현
r = .00	상관관계가 전혀 없다(no correlation).
r = .01 ~ .20	상관관계가 거의 없다(almost no corr).
r = .20 ~ .40	약한 상관관계가 있다(weak corr).
r = .40 ~ .60	중간정도의 상관관계가 있다(moderate corr).
r = .60 ~ .80	높은 상관관계가 있다(high corr).
r = .80 ~ .99	매우 높은 상관관계가 있다(very high corr).
r = 1.00	완벽한 상관관계가 있다(perfect corr).

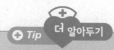

⊕ Tip 더 알아두기

상관계수의 특성
① +1에서 −1 사이의 값으로 표시
② 절댓값이 클수록 더 밀접한 관계임을 나타냄
③ 부호는 관계의 방향을 나타냄
④ 상관관계 '0' : 두 변인 사이에 관계가 전혀 없음을 의미

1 추론통계의 정의

추론통계(inferential statistics)란 모집단으로부터 얻어진 한 표본 내의 정보에 기초해서 모집단의 특성을 예측하기 위해 사용하는 통계이다. 연구의 일차적인 초점은 추론대상인 모집단의 모수에 있다. 표본과 통계학은 모집단 모수에 대한 정보를 제공한다는 점에서 중요하다. 그래서 추론통계학에서 모집단 모수의 값을 예측하는 표본통계의 정확도나 신뢰도를 서술하는 것이 중요하다.

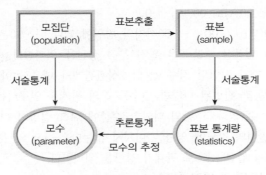

[그림 4-10] 추론통계의 과정

2 추론통계의 기본 개념

(1) 표집분포(sampling distribution)와 표준오차(standard error)

① 표집분포

모집단에서 추출할 수 있는 모든 가능한 표본을 특정한 크기만큼 선택해 구한 통계치의 분포이다. 즉, 추론통계의 의사결정을 위한 이론적 분포로, 이론적 표본의 크기가 n인 표본을 무한히 반복추출한 후 무한개의 표본들의 평균을 가지고 그린 분포를 말하며, 추정치들의 분포라고도 한다.

② 표준오차

표본평균의 표준편차이다. 추정량의 정도를 나타내는 척도로써, 표본분포의 표준편차를 말한다. 표본평균들이 모집단의 평균 주위에 어느 정도 퍼져있는지를 계산하는 것이 표준오차이다. 표준오차는 모집단으로부터 표본을 무작위 추출하였을 때, 통계량이 모수로부터 어느 정도 떨어져 있나를 추정한 값이므로 표준오차가 적을수록 더 정확한 모수의 추정값을 얻게 된다.

(2) 확률(probability)과 유의수준(significant level - α)의 개념과 의미

① 확률

확률은 연구집단 간의 차이가 우연의 결과일 가능성을 말한다. 확률 p = .05란 100번 중 우연히 발생될 확률이 다섯 번임을 의미하고, 확률 p = .01은 100번 중 우연히 발생될 가능성이 한 번임을 의미하며, 확률 p = .001은 1,000번 중 우연히 발생될 확률이 한 번임을 의미한다.

② 유의수준

오류의 허용수준으로 집단 간의 차이가 변수의 조작이나 중재가 아닌 우연에 의해 발생할 확률과 비교하기 위해 사용된다. 유의수준은 소수값으로 나타내며, P값이라고 부르기도 한다. 유의수준은 영가설이 100회 중 몇 회나 실수로 기각될 것인가를 의미한다. 오류의 허용수준을 유의수준 혹은 α 수준이라 하고 0.01 혹은 0.001의 유의수준이 사용되고 있으나 일반적으로 사용되는 유의수준은 0.05이다. 예를 들면, 만약 유의수준을 .05로 정하였다면 100번 중 우연 발생이 다섯 번보다 크면(즉, p > .05) 가설로 설정된 변수 사이는 관계가 없는 것으로 판정하여 영가설을 채택하겠다는 말이고, 우연 발생이 다섯 번 이하(즉, p < .05)이면 가설 내 변수들 사이에 유의한 차이가 있다는 것을 인정하여 연구가설을 채택하겠다는 의미가 된다.

- .05 : 5%
- .01 : 1%
- .001 : 0.1%

일반적으로 α = 0.05일 때 z 점수의 경계는 ±1.96이다. 그러나 α = 0.01이면 z = ±2.58이고, α = 0.001이면 z = ±3.30으로 경계가 이동한다. α = 0.001이면 자료와 가설 간에 유의한 큰 차가 발생한다. 일반적으로 알파 수준을 낮추면 임계영역이 모집단 평균에서 더 떨어지며, 그 영역에 있는 점수를 얻을 기회가 점차 더 어려워지게 된다. 이처럼 표본자료는 유의수준이 0.05일 때 H0를 기각할 수 있게 하지만, 0.01일 때는 H0를 기각할 만한 충분한 증거를 제공하지 못한다. 따라서 알파 수준을 극단으로 낮추면 실험에서 유의한 처치 효과를 증명하지 못할 수도 있다.

(3) 모집단(population), 표본(sample)

① 모집단 : 연구자가 연구하고 싶은 집단의 모든 구성원을 의미한다.
② 표본 : 관찰을 위해 추출된 모집단의 일부분이다.

(4) 영가설(null hypothesis)과 대체가설(alternative hypothesis)

① 영가설

연구결과의 의미에 대해 연구자가 판단을 내릴 때 항상 바른 판단만을 하는 것은 아니다.

옳지 않은 판단을 하게 될 경우 '판단의 오류'를 범했다고 하며 연구자가 연구결과에 대한 착오를 범할 때 진실인 내용을 영가설로 설정하게 된다. 영가설은 연구자의 주장과 반대되는 진술이며 연구목적은 영가설을 기각하는 데 있다. 영가설은 둘 또는 그 이상의 모수치 간에 '차이가 없다.' 혹은 '관계가 없다'라고 진술하는 가설 형태를 말한다. 즉, 영가설에서는 독립변수와 종속변수 간에 관련성이 없는 것으로 표현된다. 예를 들어 "췌장암 환자의 커피섭취 습관은 같은 병원에 입원한 연령 짝짓기 대조군 환자와 비교하여 차이가 없을 것이다."라는 형태로 기술된다.

② 대체가설

연구문제에 대한 잠정적인 대답으로서 변수의 관계성에 대한 일반적 진술이다. 따라서 연구의 목적은 대체가설을 수락하는데 있다. 즉 대체가설은 영가설이 부정되었을 때 진실로 남게 되는 잠정적 진술이며, 영가설과 대립된다는 의미에서 대립가설이라고도 한다. 대체가설은 연구문제에 대한 잠정적인 대답으로서 변수의 관계성에 대한 일반적 진술이다. 따라서 연구의 목적은 대체가설을 수락하는데 있다. 직접적으로 통계적 검증을 통해 세우는 것이 아니고 영가설을 반박한 경우 받아들여지는 가설이다.

(5) 통계적 추정(statistical estimation)

통계량을 사용하여 모집단의 모수를 구체적으로 추측하는 과정으로, 추정의 결과 계산된 통계량을 추정량(estimator)이라고 한다. 모수를 하나의 값으로 추정하는 점 추정과 범위를 제공하는 구간추정으로 구분한다.

① 점 추정(point estimation)

표본으로부터 계산된 하나의 통계량으로 모수를 추정하는 것이며, 모수에 대해 가장 그럴듯한 하나의 값을 찾는 과정이다. 어떤 모수에 대해서든 다수의 여러 추정값을 산출하는 것이 가능하다. 예를 들어 정규분포의 중심모수는 평균과 중위수 모두가 가능하다. 따라서 정규분포로부터 추출된 표본이라면 중심모수에 대해서 표본평균과 표본중위수 모두 추정값으로 사용할 수 있다.

이와 같이 여러 가지 추정값을 사용할 수 있다면 이들 가운데 어떤 추정값을 사용해야 하는가? 좋은 추정값은 다음의 두 가지 성질을 가지고 있어야 한다.

㉠ 불편성(unbiased)

좋은 추정량은 모수가 중심에 위치하게 되는 표본분포를 가지고 있어야 한다.

㉡ 최소표본오차(small standard error)

좋은 추정량은 다른 추정량에 비해 더 작은 표본오차를 가지고 있어야 한다.

② 구간추정(interval estimation)

미리 할당된 확률을 가지고 모수를 포함할 수 있는 구간을 표본으로부터 계산하는 것이다. 즉 모수가 포함되리라 믿어지는 일련의 구간을 찾는 과정이다.

구간추정은 점 추정값을 중심으로 일련의 숫자로 이루어진 구간을 통해 추정값의 정확성을 나타낸다. 수집된 자료를 이용하여 알려지지 않은 모수에 대한 가장 믿을 만한 수치를 구간으로 제공하는 것이다. 구간추정은 0.95 등의 확률을 가지고 모수가 포함되도록 구성되며, 이와 같이 어떤 믿음의 정도를 나타내기 때문에 신뢰구간이라고 한다.

모수에 대한 가장 믿을만한 값들로 이루어진 구간을 신뢰구간(confidence interval)이라고 하며, 이와 같은 방법으로 모수가 포함될 구간을 만들어낼 확률을 신뢰수준(confidence level)이라고 한다. 1에 가까운 값을 사용하며 대부분 0.95를 사용한다.

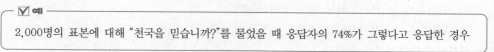

> ☑ 예
>
> 2,000명의 표본에 대해 "천국을 믿습니까?"를 물었을 때 응답자의 74%가 그렇다고 응답한 경우

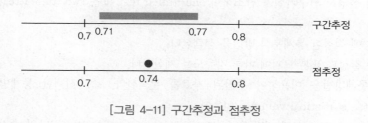

[그림 4-11] 구간추정과 점추정

3 통계 처리 과정에서의 오류

(1) 제1종 오류(type 1 error - α)

사실은 유의미하지 않는데 "유의미하다."고 결론을 내리는 것을 의미한다. 제1종 오류는 영가설이 맞는데도 불구하고 틀렸다고 결론을 내림으로써 범하는 오류이며, 흔히 α-error라고 한다. 제1종 오류는 유의수준을 변화시킴으로써 감소시킬 수 있다.

(2) 제2종 오류(type 2 error - β)

사실은 유의미한데, "유의미하지 않다."고 결론을 내리는 것을 의미한다. 영가설이 오류일 때 영가설을 채택하는 오류로서 β-error라고 한다. 즉 만일 영가설이 거짓인데 영가설을 기각했다면, 이는 정확하게 결정한 것이다. 틀린 결정은 거짓인 영가설을 채택한 경우이다.

이 오류를 극복하기 위한 방법은 다음과 같다.

① sample size를 크게 만들거나
② 대표성을 증가시키거나
③ 통계 처리 시 error를 감소시켜야 한다.

4 추론통계에서의 가설 검증 단계

① 수집된 자료가 추론통계의 기본 가정을 만족시켰는지 확인한다.
   ㉠ 정상분포를 이루고 있는가?
   ㉡ 올바른 척도(등간척도 또는 비율척도)를 사용했는가?
   ㉢ 집단 간의 분산도가 어느 정도 일치하는가?
   ㉣ 무작위로 표집을 하였는가?
② 영가설과 대체가설을 설정한다.
   대체가설 설정시 연구가설을 참조하여 one-tailed test 또는 two-tailed test 중 하나를 선택한다.
③ 가설 검증에 적절한 통계분석 방법을 선택한다.
④ 유의수준 결정과 표본 크기에 따른 자유도를 계산한다.
⑤ 선택한 통계방법을 이용하여 수집된 자료를 분석한다. 즉, 선택한 통계방법의 계산 통계치 (calculated statistical value)를 얻는다.
⑥ 유의수준(alpha level)과 자유도(degrees of freedom) 또는 비교집단의 숫자(k)를 이용하여 통계도표(일반적으로 통계교과서의 부록으로 수록)에서 결정적 기준통계치(critical value)를 찾는다.
⑦ 계산 통계치와 결정적 기준 통계치를 비교하여 영가설의 기각 여부를 결정한다. 일반적으로 계산 통계치가 결정적 기준 통계치보다 크면 영가설을 기각하고 대체가설을 채택하게 되며, 그 반대의 경우에는 영가설을 채택하게 된다.
⑧ 유의도 수준에 맞추어 연구가설에 관한 결론을 내린다.

5 개인차(평균치 사용) 비교를 위한 추론통계 방법

(1) student's t-test(t-test, t-검정) : 두 집단의 평균치 비교 시 사용(3가지 종류)

① 독립표본 t검정(두 독립집단 비교를 위한 t검정, two independent sample t-test)
   각기 다른 두 모집단의 속성인 평균을 비교하기 위하여 두 모집단을 대표하는 표본들을 독립적으로 추출하여 표본 평균들의 비교를 통하여 모집단 간의 유사성을 검정하는 방법이다. 예를 들면 남자/여자, 환자군/대조군 등과 같은 집단 간의 차이를 알아보기 위한 분석방법이다.
② 대응표본 t검정(두 종속 또는 짝진 집단 비교를 위한 t검정, two dependent or paired sample t-test)
   한 집단에서 어떤 변수의 처치 전후의 차이를 알아보기 위해 반복 측정한 후, 반복 측정된 두 값들의 평균에 차이가 있는지를 검증하는 방법이다. 예를 들면, 한 학급의 어린이들을 대상으로 한 어휘력 교육프로그램의 효과를 알아보기 위해 프로그램을 실시하기 전의 어

휘력과 실시 후의 어휘력의 차이를 알아보기 위한 분석이나, 환자를 대상으로 약물처치 전후의 효과를 알아보기 위한 분석방법으로 이용된다.

③ 단일표본 t검정(주어진 평균치와 한 표본의 평균치 비교를 위한 t검정, one sample t-test)

한 sample에서 구해진 평균이 모집단의 평균이나 가설의 평균과 같은지 다른지를 본다.

(2) 분산분석(변량분석, ANalysis Of VAriance - ANOVA)

두 집단 이상의 평균치 비교 시 사용한다. 일명 F-test라고도 한다(ANOVA를 개발한 Fisher의 이름에서 유래).

① 일원 분산분석(one-way ANOVA) : 한 개의 독립변수와 한 개의 종속변수

t-검정은 두 집단 간의 평균값 차이를 비교하는 반면 ANOVA는 3집단 이상의 평균값 차이를 비교하는 데에 이용된다. 비교하는 집단이 2개인 경우 분산분석을 통해 구해진 p값은 t-검정으로 얻은 값과 같다. 따라서 t-검정은 특별한 형태의 분산분석이라고 할 수 있다. ANOVA의 전체분산은 독립변수에 의한 분산과 연구 대상자의 개인적 차이 및 측정오차에 의한 분산 이렇게 두 가지로 구성되어 있다. 예를 들어 중환자, 경환자, 외래환자 집단 간의 환자간호에 대한 만족수준을 비교하고자 할 때 사용한다.

② 다원 분산분석(multiple-way ANOVA) : 두 개 이상의 독립변수와 한 개의 종속변수

두 개 이상의 독립변수가 종속변수에 미치는 효과를 분석하는 통계적 방법이다. 예를 들어, 다양한 간호수행 양상과 환자의 만족도를 측정한 연구에서 남자환자와 여자환자 간의 만족도에서 차이가 있는지 알고자 한다고 가정한다. 만약 3종류의 간호수행방법(일차간호, 기능적 팀간호, 변형된 일차간호)과 성별(남, 여)이 환자만족도에 미치는 영향을 파악하고자 한다면, 두 개의 독립변수(간호수행방법, 성별)와 한 개의 종속변수(환자만족도)가 관여된다.

③ 집단 간 평균차이의 유의성 검증(multiple comparison procedure) : 변량분석 결과

유의미한 F 통계치를 얻었어도, 어느 집단 간에 유의미한 차이가 있다는 세부적인 내용은 알 수가 없다. 따라서 집단 간의 평균치를 개별적으로 비교하여 그 차이에 대한 유의성을 확인해야 한다. 이러한 목적을 위해 흔히 사용되는 통계분석 방법으로 LSD, Scheffe, Tukey, Bonferroni, Duncan, Dunnet 등의 방법이 있다.

분산과정을 통해 영가설이 기각된 경우라도 여러 개 집단 중 어느 집단과 어느 집단의 평균에 차이가 있었는지를 알기 위해 추후검증으로 다중비교분석을 시행함으로써 해결된다.

6 상관관계를 이용한 추론통계

(1) 상관계수 계산과 유의도 확인

상관계수의 크기는 −1.0과 1.0 사이에 존재한다. 상관계수가 −1.0인 경우는 두 그룹이 완전히 반대방향으로 움직이는 것을 의미하고, +1.0인 경우는 완전히 같은 방향으로 움직이는 관계를 의미한다. 실제로는 −1.0이나 +1.0의 상관관계를 갖는 경우는 드물고 보통 그 사이에 위치한다. 유의도 수준이란 제1종 오류를 범할 가능성을 말하며, 유의도 수준의 선택이란 제1종 오류를 범할 가능성을 결정하는 것으로서 0.05와 0.01의 유의도 수준이 가장 빈번하게 사용되는 수준이다. 유의도 수준이 0.05라는 것은 100회의 표본을 대상으로 한 연구결과에 있어서 참인 영가설이 기각될 가능성은 5회이며 100회의 표본 중 95회는 참인 영가설이 채택된다는 의미이다. 반면 유의도 수준을 0.01로 할 경우 100회의 표본 중 단지 1회의 표본만이 참인 영가설을 기각하고 100회의 표본 중 99회의 표본은 참인 영가설을 채택한다는 의미이다. 유의도 수준 0.01은 0.05에 비해 제1종 오류를 범할 가능성이 한층 더 낮아지지만 α에 대한 최소한의 채택수준은 0.05이다. 상관계수 r은 다음의 성질을 가지고 있다.

① $-1 \leq r \leq 1$
② $r > 0$: X의 값이 증가함에 따라 Y의 값도 이에 비례하여 증가하는 경향이 있고 이를 양의 상관이라 한다.
③ $r < 0$: X의 값이 증가함에 따라 Y의 값은 이에 반비례하여 감소하는 경향이 있으며 음의 상관이라 한다.
④ $r = 0$: 상관이 없는 무상관이다.

(2) 회귀분석(regression : simple or multiple)

회귀분석은 독립변수와 종속변수 사이에 어떤 관계식이 성립하는지를 찾아내는 분석방법이다. 컴퓨터 판매점의 예에서 종업원에 대한 교육훈련시간과 월 매출액 간에 정의 관계가 있다는 것은 두 변수 간에 인과관계 또는 함수관계가 있다는 것을 의미한다. 함수는 종속변수(dependent variables)라 불리는 하나의 변수(매출액)가 독립변수(independent variables)라 불리는 또 다른 변수(교육훈련시간)에 의해 어떻게 영향을 받는가 하는 관계를 설명해 준다. 독립변수는 실험 설계법에서의 실험요인 또는 처리요인과 같이 종속변수에 영향을 미치며 또한 연구자가 조작할 수 있는 변수이다. 종속변수는 독립변수에 의해 그 값이 종속적으로 결정되는 변수이다. 회귀분석이 분산분석과 다른 점은 회귀분석은 주로 모든 변수가 정량적인 값을 가질 때 사용된다. 회귀분석은 이처럼 종속변수의 예측뿐만 아니라 가설이나 이론으로 알려진 가설적 함수관계의 타당성(validity)을 검정하기 위해서도 이용된다.

7 비모수 통계방법(non-parametric statistics)

(1) 비모수 통계의 특징

통계학의 분석방법 중에서 일반적으로 많이 배우는 모수적 방법은 모집단의 분포를 알고 있다는 가정하에 이루어진다. 일반적으로, 모수검정은 모집단이 정규분포를 이룬다는 가정하에서 t분포나 F분포를 이용한다. 그러나 실제로 표본추출에 의해 통계분석을 행할 때 이러한 가정은 잘 만족되지 않을 때가 많다. 이와 같은 문제점을 해결하여 주는 것이 바로 비모수검정(nonparametric test)이다. 그리고 비모수검정의 분석에 이용되는 검정변수는 양적 변수가 아니어도 된다는 점이 편리하다. 맨-휘트니검정과 같은 많은 통계적 절차들은 데이터의 분포에 관한 가정이 불필요하다. 비모수검정은 분포-자유검정(distribution-free test)이라고 부른다. 맨-휘트니검정과 같은 비모수검정은 일반적으로 모수검정보다 더 약한 것으로 알려져 있으므로 모수검정을 사용하기에 적당하지 못하다고 판정될 때 비모수검정을 사용하는 것이 좋다. 예를 들면, 데이터가 명목이거나 서열척도일 때 혹은 등간척도가 현저하게 비정규 분포일 때 모수검정은 적절하지 못하다. 비모수검정의 유의수준은 대개 데이터의 순위에 기초를 두고 있기 때문에 모집단의 분포형태와는 관계없이 결정되어질 수 있다. 비모수적 통계방법은 적용하는 것이 다를 뿐 해석과 제시방법은 모수적 통계방법과 동일하다.

(2) 카이제곱 검정(chi-squared test)

카이제곱 검정법은 비모수 검정에 속하며 두 개 이상의 유목을 갖는 유목변수 또는 서열변수 간의 관계에 대한 통계적 유의성을 검정하는 데에 이용된다. 즉 두 변수 간의 상호관련성을 검증하는 데에 이용되며 관찰된 각 칸의 빈도수에 대한 차이를 계산하며 빈도수는 독립변수와 종속변수 간의 관계 여부를 예측할 수 있는 자료가 된다. 표본의 빈도분포를 이용하여 모집단의 빈도분포에 대한 가설을 검정하는 방법으로 관찰빈도와 기대빈도의 차이를 계산하여 두 변수 간의 관계에 대한 유의성을 검증한다. 두 범주형 변수가 서로 상관이 있는지 독립인지를 판단하는 통계적 검정방법이 카이제곱 검정이다. 예를 들어, 어느 TV프로그램의 반응을 도시와 농촌지역으로 구분하여 시청자들에게 문의한 결과 data를 얻었을 때, 두 변수 간의 독립여부를 판단하는 것이다. 즉, 지역 간에 특정한 TV프로그램에 대한 반응이 차이가 있는지를 판단하는 것이다. 또한 두 변수가 독립이 아니라면, 즉, 지역 간의 반응에 차이가 있다면, 얼마나 차이가 있는가를 측정하는 것이다.

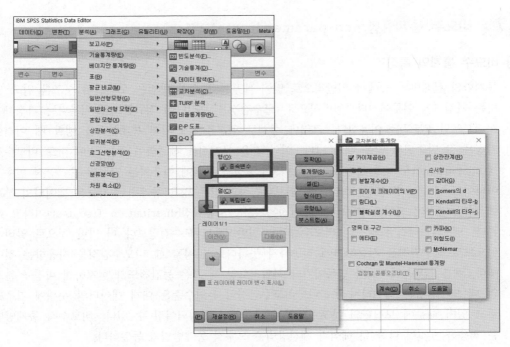

[그림 4-12] SPSS에서 카이제곱 분석

(3) 스피어만 상관 계수(Spearman's rank correlation coefficient)

비모수적인 방법으로 서열척도로 측정된 두 변수 사이의 관계를 파악하기 위해 사용한다. 서열척도 및 비율척도로 측정된 두 변수 중 정규분포를 이루지 못하는 변수가 하나라도 있는 경우 피어슨 상관계수(Pearson correlation) 대신 스피어만 상관계수를 이용해야 한다. 계수의 부호는 관계의 방향을 나타내고 절대값이 클수록 관계가 강한 것을 나타낸다. 두 변수 X와 Y의 분포에 대한 가정이 필요없으며, 각 변수들의 관측치에 대하여 순위화를 한 후, 그순위에 대한 상관계수를 구한다. 비모수적 방법에서는 정규성을 가정하지 않으므로 독립성검정 대신에 두 변수 사이의 연관성을 검정하게 된다. 두 변인 간 관계방향의 단측성(one-sided)을 측정한다.

(4) 맨-휘트니 U 검정(Mann-Whitney U test)

두 집단의 평균값에 통계적으로 유의한 차이가 있는가를 분석하기 위해 t-검정을 이용한다. 그러나 등간척도 또는 비율척도와 같은 연속척도로 측정된 값이라도 정규분포를 이루지 못하거나 서열척도로 측정된 자료에 대해 두 집단 간의 차이를 검정하기 위해 비모수검정 방법인 맨-휘트니 U 검정을 이용한다.

(5) 윌콕슨 순위합 검정(Wilcoxon rank sum test)

독립적 집단의 평균을 비교하기 위해 t-검정을 이용하나, 동일 집단에 대해 처치를 제공하기 전과 후의 연속척도로 측정된 자료를 비교할 때에는 모수검정법인 짝비교 t-검정(Paired t-test)을 이용한다. 그러나 등간척도 또는 비율척도와 같은 연속척도로 측정된 자료라 하여도 정규분포를 이루지 못하거나 서열척도로 측정된 자료에 대해 동일 집단에 대한 처치 전후의 차이를 비교하기 위해 비모수 검정법인 Wilcoxon 부호 순위 검정을 이용한다. 두 모집단의 평균의 차에 대한 검정을 할 때, t-검정을 사용하는데 필요한 두 모집단의 정규분포와 공통분산의 가정을 만족시키지 못할 경우 사용하는 방법이다.

(6) 크루스칼 왈리스 검정(Kruskal-Wallis test)

서열척도로 측정된 변수와 정규분포를 이루지 못하는 등간 및 비율척도로 측정된 연속자료의 분석에 이용된다. 즉 2개 이상의 모집단의 중심위치를 비교하는데 있어서 정규분포를 한다는 가정을 할 수 없을 때 사용하는 방법이다.

(7) 프리드먼 검정(Friedman test)

3개 이상의 변수 간에 분포의 동질성을 검정하는 방법으로 각 변수들의 평균순위에 차이가 있는지를 확인한다. 다른 말로 대응 K-표본이라고도 한다. 정규성 검정을 통해 정규성을 지니지 않은 것으로 결과가 나온 한 개의 집단에서 표본들이 추출되었다는 가정이 필요하다. 이 통계방법은 모수검정의 개체 간 요인이 없는 반복측정 분산분석 방법이다.

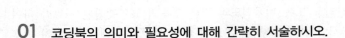

주관식 레벨 Up

01 코딩북의 의미와 필요성에 대해 간략히 서술하시오.

> **정답** 한 연구 내에 포함된 모든 분석 대상 변수들의 약칭과 코딩원칙을 정하여 기록한 목록을 코딩북이라고
> 한다. 여러 사람이 코딩을 하는 경우 코딩북을 만들면 자료수집 후 코딩 시 실수를 줄일 수 있다.

02 변수측정수준에 따른 코딩전략에 관해 기술하시오.

> **정답** ① 비율 측정과 등간측정: 연속변수는 수량 개념을 지닌 변수로 원래값을 그대로 코딩한다.
> ② 서열측정: 순위에 따라 연구자가 정한 규칙에 따라 인위적으로 부여된 값을 가진다.
> ③ 명목측정: 연구자가 변수값에 임의의 숫자 혹은 문자를 부여한다.

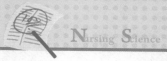

03 대표값의 의미 및 3가지 종류를 쓰시오.

정답 대표값은 주요 자료들의 대표적 경향을 밝혀주고 그 특징을 대표하는 통계량이다. 중심화 경향이라고도 한다. 대표값의 종류로는 평균값, 중앙값, 최빈값이 있다.

04 평균편차의 정의에 관해 간략하게 기술하시오.

정답 평균편차는 측정치와 산술평균과의 차이들의 평균이다. 평균편차는 각 측정치로부터 중심값을 빼 절댓 값을 평균한 값이다.

05 제1종 오류와 제2종 오류에 관해 간략하게 기술하시오.

정답 제1종 오류는 사실은 유의미하지 않은데 "유의미하다."라고 결론내리는 것으로 흔히 α−error라고 한다. 제2종 오류는 사실은 유의미한데, "유의미하지 않다."라고 결론내리는 것으로 흔히 β−error라고 한다.

06 대응표본 t 검정에 관해 간략하게 설명하시오.

정답 대응표본 t 검정은 한 집단에서 어떤 변수의 처치 전후의 차이를 알아보기 위해 반복 측정한 후, 반복 측정된 두 값의 평균에 차이가 있는지를 검증하는 방법이다. 예를 들면, 환자를 대상으로 약물 처치 전후의 효과를 알아보려는 분석방법으로 이용된다.

실제예상문제

01 다음 중 수집된 자료를 정비하여 사용할 수 있도록 준비하는 과정은 어디에 해당하는가?

① 수집자료의 편집
② 기호화
③ 코딩북 작성
④ 자료검토

02 수집된 자료를 편집하는 과정에 대한 설명으로 올바르지 <u>않은</u> 것은?

① 누락된 내용이 없는지, 자료는 완전한지 확인한다.
② 알아보기 어려운 응답 내용은 없는지 등을 확인한다.
③ 가급적 생리적인 기록은 수집 이후 모아서 한꺼번에 확인한다.
④ 데이터베이스에 포함하기 전에 자료의 타당성을 확인한다.

03 수집된 자료를 컴퓨터가 처리할 수 있는 포맷으로 변경하는 과정은 무엇인가?

① 코딩북 작성
② 기호화
③ 수집자료의 편집
④ 자료검토

04 등간 및 비율척도는 연산이 가능한 숫자로 측정되기 때문에 특별한 자료의 변경을 하지 않고 코딩할 수 있다. 서열측정과 명목측정으로 나온 결과값들은 기호화 과정에서 자료의 변환이 필요하다.

05 변수들 사이에는 중복된 이름이 있어서는 안 된다. 모든 변수명은 컴퓨터가 인식할 수 있도록 8자리 수 이내의 영문이나 숫자 혹은 한글로 바꾸어 주는데 이름을 어떻게 명명할 것인가는 연구자가 선택한다.

06 명목척도나 서열척도의 경우 수치화하여 입력한다.
• 명목척도인 경우
예 여자 → 1, 남자 → 2
• 서열척도인 경우
예 거의 그렇지 않다 → 1,
대체로 그렇지 않다 → 2,
그저 그렇다 → 3,
대체로 그렇다 → 4,
매우 그렇다 → 5

04 다음의 변수 중 기호화 과정에서 자료의 값을 변경 없이 기록해야 하는 것은 무엇인가?

> 가. 비율측정 나. 서열측정
> 다. 명목측정 라. 등간측정

① 가
② 가, 라
③ 나, 다
④ 라

05 코딩북 작성과 관련된 설명으로 옳지 <u>않은</u> 것은?

① 다수의 사람이 코딩할 때 유용하다.
② 변수명과 변수의 약칭, 변수 값에 대한 코드가 포함된다.
③ 변수명은 질문의 내용과 동일하게 명명한다.
④ 비슷한 내용은 같은 변수명으로 입력한다.

06 다음 중 기호화에 대한 설명으로 올바르지 <u>않은</u> 것은?

① 나이, 키, 몸무게, 수입, 교육 연한과 같은 연속변수는 자료 그대로 입력한다.
② 명목척도는 기호화하여 입력한다(예 ▶, ♥).
③ 서열척도로 된 변수인 경우에도 변환하여 입력해야 한다.
④ 결손 값은 빈칸으로 남기지 않고 9, 99, 999 등으로 기재한다.

정답 04 ② 05 ④ 06 ②

07 다음은 무엇에 대한 설명인가?

> 조사연구나 검사에서 얻어진 무질서한 원자료를 간단하게 정리, 조직하여 제시하는 것으로 연구자나 독자가 한 눈에 의미있고 중요한 특징을 알게 하려는 기능을 가진다.

① 히스토그램
② 도수 분포표
③ 표준정규분포 곡선
④ 정규분포

08 한 분포에서 정해진 특정 기준 안에 포함되는 점수 값으로 점수 분포상의 다른 점수들과 비교함으로써 해석이 가능한 것은?

① 누적 백분율
② 백분위
③ 백분율
④ 빈도

07 제시된 설명은 서술통계에서 도수 분포표가 담당하는 가장 기본적인 역할이며, 일반적으로 학술논문에서는 원자료를 그대로 제시하지 않고 도수 분포표를 제시한다.

08 백분위는 한 분포에서 정해진 특정 기준 안에 포함되는 점수 값이다. 개별점수를 원점수라고 할 때 원점수 자체는 많은 정보를 제공하지 못한다. 따라서 그 점수가 포함된 점수 분포상의 다른 점수들과 비교함으로써 해석이 가능해진다.

정답 07 ② 08 ②

checkpoint 해설 & 정답

09 누적빈도는 어떤 계급에 해당하는 빈도를 포함해서 그 이하 또는 그 이상에 있는 모든 빈도를 합한 것으로 '현 계급의 도수 + 현 계급 다음의 도수 = 값'으로 측정한다.

10 왜도는 분포의 치우침 정도를 의미하는 비대칭도의 값이다. 왼쪽으로 치우친 경우 값이 양수로 나타나고 오른쪽으로 치우친 경우 값이 음수로 나타난다.

11 모두 도수 분포표로 표현할 수 있는 측정수준들이지만 명목변수의 경우 다른 방법으로 표현하기가 어려우므로 주로 도수 분포표로 표시를 한다. 다른 변수들은 통계적인 방법을 거친 뒤 다양한 방법(그래프 등)으로 표현이 되는 경우가 많다. 문제에서 도수 분포표를 주로 이용하는 측정수준을 물어보았으므로 가장 적절한 답은 명목측정이다.

09 '현 계급의 도수 + 현 계급 다음의 도수 = 값'으로 표현되는 빈도는 무엇인가?

① 누적 백분율
② 누적빈도
③ 백분위
④ 백분율

10 분포의 모양에서 좌우가 대칭이지 않고 한쪽으로 치우친 정도는 무엇인가?

① 비대칭도
② 평균편차
③ 첨도
④ 왜도

11 다음 중 도수 분포표가 주로 이용되는 측정수준은 무엇인가?

① 명목측정
② 서열측정
③ 등간측정
④ 비율측정

정답 09 ② 10 ④ 11 ①

12 분포에서 뾰족한 정도를 나타내는 것은 다음 중 무엇인가?

① 왜도
② 첨도
③ 평균편차
④ 비대칭도

12 첨도는 비대칭도에서 봉우리의 높이를 의미한다. 정규분포보다 높은 경우 첨도가 양수, 낮은 경우 첨도가 음수로 나타난다.

13 중심화 경향에서 빈도수가 가장 많은 값을 무엇이라고 하는가?

① 대표값
② 중앙값
③ 평균값
④ 최빈값

13 중심화 경향은 자료들의 대표적 경향을 밝혀주고 그 특징을 대표하는 통계량이다. 그중에서 최빈값은 가장 빈도가 많은 분포 또는 도수가 가장 많은 곳의 측정값을 뜻한다. 즉 가장 많은 도수를 갖는 값을 말한다. 최빈값은 비교적 쉽게 찾을 수 있으며 따로 계산과정이 필요하지 않은 방법이다.

14 분산의 정보에서 가장 많이 쓰이는 것으로 측정값이 평균에서 얼마나 떨어져 분포되어 있는지를 알려주는 값은 무엇인가?

① 평균편차
② 표준편차
③ 범위
④ 정규분포

14 표준편차는 개별 측정값이 평균을 중심으로 얼마나 떨어져 있는가를 알려준다. 즉 한 변수의 실제적 측정값이 표본의 평균값 주변에 얼마나 널리 퍼져있는가 하는 분산을 의미한다. 동간척도 또는 비율척도로 측정한 자료에서 분산도의 측정에 주로 사용되며 측정값들이 얼마나 다양하게 분포해 있는가에 대한 지표가 된다.

정답 12 ② 13 ④ 14 ②

15 막대 그래프는 도수 분포표, 상대도수 분포표, 백분율 도수 분포표에서 구해진 요약자료를 막대 형태의 그래프로 표현하는 방법이다.

16 범위란 최댓값과 최솟값의 차를 뜻한다. 즉 최댓값에서 최솟값을 뺀 값을 말한다. 범위를 구하는 것은 분산도를 알아보는 가장 간단한 방법의 하나다. 범위는 계산이 간편하고 쉽다는 장점이 있으나 정밀성이 없다는 단점이 있다. 즉 최댓값과 최솟값에 의해서만 범위가 결정되므로 그 사이에 존재하는 값들의 변화에 영향을 받지 않아서 그사이에 존재하는 많은 값을 고려하지 않고 무시하는 결과를 초래한다.

17 분할표는 각 개체를 어떤 특성(예를 들면, 성별, 나이)에 따라 분류할 때에 얻어지는 자료 정리표이다. 두 가지 변수만으로 구성될 경우 이차원 분할표 혹은 이원분할표가 만들어지고, 여러 가지 변수로 구성될 경우 다차원 분할표가 만들어진다. 두 특성을 분류 기준으로 이용할 때 어느 것을 행(row)으로, 어느 것을 열(column)로 정하느냐 하는 것은 자의적이며, 이원분할표에서 두 변수 간의 동질성 가정이나 독립성 여부는 카이제곱 검정(chi square test)으로 결정한다.

15 가장 단순한 형태로 명목변수나 서열변수를 위해 사용되는 그래프는 무엇인가?

① 원 그래프
② 선 그래프
③ 막대 그래프
④ 히스토그램

16 분산도를 알아보는 가장 간단한 방법으로 최댓값과 최솟값의 차로 알 수 있는 것은 무엇인가?

① 범위
② 표준편차
③ 막대 그래프
④ 정규분포

17 다음 중 분할표에 관한 설명으로 옳은 것은?

① 각 개체를 어떤 특성에 따라 분류할 때에 얻어지는 자료 정리표이다.
② 2가지 변수만 있으면 이차원 분할표라고 한다.
③ 항상 행에 변수를 열에 값을 입력한다.
④ 이원분할표에서 동질성 검정은 카이제곱 검정으로 한다.

정답 15 ③ 16 ① 17 ③

18 상관관계에 관한 설명으로 옳지 <u>않은</u> 것은?

① 상관관계는 변수 간의 관련성을 분석하기 위해서 사용된다.

② 탐색연구에서 관련성의 존재 여부를 확인한다.

③ 가설검증연구에서 특정 관계에 대한 가설을 검증한다.

④ 0의 상관은 완전한 일치를 나타낸다.

18 상관관계의 강도는 0 ～ 1 사이의 값을 가지며 1이면 완전한 상관관계를 0인 경우 전혀 일치하지 않는 정도를 나타낸다.

19 대푯값에 대한 설명으로 <u>틀린</u> 것은?

① 자료 전체의 특징이나 경향을 하나의 수로 나타낸 값으로 평균, 중앙값, 최빈값 등이 있다.

② 자료 5, 6, 8, 9, 9, 17의 평균값은 9이다.

③ 자료 5, 6, 8, 9, 9, 17의 중앙값은 9이다.

④ 자료 5, 6, 8, 9, 9, 17의 최빈값은 9이다.

19 자료 5, 6, 8, 9, 9, 17의 평균과 중앙값, 최빈값을 구하면 다음과 같다.
(평균) 9 ← (5 + 6 + 8 + 9 + 9 + 17) / 6 = 9
(중앙값) 8 ← (5, 6, 8, 9, 17) 해당 값 중 8이 중간에 위치함
(최빈값) 9 ← (5, 6, 8, 9, 9, 17) 다른 값들은 1개만 있지만 9는 2개 있으므로 가장 빈번함

20 정규분포에 대한 설명으로 <u>틀린</u> 것은?

① 표준정규분포의 평균은 0이다.

② 표준정규분포의 표준편차는 0이다.

③ 표준정규분포 혹은 z-분포라고 한다.

④ 어떤 집단이 정규분포를 따른다고 가정하고 그 평균을 비교하는 것이 z-검정이다.

20 정규분포(normal distribution)는 마치 종을 엎어 놓은 것과 같은 모양으로 하나의 꼭지를 가진 완벽한 좌우대칭으로 양꼬리 부분에는 자료가 거의 존재하지 않으며, 모든 정규분포는 평균과 표준편차에 의해 결정된다. 즉 정규분포를 띠는 자료라면 내용이 어떻든지 간에 평균과 표준편차만 같다면 모두 동일한 정규분포가 된다.
• 표준정규분포의 평균은 0이다.
• 표준정규분포의 표준편차는 1이다.
• 표준정규분포를 z-분포라고 한다.
• 어떤 집단이 정규분포를 따른다고 가정하고 그 평균을 비교하는 것이 z-검정이다.

정답 18 ④ 19 ③ 20 ②

21 ㉠ 자료의 탐색 중 대푯값 : 평균, 중앙값(중위수)
   ㉡ 자료의 탐색 중 산포도(흩어진 정도)는
   • 분산-개별 관측치와 평균의 차이의 제곱의 평균
   • 표준편차-분산에 제곱근을 구하여 원래 측정값들의 차수를 맞추어 준 것
   • 범위-가장 큰 값과 가장 작은 값 간의 차이, 특별히 큰 값이나 작은 값이 있으면 부적합
   • 사분위수-자료의 특성을 파악하는데 흔히 사용(최솟값, 1사분위수, 중앙값, 3사분위수, 최댓값)

22 자료의 탐색 중 자료의 치우친 정도는 왜도이고, 자료의 뾰족한 정도는 첨도이다.
   • 정규분포의 왜도와 첨도는 '0'
   • 일반적으로 왜도와 첨도가 각각 −2 ~ +2 사이가 되면 어느 정도 대칭성을 만족하고 뾰족함의 정도를 크게 벗어나지 않은 것으로 간주

23 정규성
   • 많은 통계 방법들이 자료가 정규분포임을 가정하기 때문에 자료가 정규성을 만족하는지 확인하는 것은 매우 중요하다.
   • 이를 위해 탐색적 자료분석을 통해 자료의 분포형태를 파악한다.
   • 평균과 중앙값이 차이가 많은지 확인한다.
   • 왜도와 첨도값이 −2 ~ +2 사이인지 확인이 필요하다.
   • 일반적으로 표본수가 30이 넘는 경우 중심극한정리에 의해 모집단의 분포에 관계없이 표본평균이 정규성을 갖는다고 규정한다.
   • 표본수 10 ~ 30 : 정규성 검정
   • 표본수 10 이하 : 비모수적 통계 방법 사용

21 모든 자료는 본격적인 통계 분석에 들어가기 전 어떤 분포를 띠고 있는지 치우침이나 특이점은 없는지 파악하는 단계가 필요한데 이를 자료의 탐색이라고 한다. 다음 중 자료의 탐색의 종류에 해당하는 대푯값은?

① 평균
② 분산
③ 표준편차
④ 범위

22 자료의 탐색 중 자료가 치우친 정도는 왜도이고, 자료가 뾰족한 정도는 첨도이다. 정규분포 시의 왜도와 첨도는?

① 왜도 '0', 첨도 '0'
② 왜도 '0', 첨도 '+2'
③ 왜도 '+2', 첨도 '0'
④ 왜도 '−2', 첨도 '+2'

23 다음 중 정규성에 대한 설명으로 틀린 것은?

① 탐색적 자료분석을 통해 자료의 분포형태를 파악한다.
② 평균과 중앙값이 차이가 많은지 확인한다.
③ 왜도와 첨도값이 −2 ~ +2 사이인지 확인이 필요하다.
④ 표본수가 10 이하이면 모수적 통계 방법으로 분석을 실시한다.

정답 21 ① 22 ① 23 ④

24 다음 중 평균의 표준편차는 무엇인가?

① 분산
② 표집 오차
③ 표준오차
④ 표준편차

25 다음 중 작은 표준오차가 의미하는 것은 무엇인가?

① 표본의 평균이 모집단 평균에 가까이 분포함
② 표본의 평균이 모집단 평균과 떨어져서 분포함
③ 표본의 분산 정도가 서로 산개하여 분포함
④ 표본의 분산 정도가 서로 가까이 분포함

26 다음 중 모수 추정에서 표본집단의 단일값을 추정하는 것은 무엇인가?

① 신뢰구간
② 구간추정
③ 점 추정
④ 분산

24 표준오차는 추정량의 정도를 나타내는 척도로써, 표본분포의 표준편차를 말한다. 표본평균들이 모집단의 평균 주위에 어느 정도 퍼져있는지를 계산하는 것이 표준오차이다. 표준오차는 모집단으로부터 표본을 무작위 추출하였을 때, 통계량이 모수로부터 어느 정도 떨어져 있는가를 추정한 값이므로 표준오차가 적을수록 더 정확한 모수의 추정값을 얻게 된다.

25 표본분포에서 평균의 표준오차가 작다는 것은 각 표본의 평균이 모집단의 평균에 더 가까이 몰려 있음을 의미한다.

26 점 추정은 표본으로부터 계산된 하나의 통계량으로 모수를 추정하는 것으로 모수에 대해 가장 그럴듯한 하나의 값을 찾는 과정이다.

정답 24 ③ 25 ① 26 ③

27 연구자의 주장과 반대되는 진술이며 연구목적은 영가설을 기각하는 데 있다. 영가설은 둘 또는 그 이상의 모 수치 간에 '차이가 없다.' 혹은 '관계가 없다'라고 진술하는 가설 형태를 말한다.

27 변수 간에 실제로는 아무런 관계가 없으며 발생한 차이는 단순한 우연에 기인한다는 가설은 무엇인가?

① 독립가설
② 영가설
③ 대체가설
④ 통계가설

28 통계학의 분석방법 중에서 일반적으로 많이 배우는 모수적 방법은 모집단의 분포를 알고 있다는 가정에서 이루어진다. 하지만 이러한 가정은 잘 만족하지 않을 때가 많다. 이 같은 문제점을 해결하여 주는 것이 바로 비모수 검정이다.

28 추론통계의 기법 중 자료가 정규분포하지 않는 경우 사용할 수 있는 통계 방법은 무엇인가?

① 서술통계
② 이원적 서술통계
③ 모수통계
④ 비모수통계

29 독립표본 t 검정은 각기 다른 두 모집단의 속성인 평균을 비교하기 위하여 두 모집단을 대표하는 표본들을 독립적으로 추출하고 표본 평균들의 비교를 통하여 모집단 간의 유사성을 검정하는 방법이다.

29 모수통계의 비법 중 연구자가 두 독립된 집단의 평균 차이를 알아보는 방법은?

① 독립표본 t 검정
② paired t-test
③ 단일표본 t 검정
④ 분산분석

정답 27 ② 28 ④ 29 ①

30 세 집단 이상의 평균을 비교하는 방법은 다음 중 무엇인가?

① 독립표본 t 검정
② paired t-test
③ 단일표본 t 검정
④ 분산분석

30 분산분석(변량분석)은 두 집단 이상의 평균치 비교 시 사용한다.

31 영가설이 오류일 때 영가설을 채택하는 오류로써 $\beta - error$라고 하는데 이것은 무엇이라 하는가?

① 제1종 오류
② 제2종 오류
③ 측정오류
④ 통계오류

31 제2종 오류는 실제로 유의미한데, "유의미하지 않다."라고 결론을 내리는 오류를 말한다. 영가설이 오류일 때 영가설을 채택하는 오류로써 β-error라고 한다.

32 제1종 오류에 대한 설명으로 옳지 <u>않은</u> 것은?

① α-error라고 한다.
② 유의하지 않은 결과를 유의하다고 말하는 것이다.
③ 영가설이 틀린 내용임에도 불구하고 옳다고 결론을 내린다.
④ 제1종 오류는 유의수준을 변화시킴으로써 감소시킬 수 있다.

32 사실은 유의미하지 않은데 '유의미하다'라고 결론내리는 것으로, 제1종 오류는 영가설이 맞는데도 불구하고 달랐다고 결론을 내림으로써 범하는 오류이며, 흔히 α-error라고 한다. 제1종 오류는 유의수준을 변화시킴으로써 감소시킬 수 있다.

33 다원 분산분석(multiple-way ANOVA)은 두 개 이상의 독립변수가 종속변수에 미치는 효과를 분석하는 통계적 방법이다. 예를 들어, 다양한 간호 수행 양상과 환자의 만족도를 측정한 연구에서 남자환자와 여자환자 간의 만족도에서 차이가 있는지 알고자 한다. 만약 3종류의 간호 수행 방법(일차간호, 기능적 팀 간호, 변형된 일차간호)과 성별(남, 여)이 환자만족도에 미치는 영향을 파악하고자 한다면, 두 개의 독립변수(간호 수행방법, 성별)와 한 개의 종속변수(환자만족도)가 관여된다.

34 가설검정이란 모집단에 대한 어떤 가설을 설정한 뒤에 표본관찰을 통해 가설의 채택 여부를 확률적으로 판정하는 통계적 추론의 한 방법이다. 우리가 새로운 치료법의 효과를 입증하고자 한다면 "새 치료법은 효과가 없다."라는 영가설을 전제로 하여 연구를 시작한다. 만일 흡연자의 뇌 혈관질환의 발생이 증가함을 증명하고자 한다면 다음과 같다.
• 영가설(귀무가설) : "흡연 여부는 뇌 혈관 질환의 발생에 영향을 미치지 않는다."
• 대립가설 : "흡연 여부는 뇌혈관 질환의 발생에 영향을 미친다."

35 • 제1종 오류(α) : 귀무가설이 참인데 귀무가설을 기각시키는 오류
• 제2종 오류(β) : 귀무가설이 거짓인데 귀무가설을 채택하는 오류
• 검정력(1-β) : 귀무가설이 거짓인데 귀무가설을 기각시키는 확률

33 다음 중 다원 분산분석에 대한 설명으로 옳은 것은?

① 두 개 이상의 독립변수와 한 개의 종속변수를 가진다.
② 한 개의 독립변수가 종속변수에 미치는 효과를 분석하는 통계적 방법이다.
③ one-way ANOVA라고 한다.
④ 한 개의 독립변수와 한 개의 종속변수를 가진다.

34 다음 중 가설검정에 대한 설명으로 틀린 것은?

① 모집단에 대한 어떤 가설을 설정한 뒤에 표본관찰을 통해 가설의 채택 여부를 확률적으로 판정하는 통계적 추론의 한 방법이다.
② 영가설은 연구자의 주장과 반대되는 진술이며 연구목적은 영가설을 기각하는 데 있다.
③ 우리가 새로운 치료법의 효과를 입증하고자 한다면 "새 치료법은 효과가 없다."라는 영가설을 전제로 하여 연구시작을 한다.
④ 흡연이 뇌혈관질환 발생을 증가시킨다는 것을 증명하고자 한다면 대립가설은 "흡연 여부는 뇌혈관 질환의 발생에 영향을 미치지 않는다."가 되고 영가설(귀무가설)은 "흡연 여부는 뇌혈관 질환의 발생에 영향을 미친다."가 된다.

35 다음 중 제1종 오류에 대한 설명은?

① 귀무가설이 참인데 귀무가설을 기각시키는 오류
② 귀무가설이 거짓인데 귀무가설을 채택하는 오류
③ 귀무가설이 거짓인데 귀무가설을 기각시키는 오류
④ 귀무가설이 참인데 귀무가설을 채택하는 오류

정답 33 ① 34 ④ 35 ①

36 9명에 대한 12주 걷기운동 전후의 콜레스테롤 양의 차이를 검정하려고 하는데 어떤 검정을 사용해야 하는가?

① 대응표본 t 검정
② Wilcoxon signed rank test
③ Mann-Whitney test
④ Kruskal-Wallis test

37 독립표본 t-검정을 사용하려면 만족해야 하는 3가지가 <u>아닌</u> 것은?

① 독립성
② 정규성
③ 등분산성
④ 연구대상의 동일성

38 다음 설명 중 틀린 것은?

① 동일한 대상 50명의 치료 전과 후를 비교하는 것은 짝지어진 경우이므로 독립성이 만족되지 않으므로 대응표본 t-검정을 적용한다.
② 동일한 대상 6명의 치료 전과 후를 비교하는 것은 짝지어진 경우이고 독립성이 만족되지 않으므로 Wilcoxon signed rank test를 적용한다.
③ 정규성 가정을 만족하지 못하는 경우 자료들의 순위의 합을 이용하는 비모수적 방법인 Mann-Whitney test 등을 사용한다.
④ 자료가 순위척도인 경우는 정규분포를 따른다고 말할 수 없으므로 모수적 방법을 이용한다.

36 짝지은 대상에 대한 전후 비교를 하는 문제이면서 10명 이하라서 비모수 검정을 실시해야 하므로 Wilcoxon signed rank test를 실시한다.

37 독립표본 t-검정을 사용하려면 다음의 3가지 가정이 만족되어야 한다.
㉠ 독립성
㉡ 정규성
㉢ 등분산성

38 • 동일한 대상에서 치료 전과 후를 비교하는 것은 짝지어진 경우이고 독립성이 만족되지 않으므로 대응표본 t-검정이나 Wilcoxon signed rank test를 적용한다.
• 정규성 가정을 만족하지 못하는 경우 자료들의 순위의 합을 이용하는 비모수적 방법인 Mann-Whitney test 등을 사용한다.
• 자료가 순위척도인 경우는 정규분포를 따른다고 말할 수 없으므로 비모수적 방법을 이용한다.

정답 36 ② 37 ④ 38 ④

39 정규분포를 따른다고 가정할 수 없는 두 군은 평균을 통해 크기의 차이를 비교할 수 없다. 이때 모집단의 분포를 가정하지 않는 비모수적인 방법이 사용된다.
- Mann-Whitney test : 정규분포를 따른다고 가정할 수 없는 독립된 두 군의 크기 차이 비교
- Wilcoxon rank sum test : 정규분포를 따른다고 가정할 수 없는 짝지은 두 군의 크기 차이 비교
- 독립표본 t-검정 : 정규분포를 따르는 독립된 두 군의 크기 차이 비교
- 대응표본 t-검정 : 정규분포를 따르는 짝지은 두 군의 크기 차이 비교

40 [Mann-Whitney test의 순위합 검정]
- 두 군의 자료를 혼합하여 크기순으로 정렬하여 순위를 부여한다.
- 순위의 합을 군별로 구하여 두 군의 순위합의 크기가 통계적으로 차이가 있는지 검정한다. 검정과정에서 고유의 값은 순위만 남고 모두 없애서 분석에 적용하지 않는다.
- 두 군의 평균, 표준편차는 가설검정에서 의미가 없다.
- 순위 척도는 연속형 변수는 아니지만 순위정보가 있어 순위합 검정으로 크기를 비교하는 것이 가능하다.

---

39 10명의 독립된 두 군의 콜레스테롤 수치를 비교하려고 한다. 어떤 통계 분석법을 사용해야 하는가?

① Mann-Whitney test
② Wilcoxon rank sum test
③ 독립표본 t-검정
④ 대응표본 t-검정

40 Mann-Whitney test의 순위합 검정에 대한 설명으로 틀린 것은?

① 두 군의 자료를 혼합하여 크기순으로 정렬하여 순위를 부여한다.
② 순위의 합을 군별로 구하여 두 군의 순위합의 크기가 통계적으로 차이가 있는지 검정한다. 검정과정에서 고유의 값은 순위만 남고 모두 없애서 분석에 적용하지 않는다.
③ 두 군의 평균, 표준편차는 가설검정에 의미가 없다.
④ 순위 척도는 연속형 변수는 아니지만 순위정보가 있어 순위합 검정으로 크기를 비교하는 것이 불가능하다.

정답 39 ① 40 ④

41 다음 연구에서 검정하기 위해서는 어떤 통계분석법을 활용해야 하나?

> • 새로운 항우울제의 치료효과를 비교하기 위한 예비 연구이다.
> • 실험군(group = 1) 5명, 대조군(group = 2) 4명에게 각각 새 항우울제와 위약을 투여한 뒤 1개월 뒤 우울증 점수를 측정하여 두 군의 치료 효과를 비교하고자 한다.
> • 새 항우울제가 위약에 비해 효과가 있는지 검정하라.

① Mann-Whitney test
② Wilcoxon rank sum test
③ 독립표본 t-검정
④ 대응표본 t-검정

41 인원이 9명으로 정규분포를 따른다고 가정할 수 없으므로 비모수검정을 실시해야 하며, 실험군과 대조군이 독립된 군이므로 Mann-Whitney test 통계분석법을 활용해야 한다.
- Mann-Whitney test : 정규분포를 따른다고 가정할 수 없는 독립된 두 군의 크기 차이 비교
- Wilcoxon rank sum test : 정규분포를 따른다고 가정할 수 없는 짝지은 두 군의 크기 차이 비교
- 독립표본 t-검정 : 정규분포를 따르는 독립된 두 군의 크기 차이 비교
- 대응표본 t-검정 : 정규분포를 따르는 짝지은 두 군의 크기 차이 비교

42 짝지어진 두 군의 크기를 비교하려고 한다. 대응표본 t-검정의 사용에 대한 설명으로 틀린 것은?

① 치료 전과 후의 비교를 통해 치료효과를 검증하는 경우, 서로 짝을 이루고 있는 대상에 대한 검증 시 사용
② 종속변수가 명목척도이고 분석대상이 30명 이상이면서 두 군의 비율을 비교하는 경우 사용
③ 종속변수가 비척도이고 분석대상이 20명이고 정규성이 확인된 경우 사용
④ 종속변수가 비척도이고 분석대상이 30명 이상이면서 짝지은 두 군의 크기를 비교하는 경우 사용

42 대응표본 t-검정을 사용하려면 다음과 같다.
- 치료 전과 후의 비교를 통해 치료효과를 검증하는 경우, 서로 짝을 이루고 있어 독립성을 만족하지 못하므로 독립표본 t-검정(student's t-test)이나 Mann-Whitney test를 사용할 수 없고 대응표본 t 검정을 사용
- 종속변수가 명목척도이고 분석대상이 30명 이상이면서 두 군의 비율을 비교하는 경우, 카이제곱검정을 사용
- 종속변수가 비척도이고 분석대상이 20명이면 정규성 검정을 실시해야하고, 정규성이 확인되면 대응표본 t-검정을 사용
- 종속변수가 비척도이고 분석대상이 30명이면 정규성 검정을 만족하므로 대응표본 t-검정을 사용

checkpoint 해설 & 정답

01

정답 성별과 근무부서는 명목척도 수준이고 나이의 경우 비율척도 수준으로 분류할 수 있다.

02

정답 분할표이다. 변수를 상호 관련시켜 한 눈에 보이게 하나의 표로 아래와 같이 그릴 수 있다.

예) 병동별 과별 환자 분포

구분	OS 환자	NS 환자	총계
100병동	20	30	50
200병동	10	40	50
총계	30	70	100

✏️ 주관식 문제

01 간호전문직관을 측정하는 설문결과의 일반적 특성을 다음과 같이 측정하였다. 측정 수준에 따라 분류하시오.

(1) 나이 ____세
(2) 성별 ① 남 ② 여
(3) 근무부서
　　① 병동간호 ② 중환자실 ③ 수술실 ④ 간호행정

02 각 개체를 특성에 따라 분류할 때에 얻어지는 자료 정리표는 무엇인지 작성하고 예시표를 작성하시오.

03 일원분산분석이 사용가능한 경우와 그 예를 쓰시오.

04 다음 설명에서 ㈀과 ㈁에 해당되는 답을 순서대로 쓰시오.

> 연구가설(귀무가설)이 실제 진실인데(동일한데) 차이가 있다
> 는 결과를 얻었다면 (㈀)에 의한 것일 수 있다. 연구가
> 설(귀무가설)이 거짓이지만 차이가 없다는 결과를 얻었다면
> (㈁)에 의한 것일 수 있다.

03

정답 일반적으로 두 집단의 평균값을 비교하는 t검정과는 다르게 일원분산분석은 3집단 이상의 평균값 차이를 비교하는데 이용한다. 예를 들어 중환자실 간호사, 병동간호사, 수술실 간호사의 근무표 만족도를 비교하고자 할 때 사용할 수 있다.

04

정답 ㈀ 제1종 오류
㈁ 제2종 오류

해설 • 제1종 오류(α) : 귀무가설이 참인데 귀무가설을 기각시키는 오류
• 제2종 오류(β) : 귀무가설이 거짓인데 귀무가설을 채택하는 오류
• 검정력($1-\beta$) : 귀무가설이 거짓인데 귀무가설을 기각시키는 확률

05

정답 ㉠ 막대그래프
ㄴ 히스토그램

해설 지문은 자료를 표현하는 방법 중 막대그래프와 히스토그램의 차이점에 대해 기술한 내용이다.

05 다음은 자료를 표현하는 방법과 관련된 내용이다. 각각 ㉠과 ㉡에 들어갈 단어로 알맞은 단어를 기술하시오.

(㉠)는 범주형 또는 질적 데이터를 그리는데 사용되지만 (㉡)는 양 또는 간격으로 그룹화된 데이터의 범위를 사용하여 정량 데이터를 표시하는데 사용된다. 또한 (㉠)에는 두 막대 사이에 공백이 있지만 (㉡)에는 공백이 없다. (㉠)의 x축은 개별적인 범주형 값이지만 (㉡)에서는 x축이 개별 또는 연속된 양적 값이기 때문이다.

06

정답 ㉠ 표준편차
㉡ 평균

해설 표준편차와 평균의 관계와 중요성에 대해 서술한 내용이다. 다른 값(분산, 중앙값 등)들도 문맥상 들어갈 수 있는 내용이지만 일반적으로 보고하는 내용을 고려했을 때 정답은 표준편차와 평균이 가장 올바르다.

06 다음 설명에서 빈칸에 들어갈 내용을 쓰시오.

(㉠)는 수집한 데이터들이 (㉡)을 중심으로 어떻게 분포하고 있는지를 나타낸다. 통계에서 (㉠)가 중요한 이유는 데이터의 정규성을 가늠하는 하나의 단서이기 때문이고, (㉡)의 단점 즉, (㉡)값만으로는 데이터가 (㉡)을 기준으로 얼마나 퍼져있는지를 알 수가 없기 때문에 (㉠)를 제시하여야 데이터의 분포를 파악할 수 있다. 이와 같이 (㉡)이 보여주지 못하는 데이터의 분포를 파악하고 올바른 해석을 하기 위해서 (㉠)를 항상 같이 보고해야 한다.

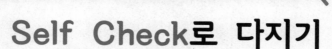

Self Check로 다지기

→ 통계분석의 필요성

사실에 대한 정확한 추정을 기초로 한 과학적 계획을 시도한다. 이를 위해서 통계분석이 필요

→ 기술통계(서술통계)

기술통계의 목적은 한 표본의 양상을 기술하는 데 있으며, 분포로부터 원점수를 취해 다루기 쉬운 형태로 자료들을 요약

→ 추론통계(유추통계)

표본의 통계치를 가지고 모집단의 모수를 추정해서 표본연구의 결과를 일반화하는데 사용되는 통계 방법

→ 모수통계

모수는 모집단의 특성을 기술할 때 사용됨

→ 비모수통계

모수에 대한 가정을 전제로 하지 않고 모집단의 형태와 관계없이 주어진 데이터에서 직접 확률을 계산하여 통계학적 검정을 하는 분석법

→ 자료편집

자료의 탈락을 줄이기 위해 수집자료를 정비하여 사용할 수 있도록 준비

→ 코딩

원자료를 컴퓨터가 읽을 수 있는 기호로 바꾸어 주는 것

→ 코딩북 작성

코딩 정보를 수록한 목록지(변수명, 변수의 약칭, 변수의 코드값)

→ 자료입력

원자료를 컴퓨터에 입력하는 것

→ 자료점검

입력한 자료의 오류를 점검

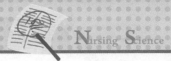

⇥ 자료전환
입력자료의 변수 값과 변수명을 분석필요에 의해 바꾸어 주는 것

⇥ 도수 분포표(frequency distribution)
겹치지 않는 계급에 속하는 자료의 수를 표 형식으로 요약하는 방법

⇥ 상대 도수 분포표(relative frequency distribution)
겹치지 않는 계급에 속하는 자료의 비율을 표 형식으로 요약하는 방법

⇥ 백분율 도수 분포표(percent frequency distribution)
겹치지 않는 계급에 속하는 자료의 백분율을 표 형식으로 요약하는 방법

⇥ 막대 그래프(bar graph)
도수 분포표, 상대 도수 분포표, 백분율 도수 분포표에서 구해진 요약자료를 막대 형태의
그래프로 표현하는 방법

⇥ 파이 차트(pie chart)
상대 도수 분포의 범주별 자료를 원의 일부분으로 표현하는 그래프적 방법

⇥ 계급 중앙값(class midpoint)
계급의 상한과 하한의 중간값

⇥ 히스토그램(histogram)
정량적인 자료의 도수 분포표, 상대 도수 분포표, 백분율 도수 분포표 등의 그래프적 표현
으로 가로축에 계급값을 세로축에는 도수, 상대 도수, 백분율 도수 등을 둠

⇥ 누적 도수 분포표(cumulative frequency distribution)
정량적인 자료에서 각 계급의 상한과 같거나 작은 자료의 개수를 보여주는 표

⇥ 누적 상대 도수 분포표(cumulative relative frequency distribution)
정량적인 자료에서 각 계급의 상한과 같거나 작은 자료의 비율을 보여주는 표

⇥ 누적 백분율 도수 분포표(cumulative percent frequency distribution)
정량적인 자료에서 각 계급의 상한과 같거나 작은 자료의 비율을 보여주는 표

⇥ 누적 도수 분포 곡선(ogive)
누적 도수 분포의 그래프

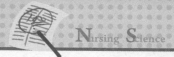

> **탐색적 자료 분석(exploratory)**
> 자료를 쉽게 요약하는 간단한 수식과 그래프 방법

> **교차표(cross-tabulation)**
> 두 변수의 요약표로서 한 변수의 계급은 행에, 다른 변수의 계급은 열에 배치하는 표

> **산포도(scatter diagram)**
> 두 개의 정량적 변수의 관계를 보여주는 그래프적 방법

> **추세선(trend line)**
> 두 변수의 근사적 관계를 보여주는 직선

> **표집분포**
> 모집단에서 추출할 수 있는 모든 가능한 표본을 특정한 크기만큼 선택해 구한 통계치의 분포

> **표준오차**
> 평균의 표준편차. 추정량의 정도를 나타내는 측도로써, 표본분포의 표준편차를 말함

> **확률**
> 확률은 연구집단 간의 차이가 우연의 결과일 가능성을 말함

> **유의수준**
> 오류의 허용수준으로 집단 간의 차이가 변수의 조작이나 중재가 아닌 우연에 의해 발생할 확률과 비교하기 위해 사용됨

> **모집단**
> 연구자가 연구하고 싶은 집단의 모든 구성원을 의미함

> **표본**
> 관찰을 위해 추출된 모집단 일부분

> **영가설**
> 연구자의 주장과 반대되는 진술이며 연구목적은 영가설을 기각하는 데 있음

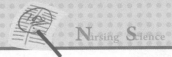

➡ **대체가설**
연구문제에 대한 잠정적인 대답으로서 변수의 관계성에 대한 일반적 진술

➡ **점 추정(point estimation)**
표본으로부터 계산된 하나의 통계량으로 모수를 추정하는 것

➡ **구간추정(interval estimation)**
미리 할당된 확률을 가지고 모수를 포함할 수 있는 구간을 표본으로부터 계산하는 것

➡ **제1종 오류(type 1 error − α)**
사실은 유의미하지 않은데 "유의미하다."라고 결론

➡ **제2종 오류(type 2 error − β)**
사실은 유의미한데, "유의미하지 않다."라고 결론

➡ **독립표본 t 검정(two independent sample t−test)**
각기 다른 두 모집단의 속성인 평균을 비교하기 위하여 두 모집단을 대표하는 표본들을 독립적으로 추출하여 표본 평균들의 비교를 통하여 모집단 간의 유사성을 검정하는 방법. 예를 들면 남자/여자, 환자군/대조군 등과 같은 집단 간의 차이를 알아보려는 분석방법

➡ **대응표본 t 검정(two dependent or paired sample t−test)**
한 집단에서 어떤 변수를 처치 전후의 차이를 알아보기 위해 반복 측정하여 반복 측정된 두 값의 평균에 차이가 있는지를 검증하는 방법

➡ **단일표본 t 검정(one sample t−test)**
주어진 평균치와 한 표본의 평균치 비교를 위한 t 검정

➡ **분산분석(변량분석, ANalysis Of VAriance : ANOVA)**
두 집단 이상의 평균치 비교 시 사용

➡ **회귀분석(regression : simple or multiple)**
회귀분석은 독립변수와 종속변수 사이에 어떤 관계식이 성립하는지를 찾아내는 분석방법

➡ **카이제곱 검정(chi−squared test)**
카이 검정법은 비모수 검정에 속하며 두 개 이상의 유목을 갖는 유목변수 또는 서열변수 간의 관계에 대한 통계적 유의성을 검정하는 데에 이용

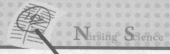

➡ **스피어만 상관 계수(Spearman's rank correlation coefficient)**
비모수적인 방법으로 서열척도로 측정된 두 변수 사이의 관계를 파악하기 위해 사용

➡ **맨-휘트니 U 검정(Mann-Whitney U test)**
두 집단의 평균값에 통계적으로 유의한 차이가 있는가를 분석하기 위해 t-검정을 이용

➡ **윌콕슨 순위합 검정(Wilcoxon rank sum test)**
두 모집단의 평균의 차에 대한 검정을 할 때, t-검정을 사용하는데 필요한 두 모집단의 정규분포와 공통분산의 가정을 만족시키지 못할 경우 사용하는 방법

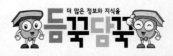

여기서 멈출 거예요? 고지가 바로 눈앞에 있어요.
마지막 한 걸음까지 시대에듀가 함께할게요!

제 5 장

—

연구보고서 작성 및 발표

—

제1절 연구결과의 해석 및 보고
실제예상문제

05 CHAPTER 연구보고서 작성 및 발표

제1절 연구결과의 해석 및 보고

1 분석과 해석의 의미

(1) 분석의 의미

주어진 가설을 검정하고 연구문제에 대한 해답을 얻기 위해서 미리 계획된 분석의 틀에 따라 수집된 자료들을 통계라는 방법을 통해 기계적으로 배치하는 작업이다.

(2) 해석의 의미

① 협의의 해석 : 주어진 연구 자체 내에서의 변수 간의 관계만 해석하는 것
② 광의의 해석 : 한 연구의 결과와 그것으로부터 도출된 추리들을 관계된 이론 또는 다른 연구결과들과 비교하는 것

2 연구결과의 해석·논의

(1) 연구결과의 해석

① 연구결과 해석 시 유의할 점
  ㉠ 연구방법의 적합성을 충분히 검토해야 한다.
  ㉡ 측정자료의 신뢰성을 검토해야 한다(변수측정의 신뢰도).
② 긍정적 연구결과의 해석
  ㉠ 연구결과가 원래의 연구가설을 입증한 경우, 가설을 설정할 때 이미 고찰한 이론적 기틀이나 선행연구결과에 따라서 해석해야 한다.
  ㉡ 통계적 유의성에 관한 신중한 검토, 대안적 해석의 가능성 점검, 연구방법의 적합성을 확인한다(가설이 입증되어 결과가 지지가 될지라도 결론을 이끌어내는 데는 신중해야 함).
③ 부정적 혹은 중립적 연구결과의 해석
  연구가설이 지지가 되지 못했을 때, 연구결과가 가설에서 예측한 대로 나오지 않은 이유를 밝혀야 하기 때문에 주의가 필요하다.

④ 부정적 결과의 이유

ⓐ 연구 방법상 오류로 인한 것이다.

ⓑ 연구가설의 근거가 된 이론이나 개념화 과정, 설정된 가설 자체의 오류로 인한 것이 많다.

⑤ 기타 문제

연구결과 해석 시 결과의 일반화 능력과 추후연구를 위한 발판으로써 해석, 연구결과의 간호에 대한 적용 등을 논의해야 한다.

(2) 결론

결론에 포함되어야 하는 내용은 다음과 같다.

① 연구문제는 무엇인가?

② 해답을 얻은 질문과 해답을 얻지 못한 질문은 무엇인가?

③ 주어진 연구문제의 해답을 얻기 위해 다른 방법으로 할 수 있거나 해야 할 것은 무엇인가?

④ 결과를 일반화할 수 없는 이유가 있는가?

⑤ 연구결과를 간호 실무에 직접 적용할 수 없거나 적용할 수 있는 이유가 있는가?

(3) 논문의 심사 기준

① 연구주제의 적절성

연구 주제가 해당 학문 분야의 학술논문으로서 적절하며 필요한 것인가, 얼마나 독창적인가, 그리고 연구문제를 제기하는 논리가 설득력이 있는가를 고려한다.

② 연구방법의 타당성

ⓐ 문헌 고찰 연구(review article)

해당 주제와 관련한 다른 연구를 충분히 고찰하였는가를 본다. 이때 해당 학문 영역뿐만 아니라 그 주제와 관련이 있는 다른 학문 분야의 연구도 고찰하였는지, 가장 최근에 이루어진 연구도 충분히 포함하고 있는지[예를 들어, 공식적인 출판이 되지 않았지만, 현재 진행 중인 연구 문헌(working paper)이나, 해당 분야 전문가와의 사적인 대화(personal communication) 등]를 고려한다.

ⓑ 양적 방법을 이용한 경험 연구(quantitative research)

표본구성에서 표집 방법, 표본의 특성, 크기 등이 적절한지, 실험 및 조사 절차는 타당한지, 자료를 분석하는데 적용한 통계 방법은 적절한지, 그리고 자료를 분석하고 제시하는 방식이 포괄성과 내적 일관성을 유지하고 있는지를 고려한다.

ⓒ 질적 방법을 이용한 경험연구(qualitative research)

연구 대상(사람, 장면, 시기 등을 포함)이 적절하게 선정되었는지, 그리고 연구 절차 및 분석방법이 타당한지를 고려한다.

③ 연구결과 및 논의의 적절성

연구결과가 갖고 있는 함축적 의미(통계적 의미와 실제적 의미)를 적절히 해석하고 있는 지, 세부결과 간의 유기적 관계를 기술하는 방식이 일관성과 논리적인 응집성을 갖추었는 지, 해당 연구결과를 기존 관련 연구와 충분히 비교·해석하였는지, 그리고 전반적인 연구 결과를 창의적이고 풍부하게 해석하였는지를 고려한다.

④ 학문적 기여도

해당 연구가 해당 학문 분야의 학문적·이론적 발전에 기여하는 부분이 어느 정도인가를 본다.

⑤ 실용적 기여도

해당 연구가 해당 학문 분야의 실용적인 적용 측면에 기여하는 부분이 어느 정도인가를 본다.

⑥ 논문 작성의 적절성

논문 기술에 있어서 철자와 문장을 문법에 맞게 표현하였는지, 어휘 선정은 적절한지, 전 문용어를 사용할 때 가급적 한글로 표기하였는지, 참고문헌, 표, 그림 등의 표기방식이 제 대로 되었는지, 그리고 논문의 구성 체계가 해당 학술지의 편집 방침에 맞게 갖추어졌는지 등을 고려한다.

3 연구결과의 발표

(1) 연구보고서의 양식

어느 학문 분야를 막론하고 연구보고서를 작성하는 방법은 거의 유사하다. 다른 점이 있다면 일반적으로 참고문헌을 인용하거나 나열하는 양식이 약간 다르다. 최근의 경향으로는 보고서 작성 양식의 표준화를 위해 미국 심리학회에서 제정한 APA 양식이 간호학에서 널리 채택되 고 있다. 이 장에서는 미국 심리학회의 양식을 기준으로 연구보고서 작성요령을 소개한다.

① 표지(title page)
② 초록(abstract)
③ 서론(introduction)
④ 연구방법(method)
　㉠ 설계(design)
　㉡ 참가자(participants)
　㉢ 도구(instrument, material, apparatus or questionnaire)
　㉣ 절차(procedure)
⑤ 결과(results)
⑥ 논의(discussion)
⑦ 참고문헌(references)
⑧ 부록(appendices)

(2) 표지(title page)

① **연구제목** : 짧지만 연구의 내용을 포괄적으로 설명해주어야 한다.

② **연구자 이름**

③ **연구자 소속단체 이름**

(3) 초록(abstract)

① 연구 전반에 대한 요약이다.

② 학술지마다 상이하지만 960 characters(alphabet) 이상을 초과하면 안 됨(한국어는 약 150 단어)

③ **포함시켜야 할 내용** : 연구의 주제 또는 목적, 연구방법, 연구결과, 결론

④ Box 모양으로 써야 한다. 즉 문장 시작을 들여쓰면 안 되며, 한 문단으로 이루어져야 한다.

(4) 서론(introduction)

① 'introduction'이라는 제목 없이 제시해야 한다.

② **포함시켜야 할 내용** : 연구의 주제와 목적, 연구주제에 관한 이론적인 배경, 연구주제와 관련된 문헌고찰, 가설

③ 간결하고 체계 있게 상기 ②항의 내용을 조리 있게 서술한다.

④ 서론에서 사용한 모든 문헌은 '참고문헌' 대목에 필히 포함해야 한다.

⑤ 일반적으로 가설을 서론의 가장 마지막 부분에 제시한다.

(5) 연구방법(method)

아래와 같은 4개의 부제(subheading)와 함께 자세한 설명을 한다.

① **설계(design)** : 연구 설계에 관한 자세한 설명과 독립변수, 종속변수에 대한 조작적 정의를 제시한다.

② **피험자 또는 참가자(participants)** : 피험자 또는 연구 참가자에 관한 자세한 기술. 즉, 사용된 피험자가 누구며, 어떻게 선발되었고, 피험자 수, 성별, 연령, 결혼여부, 인종 등 참가자의 주요한 특징들을 자세하게 기술한다.

③ **도구(instrument, apparatus, material or questionnaire)** : 연구에 사용된 질문지, 기기, 기자재, 도구에 관해 자세하게 기술한다.

④ **절차(procedure)** : 피험자와 도구를 사용하여 어떻게 자료를 수집하였는지 그 절차에 관해서만 상세하게 기술한다.

(6) 결과(results)

① 자료분석을 위해 자료 파일(data file)을 어떻게 준비하였는지를 기술한다.

② 자료분석을 위해 사용된 통계방법에 대해서 자세히 기술한다.

③ 자료분석 결과를 일반적으로 table(표)이나 figure(그림)로 요약한다.

④ 한 개 이상의 table이나 figure가 있으면 일련번호를 매긴다.

⑤ table의 제목은 table의 위에, figure의 제목은 figure의 아래에 제시한다.

⑥ table이나 figure의 제목은 12단어 이내로 간단하고 명료하게 작성하며 본문을 읽지 않고 제목만으로도 table과 figure를 이해할 수 있어야 한다.

⑦ 자료 분석 결과는 의미를 부여하거나 해석을 하지 않고 기술한다.

(7) 논의(discussion)

① 결과에 관한 자세한 해석과 결과가 포함하고 있는 의미를 기술한다.

② 서론에서 제시한 가설의 검증 여부를 기술한다.

③ 결과와 문헌고찰 내용을 비교한다.

④ 연구자가 인용한 이론의 지지 여부를 논의한다.

⑤ 연구 결과의 적용범위와 일반화의 범위에 대해서 논의한다.

⑥ 연구의 한계점에 대해서 논의한다.

⑦ 앞으로 이 분야의 연구를 위한 학술적인 제언을 한다.

(8) 참고문헌(references)

책, 학술지, website, 일반 잡지, 신문 등 사용된 참고문헌을 일정한 양식에 따라 가나다순과 알파벳순으로 나열한다. 일반적으로 국내 참고문헌을 먼저, 그리고 국외 참고문헌을 나중에 나열한다.

(9) 부록(appendices)

연구에 사용된 질문지, 실험기구의 사진 등 원문에 포함시킬 수 없는 자료를 부록으로 첨부한다.

주관식 레벨 UP

01 연구결과를 심사하는 기준을 3가지 이상 기술하시오.

정답 ① 연구주제의 적절성
② 연구방법의 타당성
③ 연구결과 및 논의의 적절성
④ 학문적 기여도
⑤ 실용적 기여도
⑥ 논문 작성의 적절성

02 통계 분석결과 연구자의 예상과 같이 긍정적인 결과가 나왔을 경우 어떻게 기술해야 하는가?

정답 연구결과가 원래의 연구가설을 입증한 경우, 가설을 설정할 때 이미 고찰한 이론적 기틀이나 선행연구
결과에 따라서 해석해야 한다. 또한, 통계적 유의성에 관한 신중한 검토, 대안적 해석의 가능성 점검,
연구방법의 적합성을 확인(가설이 입증되어 결과가 지지가 될지라도 결론을 끌어내는 데는 신중해야 함)
해야 한다.

실제예상문제

01 주어진 가설을 검정하고 연구문제에 대한 해답을 얻기 위해서 미리 계획된 분석의 틀에 따라 수집된 자료들을 통계라는 방법을 통해 기계적으로 배치하는 작업을 무엇이라 하는가?

① 분석
② 논의 및 고찰
③ 연구 절차
④ 요약 및 절차

01 문제에서는 이미 수집된 자료를 통계를 통해 분석하고 해석한다는 내용을 설명하고 있다. 이러한 과정은 분석작업이라고 할 수 있다.

02 다음 중 논문의 서론 부분에 들어갈 내용으로 올바르지 <u>않은</u> 것은?

① 연구의 주제와 목적
② 연구주제에 관한 이론적인 배경
③ 연구주제와 관련된 문헌고찰
④ 분석절차

02 논문의 서론에는 연구의 주제와 목적, 연구주제에 관한 이론적인 배경, 연구주제와 관련된 문헌고찰, 가설이 포함되어야 한다.

03 다음 중 논의 부분에 관한 기술 방법으로 바르지 <u>않은</u> 것은?

① 결과에 관한 자세한 해석과 결과가 포함하고 있는 의미를 기술한다.
② 서론에서 제시한 가설의 검증 여부를 기술한다.
③ 결과와 문헌고찰 내용을 비교한다.
④ 연구에 사용된 연구도구를 자세하게 기술한다.

03 ④는 연구방법 부분에서 제시가 되어야 하는 내용이다.

[논의 부분의 작성요령]
㉠ 결과에 관한 자세한 해석과 결과가 포함하고 있는 의미를 기술한다.
㉡ 서론에서 제시한 가설의 검증 여부를 기술한다.
㉢ 결과와 문헌고찰 내용을 비교한다.
㉣ 연구자가 인용한 이론의 지지 여부를 논의한다.
㉤ 연구결과의 적용 범위와 일반화의 범위에 대해서 논의한다.
㉥ 연구의 한계점에 대해서 논의한다.
㉦ 앞으로 이 분야의 연구를 위한 학술적인 제언을 한다.

정답 01① 02④ 03④

04 연구보고서 작성 시 연구방법 부분에는 설계, 피험자 또는 참가자, 연구 도구 그리고 연구 절차에 대해서 상세하게 기술하여야 한다.

05 일반적으로 연구결과를 해석한다는 것은 실험이나 조사를 통해 알게 된 통계분석 결과를 연구자가 해석하여 의미를 부여하는 과정을 말한다.

06 연구를 진행하고 연구보고서 작성하는 단계에서는 연구의 목적과 독자 수준 그리고 보고서 형식을 준수하여 보고서를 작성해야 한다. 가설설정은 조사설계 전 단계에서 이루어져야 한다.

04 연구보고서 작성 시 연구 참가자에 관한 주요한 특징들을 자세하게 기술하는 부분은 어느 부분인가?

① 연구방법
② 결과
③ 논의
④ 참고문헌

05 연구결과 해석에 대한 설명 중 옳은 것은?

① 연구가설이 거짓이지만 차이가 없다는 결과를 얻었다면 제1종 오류에 의한 것일 수 있다.
② 연구자가 연구결과를 해석할 때에는 다른 연구와 비교하지 않도록 한다.
③ 원인을 알 수가 없기 때문에 유의하지 않은 결과를 해석할 때에는 다른 연구와 비교하지 않도록 한다.
④ 연구결과의 해석은 통계분석 결과의 수치에 의미를 부여하는 것이다.

06 연구보고서 작성 시 고려해야 하는 요인을 모두 고른 것은?

ㄱ. 연구목적	ㄴ. 독자수준
ㄷ. 보고서 형식	ㄹ. 가설설정

① ㄱ, ㄴ, ㄷ
② ㄱ, ㄷ
③ ㄴ, ㄹ
④ ㄹ

✏️ 주관식 문제

01 연구보고서를 작성할 때 연구방법(method) 부분에 기술해야 하는 항목들을 3가지 이상 나열하시오.

01

정답 연구의 설계, 피험자 또는 참가자의 선정 방법 및 기준과 특성, 연구에 사용된 도구, 연구절차

02 다음은 연구결과를 해석할 때 유의해야하는 점에 대한 내용이다. 빈칸에 들어갈 내용을 기술하시오.

> 연구결과를 해석할 때는 도출된 연구의 결과를 (㉠)으로 수용해야 한다. 적절한 연구방법이 사용되어서 (㉡)가 잘 통제되었는지 측정된 결과가 상황적인 맥락에서 신뢰할 수 있는지 등을 충분히 고려하고 (㉢)이 있다면 (㉢)을 고려하여 서술해야 한다.

02

정답 ㉠ 비판적
㉡ 외생변수
㉢ 제한점

03

정답 ① 연구문제를 제시하고 밝혀낸 부
분에 관해 기술한다.
② 추가로 수행이 필요한 연구에 관
해 기술한다.
③ 일반화할 수 있는 범위를 기술
한다.
④ 연구의 제한점에 관해 기술한다.

해설 연구보고서의 결론에는 연구문제를
제시하고 본 연구에서 알게 된 부분
과 밝혀내지 못한 부분에 관하여 기
술한다. 추가로 해당 연구문제의 발
전을 위해서 추가로 수행되어야 하
는 연구가 있다면 기술한다. 밝혀진
사실을 바탕으로 일반화할 수 있는
범위에 대해 작성하고, 일반화할 수
없는 범위가 있다면 그 제한점에 관
해서도 기술한다.

03 연구보고서의 결론에 포함되어야 하는 내용을 3가지 이상 기
술하시오.

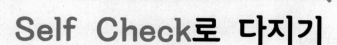

Self Check로 다지기

⊟ 긍정적 연구결과의 해석

연구결과가 원래의 연구가설을 입증한 경우, 가설을 설정할 때 이미 고찰한 이론적 기틀이나 선행연구결과에 따라서 해석해야 한다.

⊟ 부정적 혹은 중립적 연구결과의 해석

연구가설이 지지가 되지 못했을 때, 연구결과가 가설에서 예측한 대로 나오지 않은 이유를 밝혀야 하므로 주의가 필요하다.

⊟ 결론

결론에 포함되어야 하는 내용은 다음과 같다.
① 연구문제는 무엇인가?
② 해답을 얻은 질문과 해답을 얻지 못한 질문은 무엇인가?
③ 주어진 연구문제의 해답을 얻기 위해 다른 방법으로 할 수 있거나 해야 할 것은 무엇인가?
④ 결과를 일반화할 수 없는 이유가 있는가?
⑤ 연구결과를 간호 실무에 직접 적용할 수 없거나 적용할 수 있는 이유가 있는가?

⊟ 논문의 심사 기준

① 연구주제의 적절성
② 연구방법의 타당성
    ㉠ 문헌 고찰 연구(review article) : 충분한 고찰이 이루어졌는가?
    ㉡ 양적 방법을 이용한 경험 연구(quantitative research) : 과학적으로 연구가 진행되었는가?
    ㉢ 질적 방법을 이용한 경험연구(qualitative research) : 대상, 절차 그리고 분석방법이 올바른가?
③ 연구결과 및 논의의 적절성
④ 학문적 기여도
⑤ 실용적 기여도
⑥ 논문 작성의 적절성

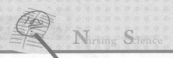

➡ 연구보고서의 양식

어느 학문 분야를 막론하고 연구보고서를 작성하는 방법은 거의 유사하다. 다른 점이 있다면 일반적으로 참고문헌을 인용하거나 나열하는 양식이 약간 다르다. 최근의 경향으로는 보고서 작성 양식의 표준화를 위해 미국 심리학회에서 제정한 APA 양식이 간호학에서 널리 채택되고 있다.

➡ 미국 심리학회의 연구보고서 작성 양식

① 표지(title page)
② 초록(abstract)
③ 서론(introduction)
④ 연구방법(method)
　㉠ 설계(design)
　㉡ 참가자(participants)
　㉢ 도구(instrument, material, apparatus or questionnaire)
　㉣ 절차(procedure)
⑤ 결과(results)
⑥ 논의(discussion)
⑦ 참고문헌(references)
⑧ 부록(appendices)

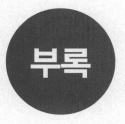

최종모의고사

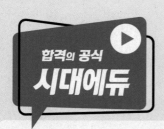

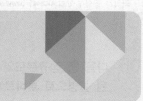
제한시간: 50분 | 시작 ___시 ___분 – 종료 ___시 ___분

⋥ 정답 및 해설 325p

01 다음 중 측정도구에 관련된 설명이 올바르지 **않은** 것은?

① 측정은 어떤 속성의 양을 표현하려는 목적에서 숫자를 배정하는 규칙으로 구성된다.

② 측정도구에 의하여 부여되는 가치는 무작위 배정이 아니고 특수한 규칙에 따라 배정되어야 한다.

③ 물리적 개념의 측정은 사회과학분야에서의 측정보다 현실세계와의 일치가 어렵다.

④ 표본 측정도구에 의해 측정한 결과와 모집단에 해당하는 모든 항목을 사용하여 측정한 결과가 같아야 한다.

02 다음 중 측정과 통제에 관한 설명으로 올바르지 **않은** 것은?

① 무작위화로 표출된 실험군과 대조군은 동질성이 보장된다.

② 외생변수가 무엇인지 명확하지 않을 때 무작위 할당을 사용한다.

③ 외생변수를 연구설계에 블록으로 포함하여 오차변량을 최소화시킬 수 있다.

④ 자료수집이 모두 끝난 후에도 외생변수를 통제할 수 있다.

03 다음 중 표본추출과 관련된 설명으로 올바르지 **않은** 것은?

① 표본추출을 통한 조사방법은 전수조사보다 비용면에서 효율적이다.

② 표본조사로 수집된 정보와 범위 그리고 내용은 상대적으로 구체적이다.

③ 전수조사에 비교하여 표본조사방법은 단시간에 조사할 수 있다.

④ 전수조사로 수집된 정보는 표본조사에 비하여 자료의 질이 높다.

04 다음 중 도수분포표와 관련된 설명으로 올바르지 **않은** 것은?

① 한 집단을 대상으로 얻은 값을 정리하는 가장 간단한 방법은 도수분포표를 작성하는 것이다.

② 학술논문에서는 일반적으로 도수분포표를 사용하기보다는 원자료를 그대로 제시한다.

③ 도수분포표에서 도수구간에 해당하는 값이 없는 경우에는 해당 구간에 0으로 값을 표기한다.

④ 도수분포표는 한 눈에 중요한 특징을 연구자나 독자에게 제시하기 위하여 사용된다.

05 다음 중 정규분포와 정규분포 곡선에 관련된 설명으로 올바르지 <u>않은</u> 것은?

① 평균값, 중앙값, 최빈값이 모두 중앙에 위치하는 특성을 가진다.
② 분포의 면적은 항상 1이다.
③ 양쪽의 끝값은 x축과 겹친다.
④ 양쪽으로 대칭인 종 모양을 가진다.

06 다음 중 분산분석에 관련된 설명으로 올바르지 <u>않은</u> 것은?

① t 검정과 다르게 변수의 개수가 많아도 분석을 할 수 있다.
② 변량분석을 통하여 각 집단 간의 유의미한 차이에 대한 세부 내용을 알 수 있다.
③ 두 집단 이상의 평균치 분석에 사용하며 F-test라고도 한다.
④ 두 개 이상의 독립변수가 종속변수에 미치는 효과는 일원 분산분석을 사용한다.

07 다음 설명은 무엇에 대한 것인가?

> 오류의 허용수준으로 집단 간의 차이가 변수의 조작이나 중재가 아닌 우연에 의해 발생할 확률과 비교하기 위해 사용된다. 소수값으로 나타내며 P값이라고 부르기도 한다.

① 표준오차
② 유의수준
③ 최소표본오차
④ 모수추정값

08 다음 중 통계 처리 과정에서의 오류에 대한 설명으로 올바르지 <u>않은</u> 것은?

① 유의미한 결과를 유의미하지 않다고 결론 내리는 것은 type 2 error이다.
② 표본 크기를 크게 만들면 β 오류를 감소시킬 수 있다.
③ 유의수준을 변화시킴으로써 제2종 오류를 감소시킬 수 있다.
④ 영가설이 맞는 경우인데 틀렸다고 기각을 한다면 제1종 오류이다.

09 추론통계를 이용하여 가설을 검정하려고 할 경우에 대한 설명으로 올바르지 <u>않은</u> 것은?

① 수집된 자료가 정상분포를 이루고 있는지 확인한다.
② 가설검정에 적절한 통계분석 방법을 선택한다.
③ 통계적 분석결과를 바탕으로 영가설의 기각 여부를 결정한다.
④ 측정수준에 맞추어 연구가설에 대한 결론을 내린다.

10 다음 중 실험연구의 설계유형에 대한 설명으로 올바르지 <u>않은</u> 것은?

① 연구설계는 통제의 수준에 따라서 크게 3가지로 나뉜다.
② 유사실험연구에서 대조군은 필요조건이다.
③ 순수실험연구의 외생변수 통제수준은 유사실험설계에 비해 높다.
④ 정체집단 비교설계에서는 사전조사가 필요하지 않다.

11 다음 중 이론적 정의와 관련된 설명으로 올바르지 <u>않은</u> 것은?

① 다른 개념을 이용하여 설명하고자 하는 개념의 의미를 정의한다.

② 기존이론이나 다른 학자들의 개념분석을 통해서 얻을 수 있다.

③ 경험세계에서 사용할 수 있게 지표를 형성하는 것이다.

④ 일관성, 정확성, 명확성을 고려해서 작성해야 한다.

12 연구자가 연구문제를 결정하기 위한 과정을 수행하고 있는 경우에 대한 설명으로 옳지 <u>않은</u> 것은?

① 연구문제를 연구 가능한 주제로 좁혀나가는 것은 중요하면서도 어려운 과정이다.

② 반복연구를 하는 경우 대상자나 측정도구를 다르게 하면 기존연구와 목적이 달라질 수도 있다.

③ 연구문제를 규정하는 것은 일련의 기술적인 과정으로 중요도 순으로 분류하여 높은 연구문제를 선정하는 것이 중요하다.

④ 연구주제는 가설보다는 함축적인 용어를 사용하여 표현하고 가설을 포괄하는 내용으로 서술한다.

13 연구를 수행할 때 간호사가 윤리적으로 고려해야 할 내용이 관련된 설명이 올바르지 <u>않은</u> 것은?

① 미성년자를 대상으로 연구를 진행하는 경우 추가적인 절차와 높은 민감성이 필요하다.

② 고위험 집단에 대해 연구를 할 때는 사전동의, 위험이익 평가 그리고 적절한 연구절차에 대한 지침을 이해해야 한다.

③ 중환자실 입원환자에 대한 익명화된 차트의 자료만을 가지고 연구를 진행하는 경우 대상자의 정보가 없으므로 연구윤리위원회의 심사가 필요 없다.

④ 자활능력이 모자란 수감자나 군인을 대상으로 연구를 진행할 때는 해당 기관의 승인이 필수적이다.

14 다음 설명에 해당하는 것은 무엇인가?

> 단순 무작위표출법의 한 방법으로 모집단의 구성을 일정한 순서 없이 배열시켜 일정 간격을 두고 추출하는 방법이다.

① 체계적 표집방법

② 층화무작위 표출법

③ 군락 표집방법

④ 난수표 표집방법

15 다음의 상황에서 연구자가 다시 한 번 고려해 보아야 하는 연구대상자의 권리는 무엇인가?

> 정형외과 병동에 입원한 대상자가 임상연구에 참여하려고 한다. 대상자가 연구에 참여하게 되면 추가적인 검사 등을 통해서 입원기간이 길어지고 부가적인 본인 부담비용이 발생할 예정이다.

① 자기 결정의 권리
② 사생활 유지와 비밀보장
③ 해 입지 않을 권리
④ 연구내용을 모두 알 권리

16 다음 중 윤리적 연구와 가장 거리가 먼 것은 무엇인가?

① 연구출판 후 보안을 위해 데이터를 소거한 연구
② 대상자의 정보를 익명화하여 공개한 연구
③ 연구참여자에게 연구내용을 모두 설명한 연구
④ 연구비 지원을 받고 지원사실을 공개한 연구

17 '임부의 임신에 대한 관심 정도가 신생아 체중에 미치는 영향'을 연구하고자 할 때 임신에 대한 관심이 산전관리 횟수에 영향을 주고 그 결과 신생아 체중이 증가한다고 생각된다면 이때 산전관리 횟수는 어떤 변수에 해당하는가?

① 독립변수　　　② 종속변수
③ 매개변수　　　④ 통제변수

18 다음 중 과학적 연구의 목적에 대한 내용으로 가장 거리가 먼 것은?

① 현상이 나타나는 이유를 설명하기 위해서
② 현상에 대한 올바른 판단을 현실 세계에 적용하기 위해서
③ 과학적으로 기술이 가능할 때 현상의 변화를 예측하기 위해서
④ 현상이 나타나는 이유를 설명하기 위해서

19 다음 중 간호연구의 필요성과 관련된 설명으로 가장 거리가 먼 것은?

① 간호연구를 통해서 간호교육발전에 기여할 수 있다.
② 간호사의 권리향상과 인력확보에 근거자료가 될 수 있다.
③ 간호결과를 평가하는 행위의 근거가 된다.
④ 질병을 가진 대상자들의 회복만이 중요 목표이다.

20 다음 중 측정도구가 측정하려는 개념의 모든 속성을 잘 측정하는지를 나타내는 타당도는 무엇인가?

① 동시 타당도
② 예측 타당도
③ 구성 타당도
④ 외관 타당도

21 다음 중 검증이 어려운 가설은 무엇인가?

① 변수들 사이의 예측된 관계를 진술한 가설

② 가설 내의 변수들의 관찰이 어려운 가설

③ 변수들의 측정이 가능하고 윤리적 문제가 없는 가설

④ 비교할 수 있는 상황이 없는 가설

22 다음 중 연구논의 부분에 작성될 내용으로 올바르지 않은 것은?

① 연구자가 인용한 이론의 지지 여부를 논의한다.

② 연구 결과의 적용 범위와 일반화의 범위에 대해서 논의한다.

③ 자료분석을 위해 사용된 통계방법에 대해서 자세히 기술한다.

④ 앞으로 이 분야의 연구를 위한 학술적인 제언을 한다.

23 다음 중 연구과정에서 표집의 특성에 관한 내용으로 올바르지 않은 것은?

① 표본의 크기는 항상 클수록 좋다.

② 모집단을 대표하여 일반화가 가능하도록 표집해야 한다.

③ 무작위법 등을 통해서 표집오차를 줄여야 한다.

④ 모집단의 동질성, 시간, 예산 등을 고려하여 표본크기를 정한다.

24 다음 중 대부분 통계기법을 사용할 수 있지만 절대 0 값을 갖지 않는 척도는 무엇인가?

① 명목척도

② 서열척도

③ 등간척도

④ 비례척도

✏️ **주관식 문제**

01 '간호사의 전문성은 간호 실무를 향상시켜 결과적으로는 환자만족도에 영향을 미칠 것이다'라는 가설에서 독립변수, 종속변수, 매개변수를 구분하여 서술하시오.

02 다음 설명에서 빈칸에 들어갈 내용을 순서대로 쓰시오.

> 표집방법은 (①) 표집방법과 (②) 표집방법으로 분류된다. (①) 표집방법 중에서 모집단을 중복되지 않는 집단들로 분리한 후, 각 집단에서 무작위로 표본을 추출하는 것을 (③) 표집방법이라고 한다.

03 실험설계에서 표본의 크기를 결정하는 요인을 3가지 이상 작성하시오.

04 연구과정에서 취약한 집단으로 간주하여 대상자 모집 시 특별히 더 고려해야 하는 집단의 예를 3가지 이상 쓰시오.

정답 및 해설 | 간호연구방법론

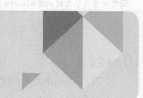

정답

01	02	03	04	05	06	07	08	09	10	11	12
③	①	④	②	③	④	②	③	④	②	③	③
13	**14**	**15**	**16**	**17**	**18**	**19**	**20**	**21**	**22**	**23**	**24**
③	①	③	①	③	②	④	③	④	③	①	③

주관식 정답	
01	독립변수–전문성, 종속변수–만족도, 매개변수–간호 실무
02	① 확률 ② 비확률 ③ 층화무작위
03	연구의 목적, 모집단의 동질성, 연구기간 등
04	미성년자, 정신 또는 정서에 장애가 있는 사람, 매우 아프거나 신체적인 장애가 있는 사람, 말기환자, 자활 능력이 결여된 사람(수감자), 임신한 여성 등

01 정답 ③

측정하려는 개념을 수량화하기 위해 개발하는 법칙은 현실세계와 연결되어야 한다. 심리적 개념을 측정하는 측정도구는 물리적인 측정보다 더 현실세계와 일치되기 어렵다. 따라서 사회과학분야에서는 자연과학분야보다 오류가 더욱 심하다고 할 수 있다.

02 정답 ①

표본수가 적을 때에는 무작위화가 반드시 집단 간의 동질성을 보장하지는 못한다. 무작위할당을 해도 반드시 실험군과 대조군이 동질이라고 보장할 수 없기 때문에 이런 경우 사전조사 등을 시행하여야 한다.

03 정답 ④

전수조사와 표본조사는 각각 장·단점이 있다. 전수조사의 경우 조사기간이 길고 여러 명의 조사자가 자료수집을 진행하기 때문에 오류가 발생할 수 있다. 따라서 전수조사로 얻어진 자료의 질이 높다고 평가하기는 어렵다.

04 정답 ②

학술논문 등에서는 원자료를 그대로 제시하기보다는 한 눈에 의미 있는 자료를 독자에게 전달하기 위하여 도수분포표를 사용하는 경우가 많다.

05 정답 ③

표준분포 곡선의 값은 x축에 가까워지지만 x축에 닿지는 않는다.

06 정답 ④

일원 분산분석은 독립변수가 한 개일 때 사용하는 분산분석 방법이다. 독립변수의 개수가 두 개 이상이라면 다원 분산분석을 사용한다.

07 정답 ②

문제는 유의수준에 대한 설명이다. 유의수준은 분석단계에서 통계적으로 가설검정을 시행할 때 사용되는 값으로, 가설검정절차에서 유의수준 값과 유의확률 값을 비교하여 통계적으로 유의한지 여부를 검정한다.

08 정답 ③

일반적으로 유의수준을 변화시킴으로써 감소시킬 수 있는 오류는 제1종 오류이다. 제2종 오류를 줄이려는 방법에는 표본 크기를 키우거나 대표성을 증가시키는 방법들이 있다.

09 정답 ④

측정수준에 맞추어서 진행할 수 있는 통계기법들이 나누어지고 결과를 바탕으로 가설을 기각하거나 채택하고 유의수준에 맞추어서 가설에 대한 결론을 내린다.

10 정답 ②

실험설계는 수준에 따라서 낮은 수준부터 원시실험설계, 유사실험설계, 순수실험설계로 구분된다. 순수실험설계는 실험설계의 3가지 필요조건이 모두 다 갖추어진 경우를 뜻하며 유사실험설계의 경우 한두 가지 조건을 만족하지 않는 경우를 의미한다. 따라서 유사실험연구에서 대조군을 필요조건이라고 말할 수 없다.

11 정답 ③

이론적 개념을 경험세계에서 사용할 수 있도록 측정할 수 있고 관찰 가능한 지표를 형성하는 것은 조작적 정의에 관련된 내용이다.

12 정답 ③

연구문제를 선정하는 과정은 전적으로 창조적인 과정이며 상상력, 통찰력 등이 필요한 과정이다. 작성된 내용은 본인의 흥미나 지식수준 그리고 연구의 필요성에 따라 분류하고 고민하여 선정하는 것이 일반적이다.

13 정답 ③

차트 분석을 통한 2차 자료 분석 연구에도, 연구과정에서 익명화가 적절하게 수행이 되었는지 등을 확인하기 위한 연구윤리위원회의 심사가 필요하다.

14 정답 ①

문제는 체계적 표집방법에 대한 설명이다. A병원 간호사 100명 중 10명을 뽑는다면 간호사 명단을 만들어 놓고 매 10번째 사람을 선발하는 식으로 추출하는 방법이다.

15 정답 ③

해 입지 않을 권리란 연구에 참여함으로 인해 발생하는 '피해'로부터의 보호로 연구 과정에서 대상자가 받을 가능성이 있는 신체적, 정서적, 법적, 재정적, 사회적 손상을 모두 말하며 이 위험은 미묘하여 해로운 정도를 감지하기 어렵다.

16 정답 ①

연구자는 연구완료 및 출판 후에도 일정 기간 비식별화한 데이터를 보관하여야 한다. 출판이 모두 완료되었다고 해서 연구자료를 소거하는 것은 연구윤리에 어긋나는 행위이다.

17 정답 ③

중재변수는 독립변수와 종속변수 사이에서 이들 두 변수의 관계를 더 확실하게 이해하도록 돕는 변수로 매개변수라고도 하며, 이는 독립변수의 결과인 동시에 종속변수의 결정요인이나 원인변수가 된다.

18 정답 ②

과학적 연구의 목적인 서술, 설명, 예측, 통제는 각각의 수준에 따라서 현상이나 관찰된 사실을 탐구하기 위한 것이다. 과학적 연구는 기본적인 윤리적 범주 안에서 가치중립적으로 이루어져야 하며, 연구자의 주관적인 가치판단을 배제하여야 한다.

19 정답 ④

간호는 질병을 가진 대상자뿐만 아니라 건강한 대상자들의 적정 기능 수준 향상에 초점이 있다. 대상자들은 간호 중재를 통하여 건강을 유지하고 안녕 수준을 증진할 수 있다. 따라서 간호의 질을 향상시킬 과학적 연구를 통해 대상자의 건강을 유지 또는 회복하게 돕고, 사회의 요구에 부응해야 한다.

20 정답 ③

구성 타당도는 '측정도구가 어떤 개념 또는 구성을 측정하고 있는가?'라는 질문과 관계가 깊다. 추상적인 개념일수록 구성 타당도를 입증하기가 어렵고 준거 관련 타당도를 측정하기도 어렵다.

21 정답 ④

[검증을 할 수 없는 가설의 예]

- 변수들 사이의 예측된 관계를 진술하지 않은 경우
- 비교상황이 없는 경우
- 가설 내의 변수들의 관찰이나 측정할 수 없는 경우
- 도덕적이거나 윤리적인 쟁점 또는 가치관적 쟁점을 내포하고 있는 경우

22 정답 ③

'자료분석을 위해 사용된 통계방법에 대해서 자세히 기술한다.'는 연구논문의 결과 부분에 작성해야 하는 내용이다.

23 정답 ①

표본의 크기는 클수록 결과해석에 좋지만 너무 크다면 표집의 의미가 없기 때문에 모집단의 동질성, 시간, 조사자의 능력 등을 고려하여 충분한 크기로 적절하게 표집해야 한다.

24 정답 ③

등간척도란 등급 간의 간격이 동일한 것으로 간주하며 대부분의 교육 및 심리검사에서 이용한다. 등간척도의 경우 이론상의 0점을 가지고 있지 못하므로 어떤 속성의 절댓값에 대한 정보를 주지는 못한다.

들이 속한 조직에서의 관계나 특수한 상황을 고려하여 신중한 대우가 필요할 수 있다.

주관식 해설

01 **정답** 독립변수–전문성, 종속변수–만족도, 매개변수–간호 실무

해설 독립변수는 다른 변수의 변화를 일으키는 변수이고 종속변수는 변화에 의한 결과를 나타내는 변수이다. 매개변수는 두 변수를 중간에서 연결하여 두 변수가 간접적으로 관계를 가지는 변수를 뜻한다.

02 **정답** ① 확률
② 비확률
③ 층화무작위

해설 확률 표집법은 크게 확률 표집방법과 비확률 표집방법으로 나뉜다. 그리고 층화무작위표집방법은 모집단을 각 층으로 나누고 나눈 집단에서 무작위로 표집을 하는 방법이다.

03 **정답** 연구의 목적, 모집단의 동질성, 연구기간 등

해설 표본의 크기는 연구의 실행가능성을 고려하여 충분히 크지만 적절하게 결정해야 한다. 관련된 요인에는 연구의 목적, 모집단의 동질성, 연구기간, 소요시간, 예산, 분석방법, 연구설계 등이 있다.

04 **정답** 미성년자, 정신 또는 정서에 장애가 있는 사람, 매우 아프거나 신체적인 장애가 있는 사람, 말기환자, 자활능력이 결여된 사람(수감자), 임신한 여성 등

해설 취약한 집단은 연구 과정에서 다양하게 나타날 수 있다. 법적으로는 '동의 능력이 없거나 불완전한 사람'이라고 명시되어 있다. 이에 해당하는 대상자는 미성년자나 정신 또는 정서에 장애가 있는 사람 등이다. 이밖에도 죄수나 군인 등 시설 수용자나 연구원 등은 그

독학 학위취득과정인정시험 답안지(객관식)

★ 수험생은 수험번호와 응시과목 코드번호를 표기(마킹)한 후 일치여부를 반드시 확인할 것.

전공분야

성명

수험번호

(1) 4 - - - -

(2) ① ② ③ ● - ...

※ 감독관 확인란

(인)

관리번호

(연번)

(응시자수)

과목코드

응시과목

응시과목	
1	① ② ③ ④
2	① ② ③ ④
3	① ② ③ ④
4	① ② ③ ④
5	① ② ③ ④
6	① ② ③ ④
7	① ② ③ ④
8	① ② ③ ④
9	① ② ③ ④
10	① ② ③ ④
11	① ② ③ ④
12	① ② ③ ④
13	① ② ③ ④
14	① ② ③ ④
15	① ② ③ ④
16	① ② ③ ④
17	① ② ③ ④
18	① ② ③ ④
19	① ② ③ ④
20	① ② ③ ④
21	① ② ③ ④
22	① ② ③ ④
23	① ② ③ ④
24	① ② ③ ④

교시코드 ① ② ③ ④

답안지 작성시 유의사항

1. 답안지는 반드시 컴퓨터용 사인펜을 사용하여 다음 보기와 같이 표기할 것.
   보기 정답 표기: ●
   잘못된 표기: ⊘ ⊗ ① ◑ ○ ○ ●
2. 수험번호 (1)에는 아라비아 숫자로 쓰고, (2)에는 "●"와 같이 표기할 것.
3. 과목코드는 응시과목란의 "과목코드번호"를 보고 해당과목의 코드번호를 찾아 표기하고,
   응시과목란에는 응시과목명을 한글로 기재할 것.
4. 교시코드는 문제지 전면의 교시를 해당란에 "●"와 같이 표기할 것.
5. 한번 표기한 답은 긁거나 수정액 및 스티커 등 어떠한 방법으로도 고쳐서는
   아니되고, 고친 문항은 "0"점 처리함.

과목코드

응시과목

응시과목	
1	① ② ③ ④
2	① ② ③ ④
3	① ② ③ ④
4	① ② ③ ④
5	① ② ③ ④
6	① ② ③ ④
7	① ② ③ ④
8	① ② ③ ④
9	① ② ③ ④
10	① ② ③ ④
11	① ② ③ ④
12	① ② ③ ④
13	① ② ③ ④
14	① ② ③ ④
15	① ② ③ ④
16	① ② ③ ④
17	① ② ③ ④
18	① ② ③ ④
19	① ② ③ ④
20	① ② ③ ④
21	① ② ③ ④
22	① ② ③ ④
23	① ② ③ ④
24	① ② ③ ④

년도 학위취득과정
인정시험 답안지(주관식)

★ 수험생은 수험번호와 응시과목 코드번호를 표기(마킹)한 후 일치여부를 반드시 확인할 것.

전공분야

성명

과목코드

①	①	①	①
②	②	②	②
③	③	③	③
④	④	④	④
⑤	⑤	⑤	⑤
⑥	⑥	⑥	⑥
⑦	⑦	⑦	⑦
⑧	⑧	⑧	⑧
⑨	⑨	⑨	⑨
⓪	⓪	⓪	⓪

교시코드

① ② ③ ④
① ② ③ ④

수험번호

4	-			-			-		
①		①	①		①	①		①	①
②		②	②		②	②		②	②
③		③	③		③	③		③	③
●		④	④		④	④		④	④
		⑤	⑤		⑤	⑤		⑤	⑤
		⑥	⑥		⑥	⑥		⑥	⑥
		⑦	⑦		⑦	⑦		⑦	⑦
		⑧	⑧		⑧	⑧		⑧	⑧
		⑨	⑨		⑨	⑨		⑨	⑨
		⓪	⓪		⓪	⓪		⓪	⓪

답안지 작성시 유의사항

1. ※란은 표기하지 말 것.
2. 수험번호 (2)란, 과목코드, 교시코드 표기는 반드시 컴퓨터용 싸인펜으로 표기할 것.
3. 교시코드는 문제지 전면 의 교시를 해당란에 컴퓨터용 싸인펜으로 표기할 것.
4. 답안은 반드시 흑·청색 볼펜 또는 만년필을 사용할 것. (연필 또는 적색 필기구 사용불가)
5. 답안을 수정할 때에는 두줄(=)을 긋고 수정할 것.
6. 답란이 부족하면 해당답란에 "뒷면기재"라고 쓰고 뒷면 추가답란에 문제번호를 기재한 후 답안을 작성할 것.
7. 기타 유의사항은 객관식 답안지의 유의사항과 동일함.

※ 감독관 확인란

㊞

번호	※ 1차 점수	※ 1차 채점	※1차확인	응 시 과 목	※2차확인	※ 2차 채점	※ 2차 점수
1	⓪ ① ② ③ ④ ⑤ ⑥ ⑦ ⑧ ⑨ ⑩						⓪ ① ② ③ ④ ⑤ ⑥ ⑦ ⑧ ⑨ ⑩
2	⓪ ① ② ③ ④ ⑤ ⑥ ⑦ ⑧ ⑨ ⑩						⓪ ① ② ③ ④ ⑤ ⑥ ⑦ ⑧ ⑨ ⑩
3	⓪ ① ② ③ ④ ⑤ ⑥ ⑦ ⑧ ⑨ ⑩						⓪ ① ② ③ ④ ⑤ ⑥ ⑦ ⑧ ⑨ ⑩
4	⓪ ① ② ③ ④ ⑤ ⑥ ⑦ ⑧ ⑨ ⑩						⓪ ① ② ③ ④ ⑤ ⑥ ⑦ ⑧ ⑨ ⑩
5	⓪ ① ② ③ ④ ⑤ ⑥ ⑦ ⑧ ⑨ ⑩						⓪ ① ② ③ ④ ⑤ ⑥ ⑦ ⑧ ⑨ ⑩

시·도 학위취득과정인정시험 답안지(객관식)

컴퓨터용 사인펜만 사용

★ 수험생은 수험번호와 응시과목 코드번호를 표기(마킹)한 후 일치여부를 반드시 확인할 것.

전공분야

성명

(1) 4 — — — — —

수험번호

(2) ① ② ③ ●

※ 감독관 확인란

(인)

관리번호

(연번)

(응시자수)

답안지 작성시 유의사항

1. 답안지는 반드시 컴퓨터용 사인펜을 사용하여 다음 보기와 같이 표기할 것.
   [보기] 잘된 표기: ● 잘못된 표기: ⊗ ⊙ ◑ ◐ ◯ ◖
2. 수험번호 (1)에는 아라비아 숫자로 쓰고, (2)에는 "●"와 같이 표기할 것.
3. 과목코드는 뒷면 "과목코드번호"를 보고 해당과목의 코드번호를 찾아 표기하고,
   응시과목란에는 응시과목명을 한글로 기재할 것.
4. 교시코드는 문제지 전면의 교시를 해당란에 "●"와 같이 표기할 것.
5. 한번 표기한 답은 긁거나 수정액 및 스티커 등 어떠한 방법으로도 고쳐서는
   아니되고, 고친 문항은 "0"점 처리함.

과목코드

교시코드
① ② ③ ④

응시과목		
1	① ② ③ ④	14 ① ② ③ ④
2	① ② ③ ④	15 ① ② ③ ④
3	① ② ③ ④	16 ① ② ③ ④
4	① ② ③ ④	17 ① ② ③ ④
5	① ② ③ ④	18 ① ② ③ ④
6	① ② ③ ④	19 ① ② ③ ④
7	① ② ③ ④	20 ① ② ③ ④
8	① ② ③ ④	21 ① ② ③ ④
9	① ② ③ ④	22 ① ② ③ ④
10	① ② ③ ④	23 ① ② ③ ④
11	① ② ③ ④	24 ① ② ③ ④
12	① ② ③ ④	
13	① ② ③ ④	

과목코드

응시과목		
1	① ② ③ ④	14 ① ② ③ ④
2	① ② ③ ④	15 ① ② ③ ④
3	① ② ③ ④	16 ① ② ③ ④
4	① ② ③ ④	17 ① ② ③ ④
5	① ② ③ ④	18 ① ② ③ ④
6	① ② ③ ④	19 ① ② ③ ④
7	① ② ③ ④	20 ① ② ③ ④
8	① ② ③ ④	21 ① ② ③ ④
9	① ② ③ ④	22 ① ② ③ ④
10	① ② ③ ④	23 ① ② ③ ④
11	① ② ③ ④	24 ① ② ③ ④
12	① ② ③ ④	
13	① ② ③ ④	

년도 학위취득과정
인정시험 답안지(주관식)

★ 수험생은 수험번호와 응시과목 코드번호를 표기(마킹)한 후 일치여부를 반드시 확인할 것.

전공분야

성명

과목코드

교시코드
① ② ③ ④

수험번호

답안지 작성시 유의사항

1. ※란은 표기하지 말 것.
2. 수험번호 (2)란, 과목코드, 교시코드 표기는 반드시 컴퓨터용 싸인펜으로 표기할 것
3. 교시코드는 문제지 전면의 교시를 해당란에 컴퓨터용 싸인펜으로 표기할 것.
4. 답안은 반드시 흑·청색 볼펜 또는 만년필을 사용할 것. (연필 또는 적색 필기구 사용불가)
5. 답안을 수정할 때에는 두줄(=)을 긋고 수정할 것.
6. 답안이 부족하면 해당답란에 "뒷면기재"라고 쓰고 뒷면 '추가답란'에 문제번호를 기재한 후 답안을 작성할 것.
7. 기타 유의사항은 객관식 답안지의 유의사항과 동일함.

※ 감독관 확인란

(인)

번호	※1차점수	응시과목	※1차확인	※2차확인	2차점수	※2차점수
1						
2						
3						
4						
5						

참고문헌

1. Denise F. Polit 외, 『간호연구』, 수문사, 2015.

2. 이상미, 『간호연구』, 한국방송통신대학교출판문화원, 2017.

3. 구미옥·양영희 외 2명, 『간호연구개론』, 현문사, 2018.

4. 이은옥, 『간호연구와 통계분석』, 수문사, 2010.

5. Peggy L. Chinn, 『간호의 이론과 지식 개발』, 현문사, 2010.

6. Melanie McEwen 외, 『간호이론』, 수문사, 2016.

7. 김영임, 『간호이론』, 한국방송통신대학교출판문화원, 2017.

8. 이소우, 『간호이론의 이해』, 수문사, 2009.

9. 박완규, 『국책 연구기관의 연구자를 위한 가이드 연구윤리란 무엇인가?』, 경제인문사회연구회, 2014.

10. 김문실, 『알기 쉬운 간호연구방법론』, 학지사메디컬, 2018.

11. Evan DeRenzo·Joel Moss, 『연구계획서 IRB 통과하기』, 연세대학교대학출판문화원, 2014.

12. 홍성태, 『의학논문 매력있게 쓰자』, 서울대학교출판문화원, 2012.

13. 홍성태, 『의학논문 작성 10계』, 서울대학교출판문화원, 2015.

14. 함창곡, 『의학논문 출판윤리 가이드라인 개정판』, 대한의학학술지편집인협의회, 2013.

15. 홍성묵, 『재미있는 연구방법』, 군자출판사, 2002.

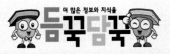

여기서 멈출 거예요? 고지가 바로 눈앞에 있어요.
마지막 한 걸음까지 시대에듀가 함께할게요!

좋은 책을 만드는 길
독자님과 함께하겠습니다.

도서나 동영상에 궁금한 점, 아쉬운 점, 만족스러운 점이
있으시다면 어떤 의견이라도 말씀해 주세요.
시대고시기획은 독자님의 의견을 모아 더 좋은 책으로 보답하겠습니다.

www.sidaegosi.com

시대에듀 독학사 간호학과 4단계 간호연구방법론

개정1판1쇄 발행	2021년 09월 24일 (인쇄 2021년 05월 10일)
초 판 발 행	2020년 04월 20일 (인쇄 2020년 01월 29일)
발 행 인	박영일
책 임 편 집	이해욱
저 자	유형주
편 집 진 행	송영진·양희정
표지디자인	박종우
편집디자인	김경원·박서희
발 행 처	(주)시대고시기획
출 판 등 록	제10-1521호
주 소	서울시 마포구 큰우물로 75 [도화동 538 성지 B/D] 9F
전 화	1600-3600
팩 스	02-701-8823
홈 페 이 지	www.sidaegosi.com
I S B N	979-11-254-9905-3 (13510)
정 가	27,000원

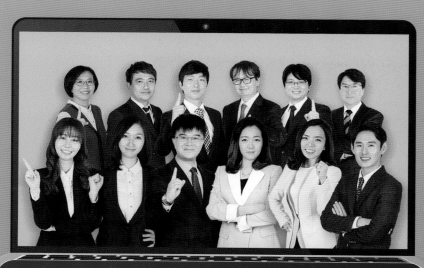

시대에듀 독학사

간호학과

왜? 독학사 간호학과인가? *why*

4년제 간호학사 학위를 최소 시간과 비용으로 **단 한 번의 시험으로 초고속 취득 가능!**

1 독학사 11개 학과 중 유일하게 4과정 학위취득 시험만 시행

2 최근 3년제 간호학사를 4년제로 통폐합하면서 4년제 학위의 필요성 증대

3 국공립 병원과 보건소나 민간의 종합, 대학 병원 등의 간호사와 보건 교사, 의료코디네이터 등 간호와 관련된 다양한 분야 가능

간호학과 4과정 시험과목(최종 학위취득 시험)

[입실시간] 08:30까지 완료　　**[합격기준]** 6과목 합격(교양 2과목, 전공 4과목)

교시	시 간	시험 과목
1교시	09:00~10:40 (100분)	국어, 국사, 외국어 중 택2 과목 (외국어의 경우 실용영어 등 5개 실용외국어 중 택1 과목)
2교시	11:10~12:50 (100분)	간호연구방법론 간호과정론
(중식)	12:50~13:40 (50분)	
3교시	14:00~15:40 (100분)	간호지도자론 간호윤리와 법

시대에듀 간호학과 학습 커리큘럼

기본이론부터 실전 문제풀이 훈련까지!
시대에듀가 제시하는 각 과정별 최적화된 커리큘럼 따라 학습해보세요.

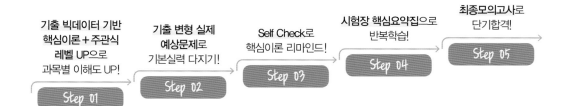

기출 빅데이터 기반
핵심이론 + 주관식
레벨 UP으로
과목별 이해도 UP!
Step 01

기출 변형 실제
예상문제로
기본실력 다지기!
Step 02

Self Check로
핵심이론 리마인드!
Step 03

시험장 핵심요약집으로
반복학습!
Step 04

최종모의고사로
단기합격!
Step 05

독학사 4과정 간호학과 신간 교재

독학학위제 출제내용을 100% 반영한 내용과 문제로 구성된 완벽한 최신 교재 라인업!

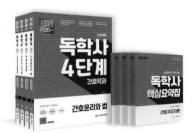

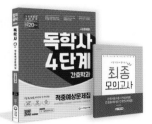

전공 기본서

전공 기본서 [전 4종] / 별책 핵심요약집 수록

– 간호지도자론 / 간호윤리와 법 / 간호과정론 / 간호연구방법론

- 빅데이터를 바탕으로 한 핵심이론 + 실제예상문제로 탄탄한 기본기 갖추기
- 주관식 레벨 UP과 Self Check로 학습 내용 정리
- 핵심요약집으로 마무리 정리

적중예상문제집

적중예상문제집 / 최종모의고사 [전 2회] 수록

– 간호지도자론 / 간호윤리와 법 / 간호과정론 / 간호연구방법론

- 과목별 단원별 문제풀이로 꼼꼼하게 문제개념 기본기를 완성
- 당락을 좌우하는 차별화된 <주관식 문제> 수록
- 최종모의고사로 실전 감각 키우기와 마무리 점검

※ 표지 이미지 및 구성은 변경될 수 있습니다.

방통대 vs 독학사 vs RN-BSN 전격 비교!

오프라인 출석, 과제, 레포트, 토론 없이 시험 한 번에 간호학사 취득!

	방송통신대	독학학위제	RN-BSN
자격요건	간호전문대 졸업 및 간호사 면허증 소지자	간호전문대 졸업자 4년제 간호학과 3학년 수료자	간호전문대 졸업 및 1년 이상의 임상경력
취득방법	총 24과목 이수 졸업, 실습 필요	교양 2과목 + 전공 4과목 = 6과목	시험 합격 후 3학년 편입 후 2년간 수료
취득기간	약 2~3년	약 6개월 이내	약 2~3년
소요비용	약 160만 원	최소 비용	약 1,500만 원
직장 병행	쉽지 않음	가능	보통

※ 세부 가격 및 구성은 홈페이지를 참조해주세요.

서울대 출신 간호학과 저자와 교수진

서울대 출신 간호학과 저자의 깊이 있고 효과적인 강의가 곧 시작합니다!

편보경

간호지도자론 / 간호과정론 / 간호윤리와 법 / 적중예상문제집

서울대학교 간호대학 및 동대학원 석사 졸
서울대학교 간호대학원 박사 과정 중
(현) 분당서울대병원 간호사
(현) 시대에듀 독학사 간호학과 강의

유형주

간호연구방법론 / 적중예상문제집

서울대학교 간호대학 박사 수료
(현) 서울대학교 간호대학 소비자건강정보학교실 연구원
(전) 서울대학교병원 간호사
(전) 국군의무사령부 간호장교

※ 최신 신규 동영상강의는 추후 업데이트될 예정

AI면접
이젠, 모바일로

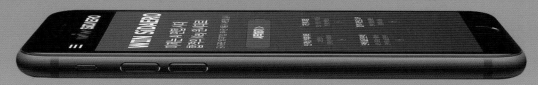

기업과 취준생 모두를 위한 평가 솔루션 윈시대로! 지금 바로 시작하세요.

www.winsidaero.com

합격의 공식 시대에듀

시험장에 가져가는

독학사
핵심요약집

유형주 편저

간호학과 4단계

간호연구방법론

(주)시대고시기획

핵심요약집! 120% 활용 방안

고수님 코칭! ✼

독학사 시험은 매년 정해진 평가영역에서 개념 위주의 문항이 출제됩니다. 결코 어렵게 출제되는 것이 아니기에 기본적인 사항 위주로 개념을 잘 정리해 둔다면 충분히 합격점수인 60점 이상을 획득할 수 있습니다.

정리되지 않은 학습은 기울인 노력 대비 좋은 결과를 낳지 못합니다. 본서에 있는 핵심요약집은 각 단원별로 중요한 내용을 기본서의 순서에 맞춰 다시 한 번 정리한 것으로 다음과 같이 학습하면 시간 대비 효과면에서 충분히 원하는 성과를 낼 것이라 예상합니다.

01 동영상 강의 수강 시 큰 그림을 그리는 정리 노트로 활용!

먼저 동영상 강의를 수강할 때 해당 파트의 중요한 내용을 한 번 더 정리할 수 있는 정리 노트로 활용합니다. 핵심요약집은 기본서 단원별로 정리되어 있기에 해당파트 수강 시 중요부분을 체크, 정리하기 쉽고 나만의 단권화 노트를 수월하게 만들 수 있습니다.

02 예습보다는 복습에 중점을!

새로운 내용을 파악할 때 예습의 효과보다는 복습의 효과가 더 큽니다. 기본서를 공부한 후 복습을 할 때 핵심요약집을 보며 기본서 수업 내용을 리마인드 하면 보다 효과적으로 강약을 조절하며 정리할 수 있을 것입니다.

03 가벼운 마음으로 중요내용을 틈틈이 보자!

바쁜 일상에서 공부할 시간을 따로 내는 것은 어려운 일입니다. 지하철이나 버스로 이동 중일 때 등 자투리 시간을 활용하여 정리된 요약집으로 틈틈이 공부한다면 짧은 시간을 모아 효과적인 학습 시간을 확보할 수 있을 것입니다.

04 시험직전 1회독이 중요하다!

시험 직전에 많은 과목을 빠른 시간에 반복하려면 평소의 정리와 준비가 필수적입니다. 핵심요약집은 이러한 부분을 효율적으로 할 수 있게 합니다. 시험 직전에 한 번 더 핵심 부분을 파악한다면 충분히 원하는 점수를 얻을 수 있을 것입니다.

핵심 요약집

간호연구방법론

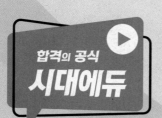

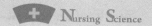

간호 연구방법론

핵심요약집

제1장 과학적 연구의 이해

제1절 간호연구란 무엇인가?

1. 간호학과 간호연구

(1) 간호연구의 정의

① 연구 : 현존 지식의 검증과 정련 그리고 새로운 지식의 생성을 위한 지속적이고 체계적인 탐구

② 체계적이고 지속적인 탐구를 확인하기 위한 질문

> • 알려질 필요가 있는 것은 무엇인가?
> • 이 지식을 검증, 정련, 생성하기 위해서는 어떤 연구방법이 필요한가?
> • 풍부한 지식체계를 형성하기 위해서는 그 학문 분야 연구에서 어떤 의미를 추출할 수 있는가?

(2) 간호의 정의

① 나이팅게일(Florence Nightingale) : 간호는 과학이고 예술이며 전문적인 직업

② 현대 간호 지도자들 : 매일의 일상적인 과업을 수행할 수 있게 모든 연령의 개인과 사회적·문화적 집단을 돕는 것

③ 국제간호사협의회(International Council of Nurses, ICN) : 간호는 모든 연령의 개인, 가족, 집단, 지역사회를 대상으로 아프거나 건강한 사람에게 돌봄을 제공하기 위하여 협력하고 자율적으로 행하는 것

④ 간호 연구의 큰 목적은 인간의 본성을 이해하여 간호의 특성을 연구하고 간호행위를 설명, 예측 및 통제하는 것으로 인류의 건강을 도모하는 것임. 즉, 간호 현상을 분석함으로써 생물학적, 사회적, 심리적, 행동적 및 문화적 영역에서 건강과 질병에 대한 인간의 반응을 통제함

⑤ 간호의 궁극적인 목적 : 환자, 가족, 보건의료 제공자와 보건의료체계를 위한 양질의 성과를 증진하는 근거 중심의 간호를 제공하는 것

2. 간호연구의 필요성 및 영역

  ① **전문직 지식체 형성** : 간호를 전문직으로써 성장하는데 필수적인 자율성을 증진하는데 이바지함

  ② **간호의 범주 규명** : 연구를 통해 간호의 경계를 분명하게 함

  ③ **간호 중재의 효율성 입증** : 간호중재의 효율성을 입증

  ④ **의사결정** : 간호 사정, 진단, 계획, 중재, 평가 등에서 의사결정에 도움

  ⑤ **간호 교육에 기여** : 학생들에게 연구수행 역할 교육, 연구 현장에 노출하여 지식 변화

  ⑥ **간호 행정에 기여** : 간호사의 권리 향상과 인력 확보 등에 이바지함

  ⑦ **간호 실무에 기여** : 실무 중심 간호연구로 간호 실무를 향상

3. 간호연구의 발전과 전망

  (1) 1900년대 이전

    ① 나이팅게일(Notes on Nursing, 1859) : 관찰기록의 중요성 강조

    ② 나이팅게일(1850 ~ 1910) 이후 1900년대 중반까지는 연구가 관심을 받지 못함

  (2) 1900년 초기

    ① 1900 ~ 1950년대까지 간호연구 활동은 제한적

    ② 1900 ~ 1940년은 병원 간호학교 안에 디플로마 학위 과정 신설

    ③ 1900년에는 「American Journal of Nursing」이 발간

    ④ 골드마크 보고서(Goldmark Report, 1923)가 발표

    ⑤ 1940년대 또한 간호연구의 주요 관심사는 간호교육

  (3) 1950 ~ 1960년대

    ① 간호연구의 발전기

    ② 1952년 「Nursing Research」 창간

    ③ 각 분야의 간호표준이 개발됨

    ④ 1960년대에는 임상연구의 수가 증가

    ⑤ 다양한 학제 간 연구의 이론과 방법론이 등장

  (4) 1970년대

    ① 1970년대 교육연구는 교육방법의 평가와 학생의 학습경험 등에 관심

    ② 전문간호사(NP, CNS)의 역할 증대가 요구됨

    ③ 1960년과 1970년대 후반에는 모델, 개념, 이론개발에 관심

    ④ 다양한 간호학 잡지가 창간됨

(5) 1980년대

① 미국 간호협회 간호연구위원회는 향후 10년간 연구 방향을 간호현장에서 활용할 실무중심 연구로 제시
② 1983년에 미국 간호협회는 간호연구센터(Nursing Research Center)설립, 「Annual Review of Nursing Research」가 창간
③ 양적, 질적 연구방법 모두 필요함을 인식
④ 1986년에는 미국국립보건원에 국립간호연구센터가 설립
⑤ 1980년대 후반 근거 중심 의학이 대두

(6) 1990년대

① 1900년대 이후 건강관리 서비스의 효율성을 강조
② 1993년에는 미국 국립간호연구센터가 국가 지원으로 더욱 활성화됨
③ 1990년대 임상중심의, 근거중심실무 전문학술지가 발행
④ 'Cochrane Collaboration'이 1993년에 창립
⑤ 1990년 미국 국립간호연구센터 연구 우선순위
　㉠ 〈저체중 신생아, 면역결핍 바이러스 감염, 만성환자 간호와 증상 관리, 건강 증진〉 등의 주제
　㉡ 이후 〈지역사회 중심 간호 모델, 인지 손상의 치료방법, 만성질환에 대한 대처, 면역력 증진을 위한 중재〉 등이 강조
⑥ 1997년 국제간호협회는 연구의 우선순위를 〈보건의료개혁의 영향평가, 사회 경제 수준과 환경에 따른 간호 인력의 수요공급 비교, 생산성 평가, 교육의 질 분석, 의료 인력의 교육 서비스 효과분석, 취약집단 케어 모형에 관한 연구, 건강관리체계 간 간호의 질, 그밖에 윤리적, 가정간호, 직업병, 감염관리〉 등의 연구로 결정

(7) 국내 간호연구 동향

① 1940년대 후반기 구체적인 간호연구의 시작
② 1953년 「대한 간호」의 출간
③ 1955년 간호대학 과정의 설립
④ 1962년 대학원 교육의 확대
⑤ 1960년대 연구는 초보적 연구단계로 기술적 연구가 주류를 이룸
⑥ 1970년대 초반부터 대학과정에서 간호연구 과목이 개설
⑦ 1978년 간호계 첫 박사학위 과정 신설
⑧ 1989년 성인간호학회지 발간과 7개 분야별 학회에서 학회지가 발간

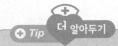

+ Tip 더 알아두기

- 1955년 : 이화여자대학교에 간호학과가
- 1960년 : 이화여대에 대학원 석사과정이.
- 1978년 : 연세대학교에 최초로 박사과정이 개설되었다.

4. 간호연구에서의 문제점과 전망

① 간호연구의 문제점

- 환자 중심의 연구 부족
- 타 보건의료인과의 학제 간 연구 부족
- 교육과 임상과의 거리감
- 간호사 스스로 고등교육준비에 대해 가치를 두지 않음
- 보건의료직 및 타 분야가 간호사의 고등교육 준비에 대해 가치를 두지 않음
- 간호 교수가 간호연장으로부터 소외되어 있음
- 임상 간호를 위한 축적된 간호지식의 부족
- 실제로 활용될 수 있는 연구 부족
- 반복연구 부족

② 간호연구의 미래방향

- 근거중심 실무에 대한 초점 증가
- 반복연구를 통한 강력한 지식체 구축
- 통합적인 고찰의 강조
- 다학제 간 공동 연구의 강조
- 연구결과의 보급 및 확대
- 성과연구에 대한 관심 증가
- 간호연구의 가시화 증가

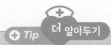

+ Tip 더 알아두기

2003년 미국 국립간호연구소에서 제시한 다섯 가지 미래간호연구 주제
① 더 나은 건강을 위한 생활방식의 변화
② 삶의 질을 향상하기 위한 만성 질환의 관리
③ 건강의 불균형을 감소시키기 위한 효과적인 전략의 규명
④ 인간의 요구를 충족하기 위한 진보된 기술의 이용
⑤ 환자와 가족을 위한 생의 종말 경험 연구의 강화

제2절 과학, 이론 그리고 연구

1. 과학적 연구의 의미

(1) 과학적인 연구란 무엇인가?

① 과학이란 체계적이고 조직적인 방법에 의해 얻어진 지식체이다.

② 좁은 의미의 과학이란 용어는 자연과학의 뜻으로 흔히 사용되나, 넓은 의미로 사용될 때는 인문과학, 사회과학, 철학 등 모든 학문을 포함한다.

③ 과학적 연구는 관심 있는 문제를 연구하기 위해 과학적 방법을 적용하는 것이다.

④ 과학적 방법의 연구란 정보를 얻기 위해 질서 있는 체계적 절차를 따르는 것을 의미한다.

⑤ 광범위한 과학적 연구방법에는 양적 연구와 질적 연구가 있다.

(2) 왜 연구를 하는가?

> ① 서술(Description) ② 설명(Explanation) ③ 예측(Prediction) ④ 통제(Control)

2. 이론과 과학적 연구

이론은 한 개념이나 개념 간의 관계에 대한 일반화된 서술 또는 설명이다. 한 번만 실행한 연구로는 이론이 형성되지 않는다. 그래서 많은 연구결과가 비슷하게 나왔을 때 이론이 만들어진다.

(1) 이론과 연구와의 관계

이론을 구축하거나 검증하는 과정에서 연구는 필수적인 방법이다. 논리적인 전개방법은 연역적(deductive) 방법과 귀납적(inductive) 방법으로 구분된다.

① 가설적인 이론이 존재하는 경우라면 그것을 바탕으로 연역적 접근방법 이용

② 근거되는 이론이 존재하지 않는다면 귀납적 방법 이론을 형성

③ 간호연구의 궁극적인 목적
　　㉠ 체계적이고 객관적인 관찰법을 이용
　　㉡ 경험적인 간호현상 속에 내재하는 제반 규칙을 찾음
　　㉢ 이를 계량적인 방법으로 검증함으로써 그 규칙을 타당성 있게 기술하고 설명
　　㉣ 이를 토대로 하여 이론과 법칙으로 일반화
　　㉤ 이론이나 법칙에 의해 앞으로 나타날 현상을 예견하고 조절

3. 과학, 이론 그리고 연구와의 관계

① 연구는 이론, 교육, 실무와 연계되어 있다. 연구 결과에 의해 지지가 된 이론의 형식화(formulation)는 이론 중심 간호 실무의 기반이 된다. 이론은 연구와 실무를 이어주는 틀을 제공하며, 의미 있고 일반화가 가능한 과학적 연구에 이바지한다. 실무와 이론 모두 연구문제 도출에 이용된다. 또한, 간호이론은 연구문제에 대한 해답을 찾는데 적절한 방법이

무엇인가에 대한 방향도 제시한다. 연구는 이론을 검증하고 수정하는 방법이다. 이 순환경로는 연구를 통해 지지가 되어 온 이론이 실무를 안내할 수 있을 때 비로소 완성된다. 간호교육을 통해 각기 다른 이론을 탐구하며 연구결과에 비추어 이들을 평가하게 된다.

② 간호연구에서 과학적 연구의 한계성

간호연구는 인간의 행태를 관찰하거나 사회현상을 관찰하는 속성이 있다. 인간의 행태와의 관계를 규명하려 할 때 수많은 요인을 통제해야 하므로 연구수행에 있어서 현실적으로 어려움이 발생한다.

제3절 간호연구자의 역할 및 일반적 연구과정

1. 전문직 간호사와 간호연구

(1) 간호연구에서 간호사의 역할
① 연구논문을 읽는 소비자
② 연구를 계획하고 진행하는 연구자
③ 모든 교육과정에서 간호연구는 필수적

(2) 교육수준별 간호연구의 역할
① 간호 학생의 수준
ㄱ 간호실무를 위해 연구의 필요성 또는 가치를 파악한다.
ㄴ 간호실무에서 연구문제 확인을 돕는다.
ㄷ 연구자료 수집을 돕는다.
② 간호학 학사 수준
ㄱ 간호실무에 적용하기 위해 보고서를 읽고 해석하고 평가한다.
ㄴ 간호결과를 간호실무에 적용한다.
ㄷ 연구문제 확인과 연구수행에 참여한다.
ㄹ 간호실무를 향상할 자료를 수집한다.
ㅁ 동료와 연구결과를 공유한다.
③ 간호학 석사 수준
ㄱ 간호실무 문제를 분석하고 재구성한다.
ㄴ 간호연구의 질과 임상적 연관성을 강화한다.
ㄷ 연구 활동을 지지하고, 다른 연구 분야와 협조하여 연구 활동을 진행한다.
ㄹ 임상 상황에서 간호실무의 질 향상을 위한 연구를 수행한다.
ㅁ 간호실무에서 연구를 통해 얻은 결과를 적용하여 다른 사람들을 도와준다.
④ 간호학 박사 수준
ㄱ 실무 향상을 위해 과학적 지식과 다른 지식 자원 사이의 상호작용을 위해 지도력을 발휘한다.
ㄴ 대상자들의 안녕에 대한 간호활동의 공헌도를 평가한다.

© 간호실무의 질 향상과 간호활동의 공헌도를 평가하려는 방법을 개발한다.
② 연구방법을 배우려는 다른 간호사들을 지도하고 격려하는 역할모델이 된다.
⑩ 교육기관이나 건강 관련 기관과 협동 연구하거나 상담하는 역할을 한다.

2. 연구의 유형

(1) 양적 연구와 질적 연구

① **양적 연구** : 연역적이며 객관성과 그 결과를 일반화하는 능력을 강조한다.
② **질적 연구** : 질적 연구는 지식을 발견하거나 확대하는 귀납적 접근법이다.

항목	양적 연구	질적 연구
연구초점	변수들에 대한 특정적 연구초점	전반적 연구초점
연구관점	객관적	주관적
조건	과학적으로 철저하게 조작화, 통제화, 통제된 연구 현장, 무작위화	무조작화, 무통제화, 자연스러운 현장
이론과의 관계	이론적 틀을 검증함, 연역적	이론을 검증하지 않음, 이론을 형성, 귀납적
연구가설	가설	광범위한 연구 질문들
연구도구	정신사회적 또는 생리적 도구를 사용	면담, 관찰, 다른 의사소통 방법
대상자 선정	표본추출 절차에 근거하여 대상자 선정, 대상자수 결정	• 주정보제공자 확인 • 이론적 포화도의 개념에 기초한 정보제공자의 수 결정
통계분석	자료의 통계 분석	패턴이나 주제에 따라 자료의 기호화

(2) 종적 연구(longitudinal research)와 횡적 연구(cross-sectional research)

① **종적 연구** : 동일한 대상으로부터 장기간에 걸쳐 자료를 수집하는 방법이다.
② **횡적 연구** : 여러 다른 시점에 있는 대상자의 다양한 상태를 동시에 조사하는 방법이다.

(3) 역사적 연구(archival or historical research)

역사적 연구는 연구자가 설정한 가설의 논리성과 관련지어 과거의 기록을 추적한다든지 또는 당시에 살았던 사람들과 면담을 함으로써 과거를 객관적으로 정확하게 재구성해보려는 목적으로 시행된다.

(4) 사례 연구(case study)

관심을 가지는 사회적 단위(개인, 소규모 집단, 대규모 집단 등)의 현재상황 및 주위환경과의 상호작용 등을 집중적·심층적으로 연구하고자 하는 목적으로 행해지는 연구이다.

(5) 자연 관찰 연구(natural observation study)

자연발생적인 사건에 대한 관찰을 통해 이루어지므로 연구설계에 개입(intervention)이 없는 것이 특징이다.

(6) 조사 연구(survey research)

조사연구는 변수 간의 상호관련성, 분포 및 이환율에 대한 정보를 얻기 위해 설계되며 비실험 연구로 이루어진다. 대개 인간에 대한 행동, 지식, 의도, 여론, 자세 및 가치에 대한 정보를 수집한다.

(7) 실험 연구(experimental research)

① 실험 연구는 인과관계를 파악하기 위한 연구이다. 그러나 간호학의 관심영역은 대개 여러 개의 원인을 가지고 있으므로 관심 없는 원인들은 통제하고 관심 있는 원인만을 다루게 된다. 원인을 명확히 파악하면 예측과 통제가 가능해진다.

② 조작(manipulation), 통제(control), 무작위(randomization)가 특징이다.(세 가지 원칙을 다 지키면 순수실험연구, 일부 원칙만 지키면 유사실험연구)

③ 실험연구란 용어 자체가 독립변수의 조작이란 의미이다.

④ 실험연구의 한계
   ㉠ 본질적으로 조작이 불가능한 독립변수가 있는 상황(성, 혈액형, 성격, 나이 등)
   ㉡ 윤리적으로 조작이 어렵다(IRB 승인 고려).
   ㉢ 실제적이지 못한 상황(불충분한 시간, 불편감, 협조부족, 자금부족 등)

(8) 개인차 연구(individual difference research)와 상관관계 연구(correlational research)

① 개인차 연구는 차이점을 보기 위해 실시하며 두 그룹간의 '차이가 있다 or 없다'만 가린다.

② 상관관계 연구는 개념 간의 관계의 정도와 양상을 파악하기 위한 연구이며, 변수 간의 관계를 조사하는 것이다.
   ㉠ 두 변수 간에 서로 같은 방향으로 변하는지? 다른 방향으로 변하는지?
   ㉡ 즉, 정적(+)으로 변하는지? 부적(−)으로 변하는지?

3. 연구의 일반적 절차

(1) 연구기본용어

① 개념
   ㉠ 현상의 속성
   ㉡ 어떤 현상이나 사물에 대한 추상적이며 상징적인 언어적 표현(예 스트레스, 죽음)
   ㉢ 명제나 이론을 구성하는 가장 필수적이고 기본적인 요소
   ㉣ 개념은 이론의 주체(subject matter)로서 이론은 현상을 구성하는 사물이나 사건의 상징적인 표현이고, 이론은 수량화할 수 있는 사실적인 면을 나타냄

② 개념의 기능
   가장 중요하고도 필수적인 개념의 기능은 의사소통이다.

○ 인지적 기능 : 관찰한 것을 조직하고 질서를 부여하는 기능
○ 평가적 기능 : 지각한 것이 얼마나 중요하고 의의 있는지를 판단하는 기능
○ 실용적 기능 : 개념이 규정하는 뜻을 바탕 삼아 우리의 행위를 좌우하는 기능
○ 의사소통 기능 : 개념을 사용하여 서로의 뜻을 전달하고 의사소통하는 기능

(2) 이론적 정의(개념적 정의, 구조적 정의, 명명적 정의, 합리적 정의)

① 다른 개념, 다른 단어를 이용하여 그 개념이 갖고 있는 본래의 뜻이나 의미를 명확히 하는 것

② 모든 사람들이 정의가 없이도 명확히 이해할 수 있을 때까지 수정, 보완(최신의 정의로)

③ 기존 이론이나 다른 학자들의 정의 또는 개념분석을 통해 얻음

④ 조작적 정의보다 훨씬 넓은 범위를 포함하며 추상적임

⑤ 시대와 학자에 따라 다를 수 있고 수정, 보완, 기각하는 작업이 계속 이루어짐

⑥ 개념의 의사소통을 위해 일관성, 정확성, 명확성을 고려해야 함

⑦ 개념이 명확하게 정의되지 않으면 혼란을 초래하여 연구진행이 순조롭지 못하게 됨

(3) 조작적 정의(측정하는 도구를 적용한 정의)

① 이론적 개념을 가장 잘 나타낼 수 있는 방법

② 이론적 정의보다 훨씬 구체적으로 정의를 내리는 것, 즉 이론적 정의를 내린 개념을 일상생활에서 관찰할 수 있게 경험적 지표를 형성하는 것

③ 직접 측정을 위한 목적이 추가, 어떤 이론적 개념을 경험적으로 확인하기 위하여 관찰자가 따라야만 하는 활동 또는 절차를 세밀하게 묘사해주는 과정이 포함됨

④ 연구 시 사용될 측정의 수단인 경험적 지표, 지수, 척도를 제시

⑤ 개념을 측정할 수 있게 하기 위해 혹은 연구자의 연구목적에 따라 개념을 축소하거나 이론적 개념의 일부만으로도 정의를 내림

4. 상수(constant)와 변수(variable)

(1) 상수(constant)

수식 따위에서 늘 일정하여 변하지 않는 값을 가진 수나 양을 뜻한다.

(2) 독립변수(independent variable)

독립변수는 종속변수의 원인 또는 선행조건이 되는 변수, 조작되는 변수를 말한다. 예측변수라고도 한다.

(3) 종속변수(dependent variable)

① 종속변수는 연구효과로 측정되는 변수, 결과변수 또는 준거변수(criterion variable)라고도 한다. 독립변수들의 영향에 의해 변화가 일어나는 변수이다.

② 실험연구에서는 처치, 실험처치의 효과가 종속변수이다. 비실험적 연구에서는 추정 받는 변수는 종속변수가 된다.

(4) 가외(외생)변수(extraneous variable)

① 외생변수는 연구결과에 영향을 주는 변수이긴 하지만, 연구에서 관심 있게 다룰 변수가 아닌, 일종의 또 다른 독립변수이므로 혼동변수라고도 한다.

② 도식

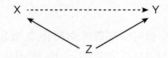

③ 설명

X와 Y 각각에 영향을 주는 변수로서, X와 Y에 아무런 관계가 없는데 Z의 영향을 받으면 인과관계가 있는 것으로 나타난다.

(5) 통제변수(control variable)

① 외생변수에 해당되지만 연구결과를 명확하게 해주는 변수이다.

② 도식

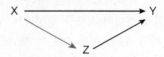

③ 설명

㉠ X와 Y 사이에 잠재적으로 존재하면서 Y에 영향을 주는 변수이다.

㉡ X와 Y 사이의 인과관계를 더 확실하게 돕는 변수이다.

㉢ Z를 통제하면 X와 Y의 관계가 사라지거나 약화될 수 있다.

(6) 중재변수(intervening variable)

독립변수와 종속변수 사이에서 이들 두 변수의 관계를 더 확실하게 이해하도록 돕는 변수이다.

(7) effect modifier

① 도식 : 점선 화살표는 영향을 미칠 수도 있지만 아닐 수도 있다는 것을 말한다.

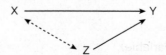

② 설명 : X와 Y의 결과에 영향을 미치는 제2의 X같은 변수로 통제되어야만 하는 변수이다.

5. 가외(외생)변수를 만들어 내는 4가지 근원

① 피험자(subject) ② 연구자(researcher) ③ 환경(environment) ④ 측정(measurement)

6. 양적연구의 일반적인 절차

① **연구문제와 연구목적 설정**

연구문제는 연구문헌을 통해서나, 임상실무에서, 연구자 간의 상호작용으로 혹은 간호학 이론 등에서 찾아낼 수 있다.

② **관련 문헌 고찰**

연구 주제에 대해 지금까지 무엇이 얼마만큼 이루어졌는지 잘 알아야 한다. 또한 선행 연구자의 연구결과를 토대로 연구자가 원하는 연구방법에 접근할 수 있다.

③ **연구가설 설정**

연구자들은 추상적으로 진술된 연구문제와 목적, 연구설계, 자료 수집과 분석을 위한 계획 간의 차이를 연결하기 위해 연구목표, 연구질문, 가설을 설정한다.

④ **연구변수와 연구도구 결정**

연구문제의 설정을 통해서 문제가 제기되었던 주제를 연구개념이라고 한다. 이러한 연구개념들은 연구목적을 달성하기 위하여 측정 가능하고 구체적인 개념들로 정의한다.

⑤ **표본 추출**

연구문제와 연구 목적, 연구 설계, 대상자의 특성, 필요한 대상자 수 등을 고려하여 표본을 추출한다.

⑥ **자료 수집과 분석 계획**

연구목적에 맞도록 정확하고 진실에 가까운 자료를 획득하는 방법을 기술한다.

⑦ **연구수행**

㉠ 예비연구 수행

수행하려는 연구를 소규모로 시행하여 연구설계의 문제를 발견할 수 있으며 측정도구의 적절성을 알아본다.

㉡ 자료 수집

자료 수집은 필요한 정보를 실제로 얻는 과정이다.

㉢ 자료 분석

자료 분석은 자료를 정리하고 체계화하고 의미를 부여하는 과정이다.

⑧ **연구결과의 해석**

자료 분석에서 얻은 결과를 체계적이고 의미를 가지도록 해석하는 과정이다.

⑨ **연구보고서 작성**

연구결과의 해석이 마무리되면 결론을 내리고 연구보고서를 작성한다.

제 2 장　연구변인의 결정 및 가설의 설정

제1절　간호연구 문제의 영역 설정

1. 연구 문제의 출처

> ① 임상실무 ② 문헌 ③ 이론 ④ 동료 및 외부상황 ⑤ 연구의 우선순위

2. 연구문제의 결정

(1) **연구영역의 선정** : 연구문제 선정은 전적으로 창조적인 과정으로 미선택 주제들도 보관

(2) **연구문제 범위의 축소** : 연구 가능한 문제영역으로 주제를 좁혀 나가는 과정

(3) **연구문제 선정의 기준**

　① 참신성 : 새로운 주제의 연구 지향

　② 구체성 : 구체적 용어 사용, 구체적인 연구범위

　③ 가능성 : 현실적인 연구 가능 여부

　④ 공헌도

　　㉠ 이론적 의의로 연구 : 그 분야의 학문발전에 얼마나 공헌할 것인가?

　　㉡ 실용적 가치로 연구 : 현실적인 문제를 해결하는 데 얼마나 도움이 되느냐?

　　㉢ 방법론적 의의 : 새로운 연구방법을 적용하여 방법의 효용성을 입증하는가?

3. 연구 문제의 진술

(1) **문제 진술 또는 연구 목적 진술의 형태**

구분	의문형(연구문제)	서술형(연구목적)
요인추구 수준	식욕 과다증 환자의 식습관은 어떠한가?	본 연구의 목적은 식욕과다증 환자의 식습관의 형태를 규명하는 것
요인관련 수준	흡연과 lipoprotein과는 어떤 관련이 있는가?	본 연구의 목적은 흡연 정도와 lipoprotein의 양이 유의한 관계가 있는지를 규명하는 것
상황관련 수준	암환자의 자기간호 행위를 설명할 수 있는 요인은 어떤 것이 있는가?	본 연구의 목적은 암환자의 자기간호 행위를 설명할 수 있는 요인을 규명하고자 함
상황생성 수준	운동이 암환자의 피로를 경감시키는가?	본 연구의 목적은 운동을 시키면 암환자의 피로가 감소하는지를 검정하고자 함

(2) **문제 진술상의 용어 정의**

　① 개념 정의 : 조작적 정의, 이론적 정의(개념정의)

　② 필요하면 독립변수, 매개변수, 외생변수, 종속변수를 구분하여 연구설계를 계획

4. 연구 제목의 표현방법

연구 제목은 논문의 주요 아이디어를 간단히 요약해 놓은 것이다. 가능한 한 적은 단어를 사용하여 필요하고 정확한 정보를 알기 쉽게 제공하는 것을 목표로 요약한 것을 다시 요약하는 과정이다.

5. 연구 문제의 평가

(1) 연구문제의 중요성

① 연구가 간호에 얼마나 공헌할 것인가?
② 연구주제는 긍정적인 잠재력을 가지고 있어야 한다.
③ 연구의 적용가능성에 질문을 해보아야 한다.
④ 연구문제의 중요성을 인정할 수 없는 연구문제는 연구할 필요가 없다.
⑤ 어떤 이론적 틀을 갖지 못한 것은 의미가 없다.

(2) 연구 가능성(researchability)

① 다루고 있는 개념이 명확하여 구체적인 질문이 가능해야 한다.
② 다루고 있는 개념이 직접적인 관찰이나 활동을 근거로 하여 설명되어야 한다.
③ 그 개념은 현실세계에서 조작화되어 측정 가능해야 한다.

(3) 연구자의 흥미

선정된 주제는 그 연구결과가 연구자의 개인적 지식뿐 아니라 간호의 지식체를 확대할 수 있을 만큼 충분히 중요해야 한다.

(4) 연구 수행 용이성(feasibility)

현실적으로 수행할 수 있는 문제이며 연구여건이 갖추어졌는지를 고려하여야 한다(시간과 시기, 대상자 확보 가능성, 관련자로부터의 협조, 시설이나 기구 확보 가능성, 비용, 연구자의 경험, 윤리적인 고려).

제2절 문헌고찰

연구자가 연구주제를 선정하고 선정된 연구주제에 맞는 연구문제를 구체화할 때 학회지나 학위논문, 단행본, 학술대회 자료집 등 다양한 문헌들을 검토하는 과정이다.

1. 문헌고찰의 필요성

① 연구주제로서의 적합성을 확인
② 지식획득의 과정

2. 문헌고찰의 기능

> ① 연구문제에 대한 구체화 과정에 도움   ② 불필요한 연구의 반복을 최소화
> ③ 연구를 위한 이론적 기틀을 제공   ④ 연구방법에 대한 정보를 제공

3. 문헌정보의 유형

① 예비자료

    관련문헌을 요약하여 출처를 알려주는 자료로 색인, 초록, 서지가 있다.

② 1차적 자료

    연구자가 직접 연구에 참가하여 관찰한 결과들을 기록한 자료(예 학회논문, 학위논문)

③ 2차적 자료

    ㉠ 연구에 직접 참가하거나 관찰하지 않은 연구자가 기록한 자료(예 편람, 비평서, 교과서 등)

    ㉡ 가급적 1차 자료를 찾아 고찰하는 것이 바람직하다.

4. 문헌 찾는 방법

① 국내 연구보고서 검색

② 주요 데이터베이스(Web of Science, Scopus)

③ 간호학 데이터베이스

④ 국내 데이터베이스

⑤ 정부 제공 사이트

⑥ 포털 사이트

5. 문헌의 정리와 보관방법

(1) 검색된 문헌을 정리하는 방법

① 연구논문 작성 및 논지 확립에 잘 정리된 문헌은 도움이 된다.

② 분류기준 : 연구목적, 연구 문제, 연구가설, 독립변수 및 종속변수, 연구대상자의 특성 및 표본 수, 연구설계, 자료수집 방법 및 측정도구, 연구결과 및 결론, 문헌고찰에 인용될 수 있는 중요한 인용문, 연구결론의 일반화나 결론의 타당도 평가 등

(2) 문헌정보 관리

양이 많지 않다면 도서카드를 이용, 많다면 서지관리도구(Endnote, Zotero) 등을 사용

6. 문헌고찰 결과의 진술방법

어떤 개념들에 대하여 문헌고찰을 할 것이라는 개요를 소개하고 독립변수와 종속변수 각각에 대하여 소제목으로 구성한다. 독립변수와 종속변수의 관계에 대하여 하나의 소제목으로 구성한다. 문헌고찰에 대한 전체적인 요약을 간단히 서술한다.

제3절 연구자의 윤리

1. 연구에 대한 윤리지침

(1) 연구윤리의 역사

① 뉘른베르크 강령(The Nuremberg Code, 1947)
　㉠ 제2차 세계대전 인체실험을 비판하며 만들어진 연구윤리 기준이다.
　㉡ 의의
　　ⓐ 최초의 국제 연구 윤리 지침
　　ⓑ 헬싱키 선언 등 사람을 대상으로 하는 연구의 윤리기준에 대한 지침의 토대가 됨

② 탈리도마이드 사건(Thalidomide, 1957)
　㉠ 개요
　　동물 독성 시험에서는 기형유발효과를 보이지 않았지만 이후 임산부에게 입덧 방지에
　　처방되어 해표기증(Phocomelia) 기형을 앓는 1만여 명의 신생아가 출산되었다.
　㉡ 영향
　　ⓐ 약물 효능 수정안(1962, 미국) : 1962년 탈리도마이드 사건으로 인해 발효된 수정
　　　법률안으로서, 적합하지 아니한 방법으로 제조된 의약품은 불량의 약품으로 봄
　　ⓑ 신약개발 전 효과와 안전성을 입증하는 자료 제출 의무
　　ⓒ 임상시험 허가, 신약허가심사 규정의 기초가 됨

③ 헬싱키 선언(Declaration of Helsinki, 1964)
　㉠ 세계의사협회가 1964년 총회에서 발표를 하였으며, 연구자가 스스로 주체가 되어 만든
　　윤리원칙이다. 뉘른베르크 강령 10개의 조항에 담긴 원칙들을 발전시키는 문서로 2013
　　년 브라질에서 열린 64차 세계의사협회에서 제7차 개정이 이루어졌다.
　㉡ 기본원칙
　　ⓐ 개인에 대한 존중, 자발적인 결정과 연구 참여에 대해 충분히 설명을 들은 후 동의
　　　하는 것으로, 이는 연구의 시작과 중간 과정을 모두 포함한다.
　　ⓑ 연구자의 연구대상자를 최우선으로 하며, 연구의 필요가 있더라도 연구대상자의 안
　　　녕이 과학적 질문과 사회의 이해를 상회한다.
　　ⓒ 연구대상자에 대한 윤리가 법과 규정을 상회한다.
　㉢ 헬싱키 선언의 영향
　　인간대상연구의 윤리문제에 막대한 영향을 주었다. 2000년 개정 이후 단순히 의사만
　　을 위한 것이 아니라 모든 의학 및 과학 연구에 종사하는 연구자들을 대상으로 하였으
　　며, 인간을 대상으로 하는 의학연구를 위한 윤리원칙들로 변경이 되었다.

④ 터스키기 매독 연구(Tuskegee syphilis study, 1932 ~ 1972)
　㉠ 개요
　　1932 ~ 1972년 미국 공중보건국이 매독을 치료하지 않고 내버려두면 어떻게 되는지 알
　　기 위해서 농촌지역의 흑인들을 대상으로 시행한 연구이다.

ⓛ 영향

벨몬트 보고서(The Belmont Report)에서 정의의 원칙을 발전시키는 주 이유로 작용하였다. 또한 1974년 국가 연구법(The National Research Act)의 통과를 이끄는 촉매가 되었다.

⑤ 벨몬트 보고서(The Belmont Report, 1979)

ⓐ 미국이 국가적 차원에서 생명윤리 체제의 기본 원칙을 선언한 문서이다.

ⓛ 내용

ⓐ 시술과 연구의 경계(Boundaries Between Practice and Research)

ⓑ 기본적인 윤리원칙

인간존중의 원칙	인간은 자율적 존재로 대우받아야 하며, 자율성이 있는 연구 대상자에게는 동의를 받아야 하며, 제한된 개인은 보호를 받아야 함
선행의 원칙	연구 대상자의 복지와 안전을 위한 원칙으로 가능한 이익의 최대화, 손해의 최소화
정의의 원칙	연구에서 파생되는 부담과 이익이 동등하게 분배될 수 있도록 연구를 설계하고, 사람들을 공정하게 대할 것을 요구하여야 함

ⓒ 적용

사전동의	충분한 정보의 제공, 정보에 대한 이해 내지 숙지, 자발성, 인간존중의 원칙 관련
위험과 이익의 평가	신체적·정신적·사회적·법적 측면 모두 관련, 선행의 원칙 관련
대상자 선정	선정 절차의 공정성 및 선정 결과의 공정성

(2) 생명윤리법에 따른 기관생명윤리위원회(Institutional Review Board : IRB)

① 개요

기관생명윤리위원회는 인간 등을 대상으로 하는 연구나 생명윤리 및 안전의 확보가 필요한 기관에서 연구계획서 심의와 수행 중인 연구과정 및 결과에 대한 조사, 감독 등을 통해 연구자 및 연구대상자 등을 보호할 수 있도록 설치된 자율적·독립적 윤리 기구를 말한다.

② 주요업무

ⓐ 심사

IRB 위원의 중요한 역할은 벨몬트 보고서의 세 가지 원칙인 인간 존중, 선행, 정의의 원칙에 따라 특정 시험이 가져올 수 있는 위험과 이득을 검토하는 것이다.

ⓛ 조사 및 감독

기관위원회는 해당 기관에서 수행되는 연구의 진행과정 및 결과에 대한 조사·감독을 수행하여야 한다.

ⓒ 교육 및 운영 등

ⓐ 해당 기관의 연구자 및 종사자 교육

ⓑ 취약한 연구대상자등의 보호 대책 수립

ⓒ 연구자를 위한 윤리지침 마련

ⓐ 보고

생명윤리 또는 안전에 중대한 위해가 있는 연구에 대한 심의 결과를 신속하게 보고하여야 한다.

2. 윤리적 연구의 성격

연구의 윤리적 실천 원칙(principles for ethical conduct in research) : 레스닉(2009년)

① 정직함	② 객관적 타당성	③ 개방과 수용
④ 비밀준수	⑤ 주의깊음	⑥ 동료의 존중
⑦ 지식재산의 존중	⑧ 준법	⑨ 실험대상의 존중
⑩ 자원의 관리	⑪ 사회적 책임	⑫ 자유

3. 연구대상자의 네 가지 권리

① 해 입지 않을 권리
  ㉠ 연구에 참여함으로 인해 발생하는 '피해'로부터의 보호해야 한다.
  ㉡ 취약집단에 대한 예우 : 고위험 집단을 연구할 때는 사전동의, 위험/이익 평가, 적절한 연구 절차에 대한 지침을 이해해야 한다.

② 사생활 유지와 비밀보장
  익명성이란 연구에 참여한 대상자의 이름을 밝히지 않는 행위를 말한다.

③ 자기결정의 권리
  ㉠ 대상자는 연구내용을 충분히 알고 연구 참여를 결정해야 한다.
  ㉡ 참여과정에서 부당한 압력이나 강요를 받지 않고 스스로 판단하도록 한다.

④ 연구내용을 모두 알 권리
  연구 참여에 대해 정보가 충분한 상태에서 자발적으로 결정을 내릴 권리를 뜻한다.

4. 연구부정행위

(1) 세계 각국의 연구부정행위 정의

연구부정행위란, 연구과정에서 연구자에 의해 행해진 위조, 변조, 표절, 부당한 저자표시 등 학문분야에서 통상적으로 용인되는 범위를 심각하게 벗어난 행위를 말한다. 각 나라별로 각각의 부정행위 가이드라인이 존재한다.

(2) 국내의 연구부정행위 정의

우리나라도 올바른 연구 수행 지원을 위하여 국가적 차원에서 '연구윤리 확보를 위한 지침'을 제정하고 지속적인 개정을 통해 연구부정행위에 관한 가이드라인을 마련하고 있다.

(3) 연구부정행위의 발생원인 및 의미

① 연구 수행 자체의 특성

② 연구 환경, 관행, 혹은 제도 등의 사회문화적 차원

③ 연구자 개인의 윤리의식

(4) 연구부정행위의 유형

① 위조

연구결과 등을 허위로 만들거나 기록 또는 보고하는 행위(가상의 인터뷰 대상, 가상의 주제에 대한 설문지를 완성하여 연구결과를 허위로 날조하는 행위 등)

② 변조

변조는 연구를 시행하여 얻은 연구자료를 선택적으로 변경하거나 연구자료의 통계분석에서 불확실한 것을 마치 확실한 것처럼 그릇되게 설명하는 행위 등

③ 표절

일반적 지식이 아닌 타인의 독창적인 아이디어 또는 창작물을 적절한 출처표시 없이 활용함으로써, 제3자에게 자신의 창작물인 것처럼 인식하게 하는 행위

④ 부당한 논문저자 표시

연구내용 또는 결과에 대하여 공헌 또는 기여를 한 사람에게 정당한 이유 없이 자격을 부여하지 않거나, 공헌 또는 기여를 하지 않은 사람에게 감사의 표시 또는 예우 등을 이유로 저자 자격을 부여하는 행위

⑤ 중복게재

복사 중복게재, 쪼개기 중복게재(분절출판), 덧붙이기 중복게재, 번역출판

⑥ 연구윤리를 확립하려는 노력을 심각하게 방해하는 행위

본인 또는 타인의 부정행위에 대한 조사를 고의로 방해하거나 제보자에게 위해를 가하는 행위

⑦ 학문공동체에서 통상적으로 용인되는 범위를 심각하게 벗어나는 행위

㉠ 논문에 저자 등재를 요구하는 행위

㉡ 학생이나 연구원을 부적절하게 이용하거나 지배하는 행위

⑧ 연구출판 부정행위(misconduct)

연구(Research)	• 날조, 위조(fabrication) • 변조(falsification) • 비윤리적 연구(unethical research)
출판(Publication)	• 표절(plagiarism) • 비뚤림 보고(biased/selective reporting) • 저자됨 남용(authorship abuse) • 중복출판(redundant publication) • 이해관계 미보고(undeclared conflict of interest) • 심사자 부정(reviewer misconduct) • 지위의 남용(abuse of position)

5. 사전동의

① 사전동의란 참여자가 연구에 대한 정보를 충분히 가지고 있고, 그 정보를 이해하고 연구 참여에 자발적으로 동의하거나 거절할 능력이 있는 상태에서 동의한다는 뜻이다.

② **사전동의의 이해** : 글을 통한 정보 제공이 말을 통한 설명을 대체해서는 안 된다.

③ **사전동의의 문서화** : 참여자가 동의서에 서명하게 함으로써 사전동의를 문서로 남긴다.

제 4 절 연구변인의 결정 및 가설의 설정

1. 연구변인의 결정 : 변수의 조작화 및 측정기준

(1) 독립변수의 조작

개념을 측정가능한 변수로 바꾸는 조작화 과정은 중요하면서도 어려운 과정이다. 연구자는 측정하려는 개념이 과연 측정할 수 있는 변수인가를 확인하는 과정이 필요하다.

(2) 종속변수의 타당성

조작적 정의에 의해 설명된 변수가 측정하려는 개념의 범주에 포함되는 것인지, 이 변수를 측정하려는 도구는 과연 그 개념을 측정할 수 있는지 확인해야 한다. 개념을 객관적으로 측정할 수 있는 도구일수록 좋은 도구라고 할 수 있다.

(3) 종속변수의 신뢰성

신뢰도는 측정도구가 얼마나 일관되고 오류 없이 측정을 수행할 수 있는지에 대한 내용이다. 불성실하게 대응하는 사람(상황에 따라 반응이 달라짐), 모호하게 구성된 질문(문항을 다르게 이해하는 등)을 제외하는 것이 신뢰도를 높이는 방법의 하나이다.

2. 가설의 설정

(1) 가설(hypothesis)

① **정의** : 가설은 연구를 통해 검증하고자 하는 2개 이상의 현상 또는 개념 간의 관계를 미래형의 문장으로 서술한 것이며 이는 연구문제의 잠정적인 해답이다.

② **중요성** : 변수들 간의 관계를 간결하게 제시하여 연구과정의 초점을 알게 해 준다.

③ **가설의 목적**

㉠ 이론의 검증

㉡ 지식의 확대

ⓐ 예측된 가설이 지지되는 경우 → 이론이 검증되어 지식이 확대된다.

ⓑ 예측된 가설이 지지되지 못한 경우 → 연구에 기초가 되었던 이론적 기틀이나 선행연구를 비판적으로 분석하게 된다.

㉢ 연구방향 제시

④ 가설의 출처

> ㉠ 기존이론 ㉡ 선행 연구결과 ㉢ 개인의 경험이나 영감

⑤ 가설의 준거
  ㉠ 기대되는 관계의 진술 : 유용한 가설의 특징은 둘 또는 그 이상의 변수들 간의 기대되는 관계를 진술하는 것이다.
  ㉡ 검정성(testability) : 변수가 관찰, 측정, 분석이 가능해야 함을 의미하는 것이다.
  ㉢ 정당성(justifiability) : 가설은 정당한 합리성을 기초로 설정되어야 한다.

(2) 통계가설과 연구가설

① **통계가설** : 통계적 가설은 서술 가설을 어떤 기호나 수에 의하여 표현한 가설을 말한다.
② **연구가설** : 연구자가 연구의 종료 후에 얻어지는 결과를 예측한 형태로 기술되어 있는 형태의 가설을 말한다.

(3) 가설의 종류

① **영가설/대체가설**(null hypothesis/alternative hypothesis) : H0/HA
  ㉠ 영가설 : =
    둘 또는 그 이상의 모수치 간에 '차이가 없다' 혹은 '관계가 없다' 또는 '같다'고 진술하는 가설 형태를 말한다.
  ㉡ 대체가설 : ≠, 〉, 〈
    영가설과 반대로 '차이가 있다' 등으로 표현하는 가설 형태이다.
② **연구가설**(research hypothesis) : 서술적 가설
    실제적 가설, 진술적 가설 또는 과학적 가설이라 일컬어지는 연구가설은 변수들 사이의 기대되는 관계의 진술이며, 연구자가 연구를 통해 발견하기를 기대하는 가설이다. 통계검정을 위해서는 영가설이 가정된다.
③ **지시적/비지시적 가설**(directional/nondirectional hypothesis)
  ㉠ 지시적 가설 : 연구자가 결과기대의 방향을 제시함으로써 '관계의 존재' 뿐 아니라 '관계의 특성'을 예측하는 가설이다.
  ㉡ 비지시적 가설 : 관계의 방향을 제시하지 않아 변수 간의 관계는 예측하나 관계의 정확한 특성에 대해서는 예측하지 못한다. 이는 선행연구가 없고 그 방향을 논리적으로 예측할 수 없을 때 사용하는 방법이다.
    관련이론이나 선행연구가 없을 때, 또한 선행연구 결과가 일관성이 없거나 연구자의 경험상 기대의 방향이 명확하지 않을 때에는 비지시적 가설을 사용하게 된다. 비지시적 가설은 근거가 되는 가설이 뚜렷하지 않다.

④ 서술적/인과적 가설(descriptive/causal hypothesis)
- ㉠ 서술적 가설은 변인 간의 관계 파악이 목적이 아니라 특정 변인의 분포상태나 그 존재 양상을 확인하기 위한 목적으로 설정된 가설이다.
- ㉡ 인과적 가설은 변인 간의 인과간계를 분석하고자 설정된 가설이다.

⑤ 단순 가설과 복합 가설
- ㉠ 단순 가설 : 한 개의 독립변수와 한 개의 종속변수 간의 관계를 서술한 가설이다.
- ㉡ 복합 가설 : 독립변수나 종속변수가 두 개 이상인 가설이다.

(4) 좋은 가설의 특징

① testable : 검증가능성이 있어야 한다.
② simple : 간단명료해야 한다.
③ falsifiable : 가정된 것이어야 한다.
④ precise : 명확해야 한다.
⑤ rational : 이론적인 근거가 있어야 한다.

제 3 장 간호연구의 설계 및 자료수집

제 1 절 연구설계의 유형

1. 비실험연구와 실험연구

(1) 비실험연구

연구자가 인위적으로 새로운 처치 혹은 변화를 유도하지 않은 상태에서 수행되는 연구이다.

① 장점 : 다양한 변수를 연구할 수 있다.
② 단점 : 순수 실험연구에 비해 인과적인 추론을 강하게 할 수 없고 자기 선택 편견의 문제, 외생변수 통제 제한, 해석의 오류 위험이 높다.

(2) 실험연구

실험연구는 인과관계를 파악하기 위한 연구이다.

2. 비실험연구의 종류

(1) 조사연구

① 개요

조사연구는 본질적으로 비실험연구이며 어떠한 실험적 처치도 없는 것이 특징이다. 흔히 모집단 내의 변수의 백분율, 분포도, 상호관련성에 관한 정보를 얻기 위해 설계된다. 조사

연구는 모집단에서 나타나는 특성, 태도, 행동 등을 서술하기 위해 대상자에게 자가보고
하게 함으로써 자료를 수집한다.

② 자료수집 대상자 형태에 따른 분류
　　㉠ 전수조사(census) : 전수조사의 예는 매 5년마다 실시하는 인구센서스이다.
　　㉡ 대단위조사(mass survey)
　　　대규모 표본으로부터 비교적 피상적인 정보를 수집하는 것으로 연구목적이 전체모집
　　　단의 특성을 규명하는 것이고 체계적 표출법을 사용한 표본으로부터 자료수집이다.
　　㉢ 집단조사(group survey) 또는 표본조사(sample survey)
　　　집단조사에서 표본의 크기는 대단위 조사에서보다 작을 수 있으나 수집된 정보의 범위
　　　와 내용은 더 구체적이다. 일반적으로 집단조사에서 시행하는 자료수집 내용은 다음과
　　　같다.

> • 대상자들의 개인적 배경과 현재 상황에 관한 정보
> • 대상자의 사회적 배경
> • 연구의 주된 내용

③ 자료수집 방법에 따라
　　㉠ 질문지(mailed questionnaire)
　　㉡ 개별면접조사 또는 1대1 면접조사(face-to-face interview survey)
　　㉢ 전화면접조사(telephone survey)

④ 연구목적에 따른 분류
　　㉠ 서술적 조사(descriptive survey)
　　　어떤 새로운 현상을 기술하기 위하여 특정 모집단을 정확히 묘사할 목적으로 수행한
　　　다. 종종 태도나 행위의 범위 또는 방향을 결정하기 위해 사용된다.
　　㉡ 비교 조사(comparative survey)
　　　특정 변수에 대하여 둘 이상의 대표가 되는 표본을 비교하기 위해 사용된다.
　　㉢ 상관성 조사(correlational survey)
　　　대상자의 특정 모집단 내의 변수들 간의 관계의 방향과 크기를 발견하기 위해 계획된
　　　조사로 한 특성이나 현상의 변화범위가 다른 특성의 변화와 일치하는지를 연구한다.
　　㉣ 발달 조사(developmental survey)
　　　시간의 흐름에 따른 특정 집단의 변화 등을 측정하는 것으로 횡단적 연구방법, 종단적
　　　연구방법 등을 이용한다.
　　㉤ 평가 조사(evaluative survey)
　　　ⓐ 특수한 목적을 위해 수행되는 프로그램을 평가하기 위한 연구이다.
　　　ⓑ 평가연구의 세부 유형

> • 계획 평가연구　　　　　• 과정 평가연구　　　　　• 결과 평가연구

⑤ 연구시점에 따라
  ㉠ 후향적 조사(retrospective survey)
    현존하는 어떤 현상이 과거에 일어난 다른 현상에 연계될 수 있는가에 흥미를 가지고
    그것을 발생시킨 선행요인을 찾고자 시도하는 연구로 후향적 조사는 순수실험연구와
    반대되는 특성이 있다.

실험연구	독립변수를 직접 조작함으로써 원인을 발생시키고 그 결과로 나타나는 종속 변수를 관찰하는 미래지향적인 방법
후향적 조사	어떤 상황의 발생에서 시작하여 원인적 요인을 규명하려는 과거지향적인 방법

    ⓐ 장점 : 비실험연구로서 원인추론이 가능하고 재정과 시간을 절약할 수 있다.
    ⓑ 단점 : 자료수집에 통제를 가할 수 없고 혼동변수를 통제하기 어렵다.
  ㉡ 전향적 조사(prospective study)
    ⓐ 원인 결과에 초점을 맞춘 설계로 예상된 원인의 검사에서 시작하여 예상된 결과가
      나타날 때를 기다려 측정하는 연구이다. 질병의 이환율(뇌졸중), 치료성공률(뇌졸
      중 환자의 5년 생존율) 및 질병결과율(사망, 재입원) 등을 비교하여 서술하는 것을
      목적으로 한다. 위험요인(흡연)이나 질병과 관련된 요인을 분석하기 위한 전향적
      코호트 연구도 여기에 속한다.
    ⓑ 단점 : 장기간 관찰해야 하므로 대상자 탈락을 예상하여 많은 수의 표본을 갖고 시
      작해야 하기 때문에 후향적 연구보다 비용이 많이 든다.
  ㉢ 횡단적 조사(cross-sectional survey)
    ⓐ 여러 다른 시점에 있는 대상자의 다양한 상태를 동시에 조사하는 것으로 연구자는 다
      른 시기에 존재하는 다른 사람을 동시에 표집하게 되므로 시간표출의 제한점이 있다.
    ⓑ 횡단연구의 특징
      • 모든 측정이 한 시점에서 이루어진다.
      • 모집단에서의 발생율을 추정하는 것이어서 표본의 대표성이 연구 타당도를 결정한다.
      • 측정결과 간의 상관관계를 사정하며 논리적인 이론적 틀과 일치하면 인과관계를
        암시할 수 있다
  ㉣ 종단적 조사(longitudinal survey)
    ⓐ 횡단적 연구와는 반대로 종단적 연구는 동일한 대상자로부터 시차를 두어 적어도
      두 번 이상 자료를 수집하는 방법이다.
    ⓑ 장점 : 시간에 따른 변화과정을 개인특성의 영향 없이 측정 가능하다.
    ⓒ 단점 : 단기간의 종단적 연구라 하더라도 이를 완성하는 데 오랜 시간이 걸린다.
⑥ 조사연구의 장·단점
  ㉠ 장점
    ⓐ 목적이 융통성이 있다.
    ⓑ 비교적 시간과 비용이 적게 들면서 많은 대상으로부터 정보를 수집할 때 사용될 수
      있다.

ⓛ 단점

ⓐ 우편 질문지와 같은 조사연구 방법은 회수율이 낮다.

ⓑ 예상된 질문이 반응자와 관련이 없거나 그들을 혼동시킴으로써 의미 없는 자료를 얻게 될 가능성이 있다.

ⓒ 방대한 자료를 저장하고 활용하기 위한 시스템 개발이 필요하다

ⓓ 상대적으로 피상적인 자료를 얻을 가능성이 높다.

(2) 역사적인 연구(archival or historical research)

① 개요

역사적 연구는 연구자가 설정한 가설의 논리성과 관련지어 과거의 기록을 추적한다든지 또는 당시에 살았던 사람들과 면담을 함으로써 과거를 객관적으로 정확하게 재구성해보려는 목적으로 시행된다.

② 역사적 연구자료 수집을 위한 출처

㉠ 1차적 출처 : 회의록, 계약서, 유서, 사진, 필름, 지도, 카탈로그, 뉴스기사, 일기 등의 문서들, 현장에 있었던 사람과의 인터뷰를 통해 얻은 자료, 그 당시의 유물(옷, 건물, 책, 연장 등)

㉡ 2차적 출처 : Original이 아닌 다른 사람이 그 사건에 대해서 쓴 기록

(3) 사례연구(case study)

사례연구는 특정한 한 대상(개인, 프로그램, 기관 또는 단체, 어떤 사건)에 대해 조사 의뢰자가 당면하고 있는 상황과 유사한 사례를 찾아내어 철저하고 깊이 있게 총체적으로 분석하는 연구를 말한다. 한 사례에 대한 깊이 있는 분석을 통해 같은 상황 속에 있는 다른 사례들을 이해하고 도움이 될 수 있는 방법을 찾을 수 있다.

① 장점

㉠ 한 개인을 집중적으로 연구하므로 그 사람에 관한 자료를 많이 수집할 수 있다.

㉡ 여러 가지 종류의 기법을 사용할 수 있다.(예 검사, 인터뷰 등)

㉢ 어떤 연구도 case study보다 더 깊이 있고 자세하게 할 수 없다.

㉣ 가설 검증은 불가능하나 앞으로의 연구방향을 제시하는데 큰 도움을 준다.

② 단점

㉠ 시간이 많이 걸린다.

㉡ 연구자의 편견이 개입될 가능성이 많다.

㉢ 깊이 있는 연구는 되나 폭넓은 연구는 될 수 없다.

㉣ 원인과 결과를 찾아내는 연구는 될 수 없다.

㉤ 결과의 일반화가 불가능하다.

(4) 자연관찰 연구(naturalistic observation)

① 개요

간호사와 환자와의 상호작용, 환자에 대한 경험이나 또는 정신질환자의 자가 방어태도, 자폐아의 정서반응, 마취로부터의 각성유형 같은 예이다. 언어적, 비언어적 의사소통, 활동, 환경적 상태에 대한 다양한 정보를 얻을 수 있다.

② 자연관찰 연구의 문제점

ㄱ 관찰자를 의식한 피험자의 반응

ㄴ 관찰자의 편견

ㄷ 기타 관찰 환경에 기인하는 요인

(5) 방법론적 연구

방법론적 연구는 측정도구 개발을 위한 연구라고도 할 수 있다. 간단한 측정도구라면 연구의 일부로 도구 작성을 수행할 수 있고 자신의 연구목적에 부합되는 도구가 이미 제작되어 있을 때에는 타당도 검사와 신뢰도 검사를 거쳐 그대로 활용할 수 있다. 새로운 측정도구의 개발은 상당히 방대한 것이어서 하나의 독립된 연구로 시도해야만 한다.

① 개념 틀을 이용한 문항 작성 → ② 잠정적인 문항을 이용한 자료 수집 → ③ 구성타당도 계측 → ④ 예측타당도 계측 → ⑤ 동시타당도 계측 → ⑥ 신뢰도 검사 및 문항 분석

(6) 상관관계 연구(correlational research)

상관관계 연구는 개념 간의 관계의 정도와 양상을 파악하기 위한 연구이며, 변수 간의 관계를 조사하는 것이다. 이 연구에서 연구자는 관계를 서술하고, 변수 간의 관계를 예측하고, 이론적 명제에서 제안된 관계를 검증하기 위해 이용할 수 있다.

(7) 질적 연구

① 질적 연구의 역사적 고찰

1980년대에는 간호의 철학적, 존재론적, 인식론적 변화와 더불어 질적 연구방법도 간호현상을 공부하기 위해서 폭넓은 연구접근방법으로서 간호연구방법론에서 수용되었다. 이와 발맞춰 질적 연구방법론자들은 질적 연구의 본질과 예증적 가정을 제시하기 시작하였다.

② 질적 연구방법의 목적

ㄱ 기존의 양적 연구방법으로는 연구현상을 기술하는데 혹은 이해하는데 문제가 있는 경우, 좀 다른 방향의 새로운 견해를 가지고 연구현상을 보기 위하여 질적 연구방법을 사용한다.

ㄴ 보통 질적 연구방법은 잘 알려지지 않은 경험을 자세히 기술하기 위해서 사용된다.

ㄷ 간호대상자의 간호요구에 좀 더 민감하게 대응하기 위해 사용된다.

ㄹ 양적 연구를 위한 도구개발을 위해서 예비 연구로서 질적 연구들이 많이 이루어지고 있다.

ⓜ 이론개발을 위해서 많이 사용된다.

ⓗ 일상경험을 기술하기 위해서 사용된다.

③ 질적 연구방법의 3가지 유형

㉠ 현상학적 연구방법(phenomenological approach)

현상학에서 현상이란 어떤 객관적인 사물을 가리킴이 아니라 의식에 의한 경험의 대상이 의식 앞에 나타나는 구체적인 모습을 말한다. 현상학적 연구과정은 일반적으로 현상 확인, 연구의 구조화, 자료수집, 자료분석, 보고서 작성의 단계를 거치는데, 나머지 단계는 유사하나, 자료수집 후 자료분석방법은 다양한 방법들이 존재한다.

㉡ 근거이론 연구방법(ground theory approach)

근거이론 방법은 이러한 인간의 문제나 경험의 다양성이나 풍부함을 탐구하여 실무적으로 용이한 중범위 이론을 개발하는데 기여한다. 즉 근거이론은 자연스런 상황에서 발생된 현상을 탐구하여 실 자료에 근거한 실체이론을 만들어 내는 것이다. 근거이론 방법은 1930년대 실용주의 철학자에 의해 주창되고 이후 구체화된 상징적 상호작용이론을 바탕으로 한 질적 연구방법이다.

㉢ 문화기술지 연구방법(ethnographic approach)

문화기술지는 인간을 다른 종의 동물들과 구별할 수 있는 유일한 특성을 '문화'라고 간주하고, 이 문화를 기술함으로써 인간에 대한 이해를 구하고 궁극적으로는 인간에게 봉사하는데 목적을 둔 문화인류학의 전통적인 연구접근이다.

3. 실험연구

실험연구 방법의 특징은 실험연구 방법만이 원인과 효과(cause and effect)의 관계성을 규명해주는 연구 방법이라는 것이다.

① 원인은 결과보다 시간적으로 선행한다.

② 예상된 원인과 예상된 결과 사이에는 연구자의 경험이 뒷받침된다.

③ 외생변수가 제거된 증거가 있어야 한다.

4. 실험연구 방법의 분류

(1) pre-experimental design(실험 전 단계 설계, 원시실험연구)

실험 전 단계 설계는 무작위화, 철저한 조작 및 대조군 설정이 이루어지지 않아 통제가 되지 않은 설계이다.

(2) quasi-experimental design(유사실험설계)

유사실험 설계는 독립변수의 조작과 외생변수의 통제는 이루어졌으나 표본추출 시 무작위화 원칙이 지켜지지 않은 설계이다.

(3) true-experimental design(진정한 실험 설계) = 순수실험연구

진정한 실험설계는 독립변수의 조작, 외생변수의 엄격한 통제 및 무작위화가 특정인 연구설계이며 자연과학이나 기초과학에서 흔히 사용하는 연구설계이다.

5. 실험연구 방법의 분류 기준

(1) 가외(외생) 변수를 얼마나 통제할 수 있는가?

실험 시작 이전에 집단 간의 차이가 있으면 연구결과가 변수조작에 의한 것인지를 파악하기 어려우므로, 연구 상황 하에 있는 집단들은 처치 이전에 다른 외생변수에 의한 영향이 없도록 동질 군으로 만들어야 한다.

(2) 무작위성(randomness) : 아래와 같은 3가지 상황에서 무작위 방법을 얼마나 사용할 수 있는가?

① 모집단에서 표본을 추출할 때(sampling)
② 피험자를 그룹에 배정할 때(group assignment)
③ 각 그룹에 treatment를 배정할 때(receiving treatment)

[표] 각 설계 간의 차이점

구분	실험전단계(원시) 설계	유사실험설계	진정한 실험설계
통제그룹(비교그룹) 존재여부	대부분 없음	대부분 없음	항상
모집단으로부터 표본추출의 무작위성 정도	×	×	○
그룹 배정 시 무작위성 여부	×	×	○
그룹에 처치 시행 시 무작위성 여부	×	×	○
외생변수 통제수준 정도	낮음	보통	높음

6. 원시실험설계

(1) 단일 집단 사후 설계(one-shot case study design or one group post-test design)

통제가 전혀 이루어지지 않았기 때문에 내적타당도에 매우 큰 위협을 받는다. 빠르고 쉽게 연구할 수 있으나 잘못된 판단을 초래할 수 있다. 암시적이고 직관적이며 인상적인 것을 제외하고는 어떤 비교도 가능하지 않다. 통제집단을 두지 않았기 때문에 사건과 선택편중의 문제가 발생할 수 있다.

(2) 단일집단 사전-사후 설계(one group pre-test post-test design)

실험군만 있으며 그 실험군에 실험 조작을 실시하고 사전조사와 사후조사로 결과의 차이를 확인한다. 실험에 사용된 처치가 사전조사와 사후조사 간의 차이를 발생시키는 주요인이었는지를 확증할 방법이 없고 통제 집단이 없기 때문에 사건이 발생할 수 있다. 성숙, 시험효과 그리고 선택편중과 탈락의 문제가 복합되어 발생할 경우 문제가 될 수 있다.

(3) 정체 집단 비교 설계(static group comparison design)

실험집단과 비실험집단이 준실험설계와 비슷하게 설정된다. 사전검사는 없이 사후검사로만 비교한다. 처치 후의 결과로는 정도만 알 수 있고 처치 전의 수준을 알 수 없다. 즉 처치가 어떤 차이를 만들었는지 알 수 없다.

7. 유사실험설계

(1) 비동등성 대조군 사후 설계(nonequivalent control group posttest only design)

비동등성 대조군 사후설계는 순수실험설계의 무작위 대조군 사후실험설계와 유사하나 대상자의 무작위배정이 아니라는 점이 다르다. 따라서 실험군과 대조군이 같은 모집단에서 추출된 표본인지를 확인할 수 없기 때문에 연구결과를 일반화할 수 없다.

(2) 비동등성 대조군 사전-사후 설계
(nonequivalent control group pretest-posttest design)

대상자들이 실험군과 대조군에 무작위로 할당되지 못했다는 것을 제외하고는 무작위 대조군 사전-사후 설계와 동일하다. 무작위할당이 이뤄지지 않아 실험군과 대조군 간에 동질성이 확보되지 않으므로 두 그룹이 최대한 비슷한 조건을 가지는 집단으로 구성되도록 노력해야 한다. 기존에 구성되어 있는 집단을 와해하지 않아도 되고 실험과정에 대한 반응 효과가 연구결과의 일반화 가능성에 해를 입힐 수도 있으나 무작위 대조군 사전-사후 설계보다는 그 정도가 덜하다. 다만 무작위 할당이 이루어지지 않았기 때문에 사전조사에서 발견하지 못했던 차이가 발생할 가능성이 있어, 이러한 차이가 사후조사 결과에 영향을 미칠 수 있고 통계적 회귀가 발생할 가능성이 있다.

(3) 단일집단 시계열 설계(one group time-series design)

처치 이전과 처치 이후에도 조사기간을 연장하여 여러 번 반복해 사전, 사후 조사를 시행한다. 처치 전후에 여러 차례 측정이 이루어진다는 점을 제외하면 단일집단 사전-사후 설계와 동일한 연구설계이다. 반복적으로 측정이 계속될 때는 무작위 할당의 유지가 어렵다. 대조군이 없기 때문에 외부의 영향력 있는 사건이 처치 전후에 발생한 경우, 그 사건이 외적타당도를 위협할 수 있다. 또한 선택편중과 처치 간 상호작용이 발생할 수 있다.

(4) 통제집단 시계열 설계(control group time-series design)

단일집단 시계열 설계에 단순히 대조군을 더한 형태로 단일집단 시계열 설계를 보완한 설계이다. 외부 사건이 처치 전후에 발생하였을 경우 대조군 시계열 설계에서는 대조군이 있어 이러한 위협에서 상대적으로 자유로울 수 있다. 또한 성숙과 선택편중의 상호작용을 통제할 수 있으며 여러 번 사후 조사를 하므로 한 번의 사후조사로는 나타나지 않았던 내용을 파악할 수 있다.

8. 실험설계

(1) 무작위 대조군 사전-사후 통제집단 설계
(randomized Subjects pre-test post-test control group design)

대상자를 모집단에서 무작위 할당법으로 표출해 무작위로 실험군과 대조군에 배정하고 사전조사를 한 뒤 처치를 가한 후 사후조사를 하는 것으로 결과적으로 이 방법은 무작위화, 조작화, 통제 이렇게 세 가지 실험연구의 조건을 모두 갖춘 경우이다.

(2) 무작위 사후 통제집단 설계(randomized post-test only control group design)

실험군과 대조군을 무작위 할당으로 배정하고 사전조사를 시행하지 않고 실험군에만 처치한 후 두 집단 모두 사후조사를 하여 서로 비교하는 방법이다. 무작위 할당으로 내적 타당도를 확보했다고 생각하고 외적 타당도를 확보하는 데 주력하는 연구설계이다. 두 그룹이 서로 다르지만 처치 전의 수준을 알 수 없다.

(3) 무작위 사전-사후 다수 실험집단 설계
(randomized pre-test post-test multiple experimental groups design)

무작위 대조군 사전 사후 통제집단 설계와 같지만 대조군과 실험군이 각각 1개인 경우가 아니라 실험군이 1개 이상인 경우를 말한다. 무작위 대조군 사전 사후 통제집단 설계에서 실험집단이 늘어난 것으로 여러 가지 변수의 특성을 볼 수 있다는 장점이 있지만, 분석이 까다롭고 통계적으로 유의한 결과를 도출하기 위해서는 많은 인원이 동원되어야 하므로 실행이 어렵다는 단점이 있다.

(4) 무작위 솔로몬 네 집단 설계(randomized solomon four-group design)

무작위 대조군 사전-사후설계와 무작위 대조군 사후설계를 결합한 설계로 무작위 대조군 사전-사후설계의 단점인 사전검사로 인한 영향을 통제하기 위하여 무작위 대조군 사전-사후설계에 사전검사를 실시하지 않는 또 다른 실험군과 대조군을 추가한 설계이다.
연구결과에 영향을 주는 여러 효과들의 영향을 따로 볼 수 있고 사전조사하지 않은 집단을 두어 외적 타당도가 감소되는 위험을 배제할 수 있다. 또한 무작위 할당으로 집단 간 동질성을 확보하는 장점도 있다. 다만 2배 이상 많은 표본이 필요하고 현실적으로 시행하기 어렵다는 단점이 있다.

9. 연구의 통제

연구설계는 과학적 계획이기 때문에 외생변수를 어떻게 통제하느냐에 따라 연구설계가 잘 구축되면 연구결과의 신뢰도가 높아진다. 연구설계의 주목적은 외생변수를 통제하여 오차변량을 극소화시키는 것으로 통제개념은 외적 통제와 내적 통제로 분류할 수 있다.

(1) 외적 통제

일반적으로 실험연구에서는 연구의 특성상 내적 통제, 비 실험연구에서는 외적 통제가 연구 결과의 신뢰도를 높일 수 있는 중요한 요소이다. 외적 통제는 연구의 상황과 관련된 통제방법이다.

① 대조군의 설정

과학적 증거를 얻기 위해서 적어도 하나의 대조군을 실험군과 '같은 조건 하'에 두어야 한다.

② 환경

관찰을 잘 해서 무엇이 환자에게 영향을 주고 있는지 알아내고 제외시키는 등 환경적 맥락에 주의해야 한다.

③ 시간

자료수집 시간을 일정하게 유지하여 동일한 시기, 동일한 시간에 수집되어야 한다.

④ 자료수집 절차

자료수집자의 특성이 대상자의 행위에 영향을 미치므로 이중차단 장치를 사용하여 처치가 제공되는 사람과 종속변수를 측정하는 사람이 다르게 하여야 한다.

⑤ 균일한 처치내용

받는 사람의 입장에서 균일한 처치내용을 가하도록 구체적인 처치절차를 일정하게 하는 것이 중요하다.

⑥ 측정도구와 관찰자

측정오차를 줄이기 위해 측정도구의 신뢰도를 높이고 관찰자 오차를 줄이기 위해 관찰자 훈련을 하여 측정자 간의 신뢰도를 구해야 한다.

(2) 내적 통제

연구대상자의 특성이 외생변수로 작용하여 종속변수에 미치는 영향을 통제하는 것으로 외생변수로 채택되는 변수는 이론적 기틀과 연구설계에 따라 달라진다.

① 무작위할당

각 집단에 대상자를 무순으로 배치하는 것을 의미한다. 무작위할당(random assignment)이란 모든 대상자가 각 집단에 배치될 확률이 같다는 것을 뜻한다. 무작위할당은 연구설계에서 체계적인 편중(systematic bias)을 제거하기 위한 일반적인 통제기능을 한다.

② 외생변수의 동질화

외생변수로 파악되는 변수들의 속성이 동일한 대상자만을 표본으로 사용하는 방법이다. 동질대상을 이용하는 방법은 비교적 쉬우며 상당한 통제력을 제공한다. 이 방법의 제한점은 연구결과의 일반화를 제한하는 점이다.

③ 무작위 블럭 설계법

외생변수를 연구설계 내에 블럭으로 포함시킴으로써 오차변량을 최소화하는 것이다. 연구자에 의해 조작될 수 없는 변수는 장애변수(blocking variables)라고 한다.

④ 짝짓기법

비슷한 대상자를 골라 한 사람은 실험군에, 다른 한 사람은 대조군에 배정하는 것이다. 이 방법은 블럭설계보다 열등하다고 볼 수 있고 외생변수를 통제하는 더 효과적인 방법이 없을 때만 이용된다.

⑤ 통계적인 방법

외생변수를 통제하는 방법으로 통계적인 방법을 이용하고 하는 것이며, 효과적인 통제법인 공변량분석(analysis of covariance)이 대표적이다.

⑥ 중복노출법

반복측정설계라고도 한다. 이월효과의 문제가 있으므로 실험처치 내용에 따라 선별해서 사용해야 한다. 처치의 순서에 따른 효과의 차이(서열효과)를 최소화하기 위해 계통적 순번교체법을 반복측정설계와 결합하여 사용하면 효과적이다.

(3) 내적 타당도와 외적 타당도

일반적으로 실험연구에서는 내적 타당도를 더 중요시하고 비실험연구에서는 외적 타당도를 더 중요시한다.

(4) 내적 타당도(internal validity)

연구를 통해 얻고자 하는 결과를 얻을 수 있느냐의 문제로 독립변수의 조작을 통해 종속변수에 유의한 차이를 나타내게 하는지의 여부이다. 실험설계를 할 때 내적 타당도에 위협을 줄 수 있는 요인은 다음과 같다.

① 제3변수 개입(history)

독립변수 이외의 어떤 특정변수가 독립변수와 함께 종속변수에 작용하여 실험결과에 영향을 미쳐 마치 독립변수의 영향인 것처럼 착각하게 하는 경우이다.

② 성숙(maturation)

연구기간이 경과함에 따라 실험대상자 내부에서 일어나는 생리적인 변화나 심리적인 변화로 인해 연구결과가 달라지는 것을 말한다.

③ 대상자 탈락(mortality)

자료수집과정에서 2회 이상 측정할 때 즉 사전측정과 사후측정 또는 시차를 두어 여러 번 측정할 때 대상자 중에서 많은 수가 탈락하는 경우이다.

④ 시험효과(testing effect)

한 대상자에게 같은 도구를 이용하여 사전조사와 사후조사를 실시하는 경우 그 대상자가 조사내용에 대해 예민하게 반응하거나 사전조사 내용을 기억하여 사후조사에 영향을 미치게 되는 경우를 말한다.

⑤ 측정도구 상의 문제(instrumentation)

자료수집을 장기간에 걸쳐 실시할 때 그 자료수집 과정에서 생겨나는 오차 때문에 발생한다.

⑥ 평균치로의 수렴(statistical regression)

극단적인 점수를 가진 사람들에게 같은 척도로 재조사하면 다른 아무런 이유 없이 첫 번째 값보다는 평균 쪽으로 움직여진 점수를 얻게 된다는 것이다.

⑦ 대상자 선택편중(selection bias)

표본을 구하기 어려운 상황에서 편의표출하는 경우 대상자 선택 상의 편중이 생길 수 있다.

⑧ 대상자 선택편중과 제3변수의 상호작용

실험군과 대조군을 서로 여건이 다른 곳에서 선택했을 때 제3변수의 개입으로 인해 생겨날 수 있는 문제이다.

⑨ 대상자 선택편중과 성숙의 상호작용

두 비교군의 성숙도가 다를 경우에 생겨날 수 있는 차이를 문제시하는 것으로 중요변수의 블럭화 등의 방법으로 성숙 정도를 동등하게 관리하고 무작위 할당으로 선택편중을 막아야 한다.

⑩ 후광효과(halo effect)

실험자 효과 또는 실험자 편중이라고도 한다. 측정자가 연구대상자의 어떤 한 가지 특징에 영향을 받아 다른 특징을 잘못 평가하는 것을 말한다.

⑪ 실험의 확산(diffusion of treatment)

시도하려는 실험내용과 결과에 대해 실험군의 대상자와 대조군의 대상자가 서로 의사소통할 수 있는 경우에 자유로이 정보를 교환한다면 실험군의 특색이 없고 실험의 효과를 얻지 못하는 경우를 말한다.

⑫ 측정시기와 효과발생의 시기

연구내용에 따라 실험처치의 효과가 발생하는 시기가 다르므로 시기를 잘 맞추지 못하면 잘못된 결과가 나올 수 있다.

(5) 외적 타당도(external validity)

외적 타당도는 연구결과의 대표성 또는 다른 대상자에게 일반화할 수 있는 능력이다.

① 모집단 타당도

연구자가 표본에서 얻은 연구결과를 모든 가능성이 있는 근접모집단이나 표적모집단으로 일반화시키는 범위가 타당한가를 보는 것이다.

② 환경적 타당도

실험환경이 명확하고 일관성이 있어서 그와 똑같은 환경에서 다른 연구자가 반복연구할 수 있다면 이는 환경적 타당도를 갖는다고 할 수 있다. 현실적으로 환경적 타당도 상의 문제를 배제하려면 독립변수와 종속변수에 대해 명확히 조작적 정의를 내리고 Hawthorne 효과를 배제해야 한다.

㉠ 호손효과(Hawthorne effect)

연구대상자가 자신이 연구대상으로 선정되었다는 사실을 알게 될 때 보통 때와는 달리 반응하는 데서 파생되는 결과이다.

© 실험자 효과

실험자의 태도, 행동 및 특성이 대상자의 반응을 결정한다.

© 상황적 효과

실험자가 노련한 사람인지 또는 첫 실험인지에 따라 결과가 달라질 수 있다.

제2절 표집 방법

1. 모집단(population)과 표본(sample)

① 모집단 : 연구자가 관심을 갖는 사람이나 사물의 전체 대상이다.

② 표적 모집단(target population) : 연구자가 관심 있어서 일반화하고자 하는 전 사례집단이다.

③ 근접 모집단(accessible population) : 연구자가 접근할 수 있는 사례집단이다.

④ 표본 : 전체 모집단 중의 일부분이다.

2. 표집(sampling)과 표본(sample)

① 표집 : 전체 모집단에서 표본 요소를 뽑는 과정이다.

② 표본 : 모집단을 이루는 기본적인 하위단위로 구성되며 그 단위 하나하나를 표본요소(sample element)라고 한다.

✪ 표본을 선정하는데 가장 중요한 고려점은 대표성이다. 즉 모집단의 특성과 표본의 특성은 일치해야 한다.

3. 대표성(representativeness)과 일반화(generalization)의 개념

① 대표성 : 과학이란 주관적, 직관적, 일반적이지 않은 것이다. 모집단을 대변해주는 것이다.

② 일반화 : 과학이 객관적이며 보편적인 세계에서 받아들여진 견해이다. '일반적으로 적용될 수 있는가'하는 것이다.

4. 표집(sampling)의 기본원칙

① 우연의 원칙(principle of chance) : 표본의 일원으로 우연히(의도적이 아닌) 뽑혀야 한다.

② 동일 확률의 원칙(principle of equal probability) : 모집단의 모든 구성원은 표본으로 뽑힐 확률이 똑같아야 한다.

5. 표집(sampling)의 두 가지 방법

(1) 확률표집(probability sampling)

각 대상자가 같은 확률로 선택되는 선정되는 과정으로 '무작위표출'이라고도 한다. 모집단에 포함된 모든 구성원이 표본에 포함될 수 있는 가능성을 똑같이 가진다. "대표성이 있다"고 볼 수 있다.

(2) 비확률표집(non-probability sampling)

각 대상자가 같지 않은 확률로 추출되는 과정으로, 모집단의 각 구성원이 모두 표본으로 선택될 기회를 가진다고 확신시킬 방법이 없다. "대표성이 있다"고 볼 수 없다.

6. 확률표집(probability sampling)

(1) 단순 무작위(simple random) 표집방법

모집단에 포함되어 있는 모든 조사단위에 표본으로 뽑힐 기회를 똑같이 부여해 놓고 표본을 추출하는 방법이다. 표본의 범위와 크기를 결정한 다음 추출방법을 정하는 것으로 그 추출방법에는 제비뽑기, 난수표 방법이 있다.

(2) 체계적(systematic) 표집방법

단순무작위표출법의 한 방법으로 모집단의 구성을 일정한 순서 없이 배열시켜 일정 간격을 두고 추출해 내는 방법이다. 이 방법은 난수표 방법보다 시간이 절약되나 주관성이 개재될 위험성이 있다.

(3) 층화무작위 표출법(stratified random sampling)

층화표출법은 모집단이 지니고 있는 특성에 따라 몇 개의 계층(strata)으로 나누어 각 계층 속에서는 동일성을 유지하게 한 후에 그 계층으로부터 표본을 무작위 표출하는 방법이다.

(4) 군락(cluster) 표집방법

모집단을 구성하는 요소로서의 개인 하나하나를 뽑는 것이 아니고 집단으로 추출하는 방법을 의미한다.

7. 비확률표집(non-probability sampling)

(1) 편의(convenience) 표집방법

연구자가 자기의 임의대로, 편의에 의해 표본을 선정하는 방법으로써 대표성이 확보되지 않은 방법이다.

(2) 할당(quota) 표집방법

모집단의 특성을 대표하는 일정수의 카테고리를 정해 그 카테고리를 대표하는 사례수를 정하며 이 카테고리에서 사례수를 작위적으로 추출한다. 층화추출과 동일한 방법인데 모집단의 확률을 모를 때 사용한다.

(3) 의도(purposive) 표집방법

조사자가 어떤 목적을 가지고 의도적으로 표본을 선택하는 방법으로 표본오차가 크지 않고 확률표집이 실제 불가능할 때 사용한다.

(4) 눈덩이식(snowball) 표집방법

이는 편의표출법의 한 방법으로 분류되기도 한다. 이것도 대표성을 유지하지 못하는 방법인데, 원하는 특징의 기본 표본을 구하기가 매우 힘들 때 사용하는 방법이다. 연구대상자가 쉽게 파악이 되지 않는 경우 이 방법을 쓰는 경우가 많다.

8. 표본의 크기 정하기

① 연구 성격에 따라 달라진다.
    ㉠ 실험연구 : 검정력과 유의도 수준에 입각하여 표본 수를 정한다.
    ㉡ 서술연구 : 모집단 크기와 자료수집 내용에 따라 다르다.
    ㉢ 상관성 연구 : 측정도구 문항수의 5 ~ 10배를 대상으로 한다.
② 두 집단 간을 비교해서 차이가 근소할 경우는 표본 크기가 커야 진정한 차이를 찾아낼 수 있다.
③ 일반적으로 표본 크기가 클수록 좋다.
④ 표본의 하위집단(subgroups)을 비교하기 위해서는 표본의 크기를 크게 잡는 것이 좋다.
⑤ 우편으로 자료를 수집할 경우에는 표본의 크기를 크게 잡는 것이 좋다.
⑥ 연구를 실행하는데 가장 중요한 돈과 시간요인을 참작하여 표본 크기를 정한다.

제3절 **자료수집 방법**

1. 설문지 조사법

(1) 설문지 조사법의 정의

설문지는 응답자 스스로 자신의 의견을 기입할 수 있도록 작성된 하나의 필답용 조사도구로 연구의 목적과 내용에 따라 다양한 형태로 구성된다.

(2) 설문지 조사법의 특성

설문지는 응답자가 보고할 의사가 있어야 하며, 보고할 수 있는 소재가 있어야 원만한 성과를 얻을 수 있다. 면접보다 시간, 노력 및 비용이 적게 든다는 장점이 있다. 또한 익명으로 자료수집이 가능하기 때문에 정확한 자료수집이 가능한 방법이다.

(3) 설문지 조사법의 분류

① 구성형태에 따라
    ㉠ 구조적 질문
    ㉡ 비구조적 질문
② 질문형태에 따라
    ㉠ 폐쇄형 질문
    ㉡ 개방형 질문

(4) 설문지 조사법의 장·단점

① 폐쇄형 설문지(구조적 설문지)

자기 의사와 가장 가까운 것을 선택할 수 있도록 선택지를 제시하는 것이다.

장점	• 주어진 시간 내에 많은 질문에 응답할 수 있음 • 언어적 구사력이 불충분한 사람에게서도 자료수집이 가능 • 계량적 분석이 용이
단점	• 충분한 선택지가 주어지지 못할 때 응답자는 원하지 않는 답을 강요받아 정확한 답을 얻을 수 없음 • 질문이나 선택지가 너무 피상적이어서 문제의 핵심을 파헤치기 어려운 때가 있음

② 개방형 설문지(비구조적 설문지)

질문의 깊이와 범위를 규격화시키지 않고 광범위하게 질문하며, 응답자가 자신의 의사를 충분히 표시할 수 있도록 공간을 주는 것이다.

장점	• 응답의 다양성을 기할 수 있고, 깊이 있는 응답을 얻을 수 있음 • 응답자에게 충분한 시간적 여유를 줄 수 있으므로 심사숙고하여 대답할 수 있음 • 기대하지 않았던 새로운 사실을 발견할 수 있음
단점	• 응답자가 많은 시간을 투자해야 하기 때문에 심리적인 압박이나 지루함을 느낌 • 결과의 회수율이 낮음 • 응답을 통해 얻은 결과를 수량화하는 과정이 어렵고 시간 소모가 많음

③ 설문지 형태의 선택기준

도구의 구조화 정도 : 아래의 사항을 모두 고려하여 선택해야 한다.

> ㉠ 도구제작의 목적 ㉡ 응답자들의 언어구사력 ㉢ 반응 소요시간

장·단점	• 일반적으로 각각의 장점과 단점을 보충하기 위해서 두 유형을 혼합해서 사용하고 있음 • 조사내용에 대한 설문지는 폐쇄형이 개방형보다 더 많이 사용됨 • 연구자가 생각할 수 없는 부분을 얻고자 하거나 응답을 유형화하기 힘들 때는 폐쇄형보다는 개방형

(5) 질문내용 구성

① 질문내용

㉠ 응답자 자신에 관한 질문

㉡ 응답자가 잘 알고 있는 다른 사람들에 대한 자료

㉢ 응답자가 잘 알고 있는 상황에 대한 자료

㉣ 어떤 현상에 대한 신념, 태도, 지식, 실천 등에 관한 질문

② 질문 수와 순서

연구의 내용범위에 따라 질문의 수가 결정된다. 다루려는 내용을 골고루 포함하는 질문들을 만들기 위해 질문의 내용분류표(table of specification)를 사용하는 것이 좋다. 하지만

대상자를 고려하여 질문의 문항 수와 시간은 어느 정도 제한해야 하고 이때 꼭 필요한 질문과 관련하여 우선순위를 결정해야 한다. 이는 불필요한 질문을 하거나 중요한 질문을 놓쳐버리는 경우가 생긴다면 연구의 질이 떨어지는 결과가 생기기 때문이다.

③ 질문의 형식
　⊙ 이분식 질문 : 두 개의 선택지 중 하나를 선택한다.
　ⓒ 선다식 질문 : 이분식 질문보다 더 많은 정보를 줄 수 있으며 응답자가 더 정확하게 답할 기회를 제공하므로 의견이나 태도를 묻는데 적합하다.
　ⓒ 서열식 질문 : 제시된 항목 중 선호의 정도를 감안하여 좋아하거나 싫어하는 순서로 항목을 선택하도록 질문하는 방식이다.
　② 체크리스트 : 응답자들이 쉽게 이해할 수 있는 비교적 효율적인 방법으로 연구자에 따라 체크리스트라는 말 대신 행렬식 질문이라는 말을 사용하는데 이때는 2차원적 특성을 가진다.
　⑩ 평정식 척도 : 질문에 대한 답에서 강도를 알아내려는 척도이다.

④ 질문어구 선정
같은 글이라도 응답자에 따라서 각각 다른 의미로 받아들이고 다른 반응을 나타내게 된다면 그 도구의 타당도 상에 문제가 발생하게 된다.

⑤ 설문지 개발단계
설문지의 형식 결정 → 수집될 정보의 유형을 결정 → 모든 관련내용에 대한 분류표를 만들고 질문의 초안을 작성 → 질문의 배열순서 결정 → 서문 준비 → 연구내용과 조사방법에 대한 전문가와 함께 설문지 초안을 비판적으로 토의 → 여러 사람들과 토의 후 다듬어진 도구를 가지고 예비조사 실시

2. 면접법

(1) 면접법의 정의

① 면접법의 정의
연구에서 활용되는 면접법은 조사자가 알고자 하는 주제에 관한 정보, 의견, 신념, 태도 등의 자료를 수집하기 위해 조사표를 가지고 피면접자와 1대1로 대면하거나 전화, 인터넷을 통한 tele-meeting 등으로 실시하는 언어적인 상호작용이다.

② 면접법의 특성
면접은 새로운 개념의 탐색 도구로 사용된다. 연구과정에 있어서는 자료수집의 도구로 면접이 이용되는데 보통 다른 자료수집방법을 보완하는 방법으로 사용되는 경우가 있다.

③ 성공적인 면접의 조건
　⊙ 호감 유도
　ⓒ 조사의 중요성 인식
　ⓒ 심리적 장애요인 극복

(2) 면접법의 종류

① 표준화 면접(standardized interview)

미리 준비된 구조적 조사표에 따라 모든 피면접자에게 같은 내용을 같은 순서로 면접하는 것으로 면접자가 말을 바꾸거나 개별적인 상황에 적합한 질문을 할 자유가 없으며 피면접 자의 생각의 흐름에 따라 질문의 순서를 바꿀 수도 없다. 구조화 면접(structured interview) 또는 통제화 면접(controlled interview)이라고도 한다.

장점	• 면접자의 행동에 일관성이 있으므로 경험이 적은 면접자도 용이하게 할 수 있음 • 수집된 자료의 분석에 공통성이 유지되므로 결과의 비교가 가능 • 비표준화 면접에 비해서 신뢰도가 높음
단점	• 새로운 개념을 발견할 가능성이 희박 • 면접상황에 대한 융통성과 적응도가 낮음 • 신축성이 없음

② 비표준화 면접(unstandardized interview)

연구목적의 한도 내에서 실시하되 질문의 순서나 문항이 미리 정해지지 않아 면접상황에 따라 질문의 내용과 순서가 정해지는 방법으로 원칙이나 내용의 줄거리조차 없는 것은 아니며, 다만 일정한 주제 내에서 면접자에게 최대한의 재량권이 부여되는 방법이다.

장점	• 면접상황에 맞추어 질문할 수 있는 융통성이 있음 • 피면접자에게서 정확한 답변을 얻을 수 있기 때문에 면접결과의 타당도가 높음 • 예기치 못했던 새로운 사실을 발견할 가능성이 높음 • 면접자에게 주어진 재량을 신축성 있게 활용할 수 있음 • 비표준화 면접에 비해서 타당도가 높다.
단점	• 질문과 응답의 범위가 피면접자마다 다를 수 있으므로 결과를 비교하기가 힘듦 • 도구의 신뢰도가 낮음 • 면접결과의 통계적 처리가 용이하지 않음

③ 준표준화 면접(semi-standardized interview)

연구목적에 부합되는 중요한 질문에 대해서는 일정한 질문목록을 만들어 표준화 면접의 형태로 사용된다. 추가되는 질문에 대해서는 면접자가 자유로이 사용할 수도 있고 생략할 수도 있게 융통성을 부여하여 비표준화 면접형태를 갖추게 한다.

(3) 자료수집 절차

> ① 면접의 착수 ② 면접의 실시 ③ 면접 결과의 기록 ④ 면접의 종결

(4) 면접법의 선택기준

면접법은 1대1의 면접에 의해 자료를 수집하므로 회수율이 높다. 독해력이 없어서 설문지에 응답할 수 없는 사람(어린아이, 시각장애인, 고령자, 문맹자 등)들도 면접에는 응답할 수 있

다. 피면접자가 모호하거나 혼동되는 질문을 받았을 때는 면접자에게 되물어 정확한 자료를 얻을 수 있다. 또한 심층적인 자료를 얻을 수 있고, 1대1 면접은 면접 중 관찰을 통해 부가적인 자료를 얻을 수 있다.

3. 초점 그룹 인터뷰

(1) 초점 그룹(focus group) 정의

7 ~ 8명 정도의 사람들이 조사의 대상 그룹을 이루고 중재자에 의해 미리 설정된 특정 주제, 상품, 서비스 등에 대한 인식이나 생각을 얻기 위한 토론을 하는 것으로 미리 작성한 개방형 질문에 따라 훈련된 중재자가 진행한다.

(2) 초점 그룹 진행방법

① 모집

참여자를 미디어, 포스터, 광고를 통해 의도적 표본으로 추출한다. 문헌에 따라 상이하지만 일반적으로 6 ~ 10명 정도의 참여자가 적절하다.

② 진행

효과적인 사회자를 선정하여 참여자들이 주제에 대해 얘기하도록 격려하고 참여자들이 원형으로 서로 눈을 맞출 수 있는 공간과 같은 편안한 환경을 조성한다. 한 세션 당 일반적으로 1 ~ 2시간 정도를 진행한다.

③ 분석

자료분석 시 주제에 대해 어느 정도 합의하는지, 어느 정도 관심이 있는지 살피는 것이 중요하다. 진술이 생성된 맥락을 확인해야한다. 또한 소수 의견에 대한 분석도 매우 중요하다.

4. 관찰법

(1) 관찰법의 정의 및 특성

① 관찰법의 정의

관찰법은 자료의 근거가 되는 대상의 상태를 시각과 청각을 이용하여 자료를 수집하는 방법이다.

② 관찰법의 특성

㉠ 직접성

행위가 나타나는 현장에서 연구가 진행되며 대상자의 행위를 말로 묻고 대답할 필요가 없다. 관찰에 의해 수집된 자료는 연구자와 대상자 사이에 삽입될 수 있는 어떤 요인에 의해 오염되지 않는다.

㉡ 자연성

관찰 시에는 피관찰자가 자기가 관찰되고 있다는 사실을 대부분 모르기 때문에 또는 피관찰자가 관찰자와 친숙하여 자신이 침입되고 있다고 느끼지 않기 때문에 인위성이 적다.

ⓒ 알리고 싶지 않은 내용의 자료수집

피험자가 자가보고와 면접 등을 통해서 연구자에게 이야기하지 않는 내용을 연구자는 관찰을 통해서 발견할 수 있다.

(2) 관찰내용

① 개인의 특성과 상태	② 언어적 의사소통 행위
③ 비언어적 의사소통 행위	④ 활동
⑤ 기술 습득과 이행	⑥ 환경적 특성

(3) 관찰단위

① 관찰법은 연구문제에 따라 융통성 있게 사용된다.

② 개략적인 관찰내용이 결정된 후에는 관찰단위, 즉 관찰될 실체를 정해야 한다.

③ 방법 : 거시적 접근법, 미시적 접근법

(4) 관찰법의 종류

① 관찰 절차에 의한 분류

ㄱ 비구조적 관찰

비통제적 관찰(uncontrolled observation)이라고도 한다. 관찰의 대상, 방법, 관찰시간이나 관찰시기가 분명히 규정되지 않은 상태에서 관찰하는 방법으로 흔히 사전실험연구나 탐색연구에서 많이 활용된다.

ㄴ 구조적 관찰

관찰할 내용, 방법, 시기나 시간을 미리 정하고 실시하는 방법으로 흔히 현장실험연구나 실험실 내의 실험연구에 사용되기 때문에 이론적 기틀에 의해 관찰내용의 목록을 정하고 그들의 발생여부, 발생정도를 측정하는 방법이다.

② 관찰자와의 관계의 의한 분류

ㄱ 참여관찰

관찰대상 집단의 내부에 들어가서 그 구성원의 일부가 되어 공동생활에 참여하면서 관찰하는 방법으로 조사대상자들의 생생한 삶을 깊이 있게 파악하고자 할 때 유익하다. 구성원으로서 역할을 수행하면서 관찰을 해야 하기 때문에 비조직적 관찰에서 많이 사용된다.

ㄴ 비참여관찰

조사자의 신분은 밝히지만 구성원으로서 역할을 수행하지 않고 제3자의 입장에서 관찰하는 방법으로 조직적 관찰에서 많이 사용된다.

ㄷ 준참여관찰

관찰대상 집단에 부분적으로 참여하여 관찰하는 방법으로 이 방법에서는 주로 피관찰자들이 관찰을 받고 있다는 사실을 알고 있는 경우가 많다.

(5) 관찰법의 표본추출

① 시간표출

관찰될 행동의 대표적인 시간을 표출하는 것으로 무엇을 관찰할 것이냐를 정하는 것도 중요하지만 그에 못지않게 중요한 것이 언제 관찰하느냐의 문제이다. 시간표출은 1회에 관찰할 시간과 관찰간격을 정하는 과정이다.

② 사건표출

특정유형의 행동이나 사건을 미리 선정하는 것으로 연구자가 사건 발생에 대한 어떤 지식이 있거나 그것의 발생을 기다릴 위치에 있을 때 시행하는 방법이다.

(6) 관찰도구의 분류체계

준거가 되는 목록을 가지고 관찰자는 관찰을 시행하고 관찰을 진행하여야 하기 때문에 목록 작성은 중요한 과정이다. 이때 관찰도구 선정의 중요한 조건은 관찰할 행위나 사건을 분명하게 정의하는 것이다.

① 체크리스트(checklist)

행동의 목록을 열거하고 수행여부를 체크하는 방법이다.

② 평정척도(rating scale)

구조적 관찰법에 의해 수집되는 자료는 평정척도를 이용할 수 있다. 평정척도는 관찰자가 행동의 연속선상에서 어떤 현상을 평가하는 도구로 관찰 완료 후 관찰자가 전체적 사건이나 상황을 요약하는데 평정척도를 사용한다.

㉠ 시각적 상사척도(visual analogue scale)

일종의 등간 척도로 직선(10cm)상에서 감정, 의견, 신념을 반영한 점을 표시한다. 해당 길이를 재어 값을 얻는 방식으로 획득한다.

㉡ 도표 평정척도(graphic rating scale)

형상을 직선을 긋고 그 위에 등간격으로 지시문을 기술하고 해당되는 지점에 표시하도록 하여 측정하는 방법이다. 척도 간격은 5개, 9개가 이용되기도 하지만 일반적으로는 7개로 나누는 방법이 가장 빈번하게 사용된다.

㉢ 서술 평정척도(descriptive rating scale)

도표를 사용하지 않고 현상의 정도를 응답 범주로 서술해서 순서대로 나타내는 것이다.

㉣ 총화 평정척도(summated rating scale)

리커트(Likert) 척도라고도 한다. 속성을 여러 개 문항으로 만들고, 각 문항 3~7점 척도로 배점한 후 모든 문항을 합산하여 한 개인의 특성을 점수화하는 방법이다.

③ 어의 구별척도(semantic differential scale)

태도를 측정하기 위해 사용한다. 양극에 상반된 형용사를 두고 측정하는데 일반적으로 평가, 능력, 활동의 형용사를 사용한다.

(7) 관찰법의 신뢰도 및 타당도

관찰법에 의해 얻어진 자료가 믿을만하고 보편성이 보장되는 결과를 얻기 위해 관찰내용의 신뢰도와 타당도를 생각하게 된다.

① 신뢰도를 높이기 위한 구체적인 방법

> ㉠ 관찰자의 기술 습득 　　　　㉡ 관찰도구의 이용
> ㉢ 관찰결과에 대한 반복평가 　　㉣ 관찰자 훈련 등

② 타당도에 영향을 미치는 편중 유형 및 요인
　㉠ 관찰 편중
　　ⓐ 대비효과의 강화 : 관찰자가 인위적으로 내용을 명확하게 구분하려 할 때 발생할 수 있는 관찰의 왜곡경향
　　ⓑ 집중경향 : 극단의 사건이 중심값을 향하여 회귀될 때 일어나는 왜곡경향
　㉡ 동화 : 관찰자가 관찰내용을 이전에 투입된 사실과 동일시하려는 방향으로 왜곡시키는 것
　㉢ 후광효과(halo effect) : 피관찰자의 특징이 관찰자에게 영향을 주어 오차를 발생시키는 것

③ 관찰자의 성격특성으로 인한 오차 발생
　㉠ 관대성의 오류(error of leniency) : 실제보다 더 긍정적으로 평정하는 경우
　㉡ 엄격성의 오류(error of severity) : 실제보다 더 부정적으로 평정하는 경우

④ 관찰편중을 배제시키는 방법
　㉠ 관찰자를 철저히 훈련시킨다.
　㉡ 훈련기간 동안 관찰자로 하여금 여러 가지 의문과 어려움에 봉착하게 하여 이를 해결하는 실습을 해야 한다.
　㉢ 여러 명의 관찰자가 관찰한 결과를 서로 비교하여 일치하는 점과 상이한 점을 함께 토의하여 의견일치를 보게 한다.
　㉣ 이러한 과정 후에 관찰자들은 한 예비대상자를 관찰하고 기록한 후 그 결과에 대한 관찰자간의 신뢰도를 측정하고 이를 연구보고서에 제시하여 독자에게 도움을 준다.

(8) 관찰법의 장·단점

① 장점

관찰자가 직접 피험자의 행동을 현장에서 즉시 포착하여 기록할 수 있기 때문에 정보의 깊이와 폭이 다양하다. 언어에 의한 구사력이 부족한 대상자일 때 유용하다. 피조사자가 자신의 행동을 인식하거나 보고하기 어려울 때 유용하다. 피조사자가 조사에 응하기를 꺼려하는 상황에서도 관찰에 의해 자료수집이 가능하다.

② 단점

관찰의 대상이 되는 현상을 현장에서 포착해야 하는데 그러한 현상이 자주 발생하지 않을 때에는 나타날 때까지 기다려야 한다. 또한 관찰현상이 성격상 관찰자의 체력이나 인내가 필요하거나(예 탄광촌, 전쟁터), 숨겨진 사실(예 부부싸움, 도둑질, 성행위 등)인 경우에는 관찰이 더욱 어려울 수 있다. 최대의 난점은 관찰자의 주관이 많이 개입되기 때문에 자료의 신뢰성과 타당성에 위협을 줄 가능성이 있다는 점이다.

5. 생리적 측정법

(1) 생리적 기구의 유용성

생리적 변수의 측정은 환자의 치료 및 간호효과를 측정할 수 있는 중요한 방법이다. 간호는 인간의 반응과 관련되므로 간호연구자들은 인간반응을 측정하기 위해 자주 생리학적, 정신적, 사회적 변수를 측정한다. 우울과 불안 등의 사회심리적 변수들도 생리적 방법으로 측정될 수 있다.

(2) 생리적 측정법의 장·단점

① 생리적 측정법의 장점
　㉠ 객관성을 내포한다.
　㉡ 사회심리적 측정방법보다 신뢰도와 타당도가 높다.
② 생리적 측정법의 단점
　㉠ 생리적 측정법을 이용하여 인간이라는 생체로부터 자료를 수집할 때 발생될 수 있는 문제는 기계를 다룰 줄 아느냐의 기술적인 문제이다.
　㉡ 기계의 제한점을 잘 이해하지 못하는 사람은 그 기계의 정확성이 절대적이라고 믿게 되므로 기계 자체로 인한 오차를 발견하지 못한다.
　㉢ 생리적 측정법은 그 측정 과정에서 측정하려는 변수에 영향을 미치는 경우가 많다.
　㉣ 전기자극과 같은 자극을 인체에 줄 때 세포파괴나 다른 심한 손상을 입지 않도록 최대한의 주의를 기울여야 한다.
　㉤ 생리측정에 사용되는 기계는 대부분 고가의 것이어서 개인이나 작은 기관에서 구입하기 어렵다.

6. 기타 자료수집방법

(1) 투사법(projective techniques)

투사법에 의해 간접적인 자극을 주어 그들의 태도, 감정 등을 무의식적으로 노출시켜 자료를 수집하는 데 그 목적이 있다.(예 그림 투사, 언어 투사)

(2) Q 분류법(Q Sort)

어떤 주제에 대한 많은 사람들의 의견을 모은 후 이 의견에 대해 동의하는 정도로 개인들의 태도나 성향을 분류하는 방법이다.

(3) 델파이법(delphi technique)

전문가의 의견을 활용한 예측 방법론으로 '전문가 합의법'이라고 불린다. 내용이 아직 전혀 알려지지 않거나 일정한 합의점에 달하지 못한 내용에 대해 수차례에 걸친 전문가들의 의견 조사를 통해 합의된 내용을 얻는 방법으로 거리와 시간상 면접이 불가능한 경우에 사용한다.

(4) 일지

장시간에 걸쳐 정보를 수집하는 방법 중 하나로 대상자에게 사건의 기록 혹은 일지를 작성하게 하는 것이다. 연구자는 이렇게 모은 일지에 있는 데이터를 수집하고 분석한다.

제4절 측정

1. 측정(measurement) 및 측정 방법

(1) 측정이란?

어떤 현상에 수치 즉, 숫자적인 가치를 부여하는 것이다.

(2) 측정원칙

① 추상성과 측정

㉠ 어떤 대상을 측정하고자 개념의 속성을 측정해야한다. 즉 개념의 속성이 완전히 규정될 때 비로소 측정이 가능하다. 개념에 대한 분명한 규정이 없이는 측정은 가치가 없으며 적절한 의사소통이 이루어질 수 없다.

㉡ 추상성과 측정 과정의 어려운 점

ⓐ 추상적인 개념을 측정하기 전에 그 개념의 속성을 전반적으로 분석해보는 것이 중요하다.

ⓑ 추상성은 단순하지 않다는 특성을 가지고 있다. 즉 고유한 개념이기보다 여러 개가 상호 관련된 개념의 집합체일 수 있다.

② 수량화와 측정

측정은 어떤 속성을 수량화하기 위하여 대상에 숫자를 배정하는 것으로 수량화는 측정 및 전체적인 연구과정과 밀접한 관련성이 있다. 대부분은 과학적 연구에서 양적 자료를 사용한다. 측정에서 숫자를 배정하는 목적은 대상자의 속성을 세분화하여 구별하기 위해서이다. 다루고 있는 개념의 속성을 규정하는데 있어서 수량 개념을 많이 사용하는 학문일수록 발전된 과학의 부류에 속하게 된다.

③ 규칙과 측정

규칙이 없는 수량화는 의미가 없다고 할 수 있다. 속성을 측정하기 위한 새로운 도구의 합당성 판단이 어렵기 때문에 새롭게 개발된 측정규칙을 이용하여 속성이 어떻게 기능하고 얼마나 다양한지에 관한 가설을 설정하고 그 도구의 가치를 검정하는 연구를 진행해야 한다.

④ 문항의 표본추출과 측정

새로운 측정도구를 개발할 때 대표가 될 수 있는 항목, 질문 또는 관찰 내용을 선정하고 이후 표본 측정도구에 의해 측정한 결과와 모집단에 해당되는 모든 항목을 사용하여 측정한 결과가 동일해야 한다.

⑤ 현실성과 측정

측정도구에 의한 측정결과가 현실과 합리적으로 일치하지 않는다면, 그 측정도구는 과학적인 유용성이 없다고 할 수 있다. 심리적 개념을 측정하는 측정도구는 물리적인 측정보다 더 현실세계와 일치되기 어려우며, 따라서 사회과학분야에서 자연과학분야보다 오류가 더욱 심하다고 할 수 있다.

(3) 측정의 4가지 기준/단계(levels of measurement)

① 명목척도(nominal level)

가장 하위수준의 척도이다. 속성을 분류하기 위해 숫자를 사용할 뿐이며 배정되는 숫자에 수량적 정보를 전달하려는 의도는 없다.

② 서열척도(ordinal level)

특정 속성을 기초로 서로 상대적인 위치의 서열을 부여하는 것을 서열척도라고 한다. 이때 숫자의 크기는 독립적으로 일상생활을 수행할 수 있는 능력이 증가되는 것을 의미할 뿐이며 한 속성의 수준이 다른 수준보다 얼마나 더 높은가에 대해서 알려줄 수는 없다.

③ 등간척도(interval level)

등간척도란 등급 간의 간격을 동일하다고 간주하는 척도이다. 대부분의 교육 및 심리검사 (성적, 지능지수, 체온 및 온도)는 등간척도를 토대로 한 자료이다.

④ 비례척도(ratio level)

가장 높은 측정수준으로 이론상 의미 있는 0점을 가지고 있으며 이론상의 0을 가지고 있는 물리적 측정값은 비율척도에 의해 측정된다고 볼 수 있다. 비율척도로 얻은 자료는 등간척도로 얻은 자료의 통계적 분석기법과 동일하다.

(4) 신뢰도(reliability)와 타당도(validity)의 중요성

① 신뢰도의 중요성

신뢰도는 도구가 측정하고자 하는 현상을 측정하는 일관성의 정도로 정의된다. 신뢰도는 또한 정확성의 정도로 정의된다. 이는 측정도구가 측정하려고 하는 속성을 얼마나 실제 값에 가깝게 측정했느냐에 관한 것으로 측정오차가 적을수록 도구의 신뢰도는 높아진다.

② 타당도의 중요성

측정도구가 측정하고자 하는 개념의 속성을 제대로 측정하는 정도이다. 암 환자의 불안을 측정하도록 고안된 도구는 불안을 측정해야지, 항암 화학요법의 부작용이나 병태 또는 생리적 변화를 측정해서는 안 된다는 것이다.

(5) 신뢰도의 개념적 정의

① 관찰된 점수는 진정한 점수와 오차 점수로 구성되어 있다.
② 신뢰도는 진정한 점수와 관찰된 점수의 비율로 계산된다.
③ 측정에 있어서 오차가 일어나는 2가지 요소
  ㉠ 측정 방법 또는 측정 환경에 기인된 오차(method error)
  ㉡ 피험자 특징 즉 피험자의 컨디션이나 특정한 조건으로 인한 오차(trait error)

(6) 신뢰도의 종류

① 검사-재검사 신뢰도(test-retest reliability)

동일한 척도로 반복하여 얻은 측정값이 서로 얼마나 유사한가 하는 안정성을 평가하는 것으로 물리적 척도와 자가보고 척도에 적용된다.

② 검사이등분 신뢰도(split-half reliability)

가장 고전적인 방법이며 하나의 척도를 대상자 각자에게 배부하고 한 번 검사한 후에 문항을 무작위, 전후반부, 또는 홀짝수에 의해 두 부분으로 나누어 신뢰계수를 측정한다.

③ 동등검사 신뢰도(parallel forms reliability)

두 개의 비슷한 형태의 측정도구를 이용하여 동일한 대상자에게 무작위 순서로 측정한 후 두 개의 측정 점수 간의 상관계수를 구함으로써 두 개의 도구가 같은 속성을 측정하는지를 결정하기 위한 것이다.

④ 검사자 간 측정 신뢰도(inter-rater reliability)

같은 집단, 응답자에서 다른 자료수집이나 평가자에 의해 얻어진 정보의 동일성으로 면담자나 관찰자들 간의 일치수준을 반영한다.

⑤ 내적 일치도(internal consistency-Cronbach's alpha)

척도를 구성하는 문항이 어느 정도까지 동일한 개념을 측정할 수 있는가를 검사하는 방법으로 다중항목 척도에 있어서 측정오차를 사정할 수 있는 중요한 수단이다. Cronbach's alpha(coefficient alpha : 5점 척도에서 사용)와 K-R 20(Kuder-Richardson formula : 이분법 척도에서 사용)을 이용한다. 도구를 구성하는 항목 간에 일관성이 높은 것으로 간주한다. Cronbach's alpha 계수는 일반적으로 0.8 이상이면 바람직한 것으로 알려져 있다.

(7) 신뢰도를 증가시키는 방법

① 측정문항의 수를 증가시킨다.
② 불분명한 문항(애매모호하거나 이해하기 어려운 것)을 제거한다.

③ 검사가 이루어지는 조건과 환경을 표준화한다.

④ 너무 어렵거나 너무 쉬운 문항을 그렇지 않게 수정한다.

⑤ test에 방해가 되는 환경적인 조건을 제거하거나 최소화시킨다.

⑥ 측정에 필요한 지시 내용 및 절차를 표준화한다.

⑦ 채점 방법을 통일시킨다.

(8) 신뢰도 계수(reliability coefficient) 측정

상관계수는 두 변수 간의 상호종속 관계를 측정해 주는 계수로서 −1에서 +1까지의 값을 갖는다. 상관계수의 종류로는 Pearson(가장 강력하다), Spearman, Kendall 등이 있다. 상관계수는 완전한 음적 관계인 −1.0에서부터 전혀 관계가 없는 0, 완전한 양적 관계인 +1까지 가능하다. 즉 계수의 절대값이 높을수록 관계의 강도가 더 큰 것이다. 가장 흔히 사용되는 상관계수는 Pearson 상관계수 r이라고 한다. 이 계수는 두 변수를 등간척도나 비율척도로 측정했을 때 사용한다.

(9) 타당도의 개념적 정의

'측정도구가 측정하고자 하는 개념을 어느 정도까지 측정할 수 있는가?'를 뜻한다. 도구의 신뢰도와 타당도 간의 관계가 전혀 없다고 볼 수는 없는데 도구의 타당도가 낮아도 신뢰도는 높을 수 있고, 도구의 신뢰도가 낮다고 타당도가 낮아지는 것은 아니기 때문이다. 타당도는 신뢰도와 마찬가지로 유무의 문제가 아니라 정도의 문제이다. 연구자는 도구 자체의 타당도를 검증하기보다는 도구의 적용가능성에 대한 타당도를 검증한다.

(10) 타당도의 종류

① 내용 타당도(content validity)

표집 타당도(sampling validity), 외관 타당도(face validity)라고도 한다. 측정도구가 측정하고자 하는 분야의 내용을 적절히 포함하고 있는가? 하는 것으로 특정분야의 지식을 검증하는 경우와 심리−사회적 성향의 측정에 중요하다.

② 준거 타당도(criterion validity)

측정도구에 의한 점수와 어떤 기준 간의 관련성을 찾는 실용적인 접근법이다. 측정도구가 이론적 성향이나 추상적 속성을 측정하고 있는가에 대해서는 관심이 없으며 측정도구에 의한 점수가 어떤 기준점수와 일치한다면 준거 타당도가 높다고 말할 수 있다. 준거 타당도의 조건은 주요 측정도구로 측정한 점수와 비교하고 신뢰할 수 있는 타당성 있는 기준을 세워야 한다.

⊙ 예측 타당도(predictive validity)

미래의 어떤 기준을 근거로 행위 또는 수행능력 차이를 구별해 낼 수 있는 도구의 능력을 뜻한다. 현재의 도구가 미래의 어떤 성취도 정도를 적절하게 예측할 수 있는 측정도구인지를 가려내는 타당도이다.

   ⓒ 동시 타당도(concurrent validity)

    시간적인 차원에서만 예측 타당도와 다르다. 측정도구에 의한 측정결과가 대상의 현재 상태를 올바르게 구분할 수 있느냐를 다루는 것이다. 공인 타당도라고도 한다.

  ③ 구성 타당도(construct validity)

   측정도구가 어떤 개념 또는 구성을 측정하고 있는가? 하는 질문과 관계가 깊다. 추상적인 개념일수록 구성 타당도를 입증하기가 어렵고 준거관련 타당도를 측정하기도 어렵다.

  ④ 얼굴 타당도(face validity)

   도구가 측정하고자 하는 내용을 포함하고 있는가를 확인하기 위해 대상자 또는 동료에게 설문지 내용을 검토하도록 요구하는 방법이다. 외관 타당도라고도 한다.

(11) 신뢰도와 타당도와의 관계

어떤 측정 도구는 신뢰도는 있지만 타당도는 없을 수도 있다. 그러나 타당도가 있는 측정도구는 반드시 신뢰도가 있기 마련이다.

(12) 측정도구에 대한 평가기준

  ① 효율성(efficiency)

   2개 이상의 도구가 모두 신뢰도를 인정받을 수 있는 수준 이상이면 도구에 포함된 문항 수가 적은 도구일수록 효율성이 높다고 할 수 있다.

  ② 민감성(sensitivity)

   각 개인이 소유하고 있는 속성의 정도를 얼마나 구별할 수 있느냐에 관한 것으로 문항분석법을 이용해서 평가한다. Alpha의 분석기법 중에서 각 문항과 전체 문항의 상관계수 또는 해당문항을 제외시켰을 때의 α계수를 보면 그 문항의 민감성을 알 수 있다.

  ③ 객관성(objectivity)

   한 도구를 여러 계측자가 이용하여 동일 대상자에게서 측정할 때 동일하거나 유사한 점수를 내는 정도를 말한다. 일반적으로 생리적 측정도구는 객관성이 높고 관찰법은 주관적인 경우가 많다. 도구는 가능한 객관적으로 만들어져야 한다.

  ④ 속도(speed)

   측정과정의 적정 시간을 확인해야 한다. 너무 시간이 오래 걸리면 지루하여 정확하게 응답하지 않는 경향이 있어 신뢰도가 낮다.

  ⑤ 반동성(reactivity)

   가능한 한 도구는 측정될 속성에 영향을 미치지 않도록 해야 한다. 자신의 속성이 측정된다는 사실을 알게 됨으로써 과잉반응을 할 수 있다.

  ⑥ 간결성(simplicity)

   다른 것이 동일하다면 간결한 도구가 복잡한 도구보다 바람직하다. 복잡한 도구일수록 오차의 위험성이 크기 때문이다.

⑦ 종합

적절한 측정 도구를 개발하는 것은 간호학 연구에서 가장 어려운 문제이다. 간호와 관련된 좋은 도구를 개발하고 적용하는 것이 간호학에서 앞으로의 큰 이슈이다.

제4장 연구자료의 분석

제1절 통계분석을 위한 자료준비

1. 통계분석의 의미와 유형

(1) 통계분석의 필요성

수집된 자료에 의미를 주는 과정에서 필요한 것이 통계적 방법이다. 사실에 대한 정확한 추정을 기초로 한 과학적 분석이 통계분석이다.

(2) 통계분석의 종류

① 기술통계(descriptive statistics)와 추론통계(inferential statistics)

    ㉠ 기술통계(서술통계) : 기술통계의 목적은 한 표본의 양상을 기술하는 데 있으며, 분포로부터 원점수를 취해 다루기 쉬운 형태로 자료들을 요약한다. 모집단에 대한 개념은 없으며, 있는 그 자체에만 관심이 있다.

    ㉡ 추론통계(유추통계) : 표본의 통계치를 가지고 모집단의 모수를 추정해서 표본연구의 결과를 일반화하는데 사용되는 통계 방법이다. 한 sample을 가지고 population 특징을 추정한다.

② 모수통계(parametric statistics)와 비모수통계(non-parametric statistics)

    ㉠ 모수통계 : 변량분석에서는 모집단분포가 정상분포일 것과 변량의 동일성 가정이 필요하다. 이 모든 검증은 모수와 관련되어 있고 모수에 관한 가정을 요구하기 때문에 모수통계라고 한다.

    ㉡ 비모수통계 : 비모수통계는 구체적인 모수에 관한 가설을 세우지 않고 모분포에 관한 가정도 거의 하지 않는다. 후자의 이유로 비모수통계를 분포에 무관한 검증이라고 한다. 그 이유는 점수들이 정상분포에서 나왔다는 가정을 요구하지 않기 때문이다.

2. 통계분석을 위한 자료의 준비 및 검토

(1) 수집자료의 편집

수집된 자료는 정비하여 사용할 수 있도록 준비가 필요하다. 일차적으로 수집한 자료를 검토하는 과정으로 수집된 자료의 완전성, 누락 등을 확인한다. 생리적인 기록 등을 수집한 이후에도 기계적 결함으로 혹시나 측정에 오류가 있는지 등을 수집 즉시 확인하는 것이 좋다. 마지막으로 수집된 자료들이 연구의 타당성기준에 맞는지 확인해야 한다. 연구자가 초기에 세운 표본 규칙과 다른 응답자가 발생할 수도 있다.

(2) 기호화(coding)

자료를 분석하기 위해서 원자료(raw data)를 컴퓨터에서 이용 가능한 기호로 바꾸는 과정을 기호화(coding, 코딩)라고 한다. 통계분석을 위한 다양한 프로그램들은 수치화된 데이터를 이용하여 자료를 처리한다.

(3) 코딩북 작성

코딩북은 한 연구 내에 포함된 모든 분석 대상 변수들의 약칭과 코딩원칙을 정하여 기록한 목록이다. 자료를 코딩하는데 약속한 규칙을 모두 외우기 어렵고, 여러 사람이 코딩을 하는 경우 코딩북을 만들면 자료수집 후 코딩 시 실수를 줄일 수 있다.

(4) 자료검토

코딩 이후, 분석작업에 앞서 수집한 자료들이 가설을 검정하기에 타당하며 신뢰성이 있는지 검토해야 한다. 수집한 자료의 타당도와 신뢰도가 낮다고 평가되면 그 자료를 버리고 다시 연구를 시행해야 한다.

제 2 절 서술통계

1. 서술통계의 기능

서술통계는 현상이나 집단의 여러 가지 수량적 특징이나 양상을 있는 그대로 기술하는데 사용한다.

2. 일원적 서술통계 방법

(1) 도수분포표(frequency distribution table, 빈도분포표)

조사연구나 검사에서 얻어진 무질서한 원자료를 간단하게 정리, 조직하여서 제시하는 것

① 계급(class)/계급 구간(class interval)
계급은 자료가 취하는 전체 범위를 몇 개의 소집단으로 나눈 것을 말하며, 계급 구간(class interval)은 그 계급의 간격을 뜻한다.

② 빈도(frequency) : 되풀이되어 일어나는 정도이다.

③ 누적 빈도(cumulative frequency) : 어떤 계급에 해당하는 빈도를 포함해서 그 이하 또는 그 이상에 있는 모든 빈도를 합한 것이다.

> 현 계급의 도수 + 현 계급 다음에 표시된 도수 = 값

④ 백분율(percent)
백분비라고도 한다. 전체의 수량을 100으로 하여, 생각하는 수량이 그중 몇이 되는가를 가리키는 수(퍼센트)로 나타낸다.

⑤ 누적 백분율(cumulative percent)

한 집단에서 어떤 계급 이상 혹은 이하에 해당하는 누적빈도가 관찰대상 중 얼마만큼의 비율을 차지하고 있는가 말해준다.

(2) 백분위(percentile)

한 분포에서 정해진 특정 기준 안에 포함되는 점수 값이다. 백분위 점수는 점수들의 분포 상에서 어떤 일정한 백분위에 해당하는 사례가 그 점수 미만에 놓여 있을 때, 백분위에 해당하는 점수이다.

(3) 도표와 그래프

척도 수준(measurement level)에 맞는 그래프를 선정한다.

① 막대 그래프(bar graph)

직사각형으로 표현하며, 가장 단순한 형태로 명목변수나 서열변수를 위해 사용된다.

② 히스토그램(histogram)

직사각형으로 표시하지만, 막대 그래프와는 달리 y축에는 서열척도와 동간척도로 측정된 자료의 빈도를 나타내고, x축에는 연속적인 항목이나 계급 간격을 표시한다.

③ 선 그래프(frequency polygon)

등간 또는 비율변수를 위한 것으로 히스토그램과 같지만, 더 부드럽게 보인다. 모든 자료에 대해서 히스토그램과 선 그래프는 전체영역이 100%로 같다.

④ 원 그래프(pie chart)

하나의 원이 질적인 변수들의 백분율에 의해 나누어진다. 원 그래프를 만들 때 1%는 원의 $3.6°$를 의미하며, 100%는 원 전체를 포함한다.

⑤ 줄기-잎 그림(stem-and-leaf display)

자료의 순위와 크기를 동시에 보여주고 분포의 형태에 대해 통찰력을 제공하는 탐색적 자료 분석 방법이다.

(4) 중심화 경향(central tendency, 대표값)

주어진 자료들의 대표적 경향을 밝혀주고 그 특징을 대표하는 통계량이다.

① 평균값(mean)

평균은 모든 측정값을 합산한 후 연구 대상자 수로 나눈 값으로 중심화 경향 측정에서 가장 많이 사용된다.

② 중앙값(median)

한 집단에서 얻은 점수 또는 측정치를 그 크기 순서대로 정렬했을 때 중간에 위치하는 값을 말한다.

③ 최빈값(mode)

가장 빈도가 많은 분포 또는 도수가 가장 많은 곳의 측정값을 뜻한다.

(5) 분산도(variability, 산포도)

① 범위(range)

　㉠ 분포에서 가장 큰 점수에서 가장 적은 점수를 뺀 것이다.

　㉡ 범위 = 높은 점수 – 낮은 점수

　㉢ 범위는 점수가 얼마나 퍼져있는지를 가장 확실하게 설명하는 방법이다.

　㉣ 문제점 : 양 극단값에 의해 범위를 구하므로 그 외에 다른 점수를 무시하게 된다.

② 사분위수(quartile), 사분위 범위(interquartile range)

사분위수는 측정값을 낮은 순에서 높은 순으로 정렬한 후 4등분했을 때 각 등위에 해당하는 값을 의미한다.

③ 표준편차(standard deviation)

표준편차(SD)는 개별 측정값이 평균을 중심으로 얼마나 떨어져 있는가를 알려준다.

④ 평균편차(mean deviation)

측정치와 산술평균과의 차이들의 평균이다.

(6) 정규분포

① 표준분포곡선(normal distribution curve)과 그 특징

평균, 중앙값, 최빈값이 곡선의 가운데에 일치하는 종 모양의 대칭적 분포로 표본을 통한 통계적 추정 및 가설검정이론의 기본이 된다.

② 비대칭도

분포의 형태가 정규분포에서 얼마나 벗어나 있는지 알아보는 방법이다.

　㉠ 왜도

　　ⓐ 분포의 치우침 정도를 의미한다.

　　ⓑ 왼쪽으로 치우침 : 왜도 값이 양수로 나타남

　　ⓒ 오른쪽으로 치우침 : 왜도 값이 음수로 나타남

　㉡ 첨도

　　ⓐ 봉우리의 높이를 의미

　　ⓑ 봉우리가 정규분포보다 높다 : 첨도가 양수

　　ⓒ 봉우리가 정규분포보다 낮다 : 첨도가 음수

③ 표준 점수(standard score-z score)

표본에서 각 사례들의 점수가 평균으로부터 떨어진 거리를 표준편차로 나눈 값을 표준 점수라고 하고 종류로는 z점수, t점수 등이 있는데 이 중 가장 많이 쓰이는 것은 z점수이다.

[z score 분포의 특징]

정상분포 곡선의 특징　+	① 평균이 '0'이다 ② 표준편차가 '1'이다

④ 표준 정규분포 곡선(standard normal distribution curve)과 면적비율(proportion areas)

많은 경우 정규분포의 확률은 분포표를 통해서 구하게 되는데 평균과 분산이 다양하기 때문에 각 경우에 맞는 모든 분포표를 만드는 것은 불가능한 일이다.

따라서 변수를 표준화할 필요가 있다. 다양한 형태의 정규분포를 유일한 하나의 분포로 만든 것을 표준정규분포라고 한다. 표준정규분포란 유일한 분포로서 평균이 0, 표준편차는 1이며, 중심 경향값이 모두 일치하고 평균을 중심으로 좌우대칭이다.

3. 이원적 서술통계 방법

(1) 분할표(contingency table)

각 개체를 어떤 특성에 따라 분류할 때에 얻어지는 자료 정리표이다.

(2) 상관관계(correlation)

① 개념

두 변인 사이의 관계를 측정하고 기술하는데 사용되는 한 통계 방법이다. 하나의 변수가 다른 변수와 어느 정도 밀접한 관련성을 갖고 변화하는지를 알아보며, 변수 간의 관계를 탐색하려는 방법이며 탐색연구에서 관련성의 존재 여부를 확인하거나 가설검증연구에서 특정 관계에 대한 가설을 검증하기 위하여 사용된다.

② 방향(정적 또는 부적 상관)

㉠ 관계는 정적(+) 또는 부적(-)일 수 있다.

㉡ 정적 상관은 X, Y가 같은 방향으로 변하고 부적 상관은 X, Y가 반대 방향으로 변함을 뜻한다.

㉢ 상관의 부호(+ 또는 -)는 방향을 나타낸다.

③ 상관의 강도(상관계수 : Pearson's correlation coefficient = r)

㉠ 상관의 강도는 자료점들이 특별한 형태에 일치하는 정도를 측정한다.

㉡ 1의 상관은 완전한 일치를, 0의 상관은 전혀 일치하지 않는 정도를 나타낸다.

㉢ 범위 : from +1.00 via .00 to -1.00

제 3 절 추론통계

1. 추론통계(inferential statistics)란?

모집단으로부터 얻어진 한 표본 내의 정보에 기초해서 모집단의 특성을 예측하기 위해 사용하는 통계이다.

2. 추론통계의 기본 개념

(1) 표집분포(sampling distribution)와 표준오차(standard error)

① 표집분포

모집단에서 추출할 수 있는 모든 가능한 표본을 특정한 크기만큼 선택해 구한 통계치의 분포이다.

② 표준오차

평균의 표준편차이다. 추정량의 정도를 나타내는 측도로써, 표본분포의 표준편차를 말한다.

(2) 확률(probability)과 유의수준(significant level $-\alpha$)의 개념과 의미

① 확률

확률은 연구집단 간의 차이가 우연의 결과일 가능성을 말한다. 확률 p = .05란 100번 중 우연이 발생될 확률이 다섯 번임을 의미하고, 확률 p = .01은 100번 중 우연 발생 가능성이 한 번임을 의미하며, 확률 p = .001은 1,000번 중 우연이 발생될 확률이 한 번임을 의미한다.

② 유의수준

오류의 허용수준으로 집단 간의 차이가 변수의 조작이나 중재가 아닌 우연에 의해 발생할 확률과 비교하기 위해 사용된다. 일반적으로 사용되는 유의수준은 0.05이다.

(3) 모집단(parameters)과 표본(statistics)

① 모집단 : 연구자가 연구하고 싶은 집단의 모든 구성원을 의미한다.

② 표본 : 관찰을 위해 추출된 모집단의 일부분이다.

(4) 영가설(null hypothesis)과 대체가설(alternative hypothesis)

① 영가설

영가설은 연구자의 주장과 반대되는 진술이며 연구목적은 영가설을 기각하는 데 있다. 영가설은 둘 또는 그 이상의 모수치 간에 '차이가 없다.' 혹은 '관계가 없다.'라고 진술하는 가설 형태를 말한다.

② 대체가설

연구문제에 대한 잠정적인 대답으로서 변수의 관계성에 대한 일반적 진술이다. 따라서 연구의 목적은 대체가설을 수락하는데 있다.

(5) 통계적 추정(statistical estimation)

통계량을 사용하여 모집단의 모수를 구체적으로 추측하는 과정으로 추정의 결과 계산된 통계량을 추정량(estimator)이라고 한다. 모수를 하나의 값으로 추정하는 점 추정과 범위를 제공하는 구간 추정으로 구분한다.

① 점 추정(point estimation)

표본으로부터 계산된 하나의 통계량으로 모수를 추정하는 것으로 모수에 대해 가장 그럴 듯한 하나의 값을 찾는 과정이다. 어떤 모수에 대해서든 다수의 여러 추정값을 산출하는 것이 가능하다. 좋은 추정값은 다음의 두 가지 성질을 가지고 있어야 한다.

    ㉠ 불편성(unbiased)

      좋은 추정량은 모수가 중심에 위치하게 되는 표본분포를 가지고 있어야 한다.

    ㉡ 최소표본오차(small standard error)

      좋은 추정량은 다른 추정량에 비해 더 작은 표본오차를 가지고 있어야 한다.

② 구간 추정(interval estimation)

미리 할당된 확률을 가지고 모수를 포함할 수 있는 구간을 표본으로부터 계산하는 것이다. 즉 모수가 포함되리라 믿어지는 일련의 구간을 찾는 과정이다. 구간 추정은 0.95 등의 확률을 가지고 모수가 포함되도록 구성되며, 이와 같이 어떤 믿음의 정도를 나타내기 때문에 신뢰 구간(confidence interval)이라고 한다.

모수에 대한 가장 믿을만한 값들로 이루어진 구간을 신뢰구간이라고 하며, 이와 같은 방법으로 모수가 포함될 구간을 만들어낼 확률을 신뢰수준(confidence level)이라고 한다. 1에 가까운 값을 사용하며 대부분 0.95를 사용한다.

3. 통계 처리 과정에서의 오류

(1) 제1종 오류(type 1 error $-\alpha$)

사실은 유의미하지 않는데 '유의미하다'고 결론을 내리는 것을 의미한다. 흔히 α-error라고 한다. 제1종 오류는 유의수준을 변화시킴으로써 감소시킬 수 있다.

(2) 제2종 오류(type 2 error $-\beta$)

사실은 유의미한데, '유의미하지 않다'고 결론을 내리는 것을 의미한다. 영가설이 오류일 때 영가설을 채택하는 오류로서 β-error라고 한다.

4. 추리 통계에서의 가설 검증의 단계

① 수집된 자료가 추론통계의 기본 가정을 만족시켰는지 확인한다.

② 영가설과 대체가설 설정

대체가설 설정 시 연구 가설을 참조하여 one-tailed test 또는 two-tailed test 중 하나를 선택한다.

③ 가설 검증에 적절한 통계분석 방법을 선택한다.

④ 유의수준 결정 및 표본 크기에 따른 자유도를 계산한다.

⑤ 선택한 통계방법을 이용하여 수집된 자료를 분석한다. 즉, 선택한 통계방법의 계산 통계치(calculated statistical value)를 얻는다.

⑥ 유의수준과 자유도 또는 비교집단의 숫자를 이용하여 통계도표에서 결정적 기준 통계치를 찾는다.

⑦ 계산 통계치와 결정적 기준 통계치를 비교하여 영가설의 기각 여부를 결정한다.

⑧ 유의도 수준에 맞추어 연구가설에 관한 결론을 내린다.

5. 개인차(평균치 사용) 비교를 위한 추론통계 방법

(1) Student's t-test(t-test, t-검정) : 두 집단의 평균치 비교 시 사용(3가지 종류)

① 독립표본 t검정

각기 다른 두 모집단의 속성인 평균을 비교하기 위하여 두 모집단을 대표하는 표본들을 독립적으로 추출하여 표본 평균들의 비교를 통하여 모집단 간의 유사성을 검정하는 방법이다.

② 대응표본 t검정

한 집단에서 어떤 변수를 처치 전후의 차이를 알아보기 위해 반복 측정하여 반복 측정된 두 값들의 평균에 차이가 있는지를 검증하는 방법이다.

③ 단일표본 t검정

한 sample에서 구해진 평균이 모집단의 평균이나 가설의 평균과 같은지 다른지를 본다.

(2) 분산분석(변량분석, ANalysis Of VAriance – ANOVA)

두 집단 이상의 평균치 비교 시 사용한다. 일명 F-test라고도 한다.

① 일원 분산분석(one-way ANOVA)

t-검증은 두 집단 간의 평균값 차이를 비교하는 반면 ANOVA는 세 집단 이상의 평균값 차이를 비교하는 데에 이용된다. ANOVA의 전체분산은 독립변수에 의한 분산과 연구 대상자의 개인적 차이 및 측정오차에 의한 분산의 두 가지로 구성되어 있다.

② 다원 분산분석(multiple-way ANOVA)

한 개 이상의 독립변수와 한 개의 종속변수 두 개 이상의 독립변수가 종속변수에 미치는 효과를 분석하는 통계적 방법이다.

③ 집단 간 평균차이의 유의성 검증(multiple comparison procedure)

변량분석 결과 유의미한 F 통계치를 얻었어도, 어느 집단 간에 유의미한 차이가 있다는 세부적인 내용은 알 수가 없다. 따라서 집단 간의 평균치를 개별적으로 비교하여 그 차이에 대한 유의성을 확인해야 한다. 분산과정을 통해 영가설이 기각된 경우라도 여러 개 집단 중 어느 집단과 어느 집단의 평균에 차이가 있었는지를 알기 위해 추후검증으로 다중 비교분석을 시행함으로써 해결된다.

6. 상관관계를 이용한 추론통계

(1) 상관계수 계산과 유의도 확인

상관계수의 크기는 −1.0과 1.0 사이에 존재한다. 상관계수가 −1.0인 경우는 두 값이 완전히 반대방향으로 움직이는 것을 의미하고, +1.0인 경우는 완전히 같은 방향으로 움직이는 관계를 의미한다. 보통 −1.0이나 +1.0 사이에 위치한다.

유의도 수준이란 제1종 오류를 범할 가능성을 말하며, 유의도 수준의 선택이란 제1종 오류를 범할 가능성을 결정하는 것으로서 0.05와 0.01의 유의도 수준이 가장 빈번하게 사용되는 수준이다. 유의도 수준 0.01은 0.05에 비해 제1종 오류를 범할 가능성이 한층 더 낮아지지만 α에 대한 최소한의 채택수준은 0.05이다. 상관계수 r은 다음의 성질을 가지고 있다.

① $-1 \leq r \leq 1$
② $r > 0$: X의 값이 증가함에 따라 Y의 값도 이에 비례하여 증가하는 경향이 있고 이를 양의 상관이라 한다.
③ $r < 0$: X의 값이 증가함에 따라 Y의 값은 이에 반비례하여 감소하는 경향이 있으며 음의 상관이라 한다.
④ $r = 0$: 상관이 없는 무상관이다.

(2) 회귀분석(regression : simple or multiple)

회귀분석은 독립변수와 종속변수사이에 어떤 관계식이 성립하는지를 찾아내는 분석방법이다. 회귀분석이 분산분석과 다른 점은 회귀분석은 주로 모든 변수가 정량적인 값을 가질 때 사용된다. 회귀분석은 이처럼 종속변수의 예측뿐만 아니라 가설이나 이론으로 알려진 가설적 함수관계의 타당성(validity)을 검정하기 위해서도 이용된다.

7. 비모수 통계방법(non-parametric statistics)

(1) 비모수 통계의 특징

표본이 작은 경우와 같이 모집단이 정규분포를 이룬다는 가정을 할 수 없는 경우에 사용하는 방법이다.
맨-휘트니검정과 같은 많은 통계적 절차들은 데이터의 분포에 관한 가정이 불필요하다. 비모수 검정은 분포-자유검정(distribution-free tests)이라고 부른다. 일반적으로 모수검정이 사용하기에 적당하지 못하다고 판정될 때 비모수검정을 사용하는 것이 좋다.

(2) 카이제곱 검정(chi-squared test)

카이제곱 검정법은 비모수 검정에 속하며 두 개 이상의 유목을 갖는 유목변수 또는 서열변수 간의 관계에 대한 통계적 유의성을 검정하는 데에 이용된다. 즉 두 범주형 변수가 서로 상관이 있는지 독립인지를 판단하는 통계적 검정방법을 카이제곱 검정이라 한다.

(3) 스피어만 상관 계수(Spearman's rank correlation coefficient)

비모수적인 방법으로 서열척도로 측정된 두 변수 사이의 관계를 파악하기 위해 사용한다. 서열척도 및 비율척도로 측정된 두 변수 중 정규분포를 이루지 못하는 변수가 하나라도 있는 경우 Pearson correlation 대신 스피어만 상관 검정을 해야 한다. 비모수적 방법에서는 정규성을 가정하지 않으므로 독립성 검정 대신에 두 변수 사이의 연관성을 검정하게 된다. 두 변인 간 관계방향의 단측성(one-sided)을 측정한다.

(4) 맨-휘트니 U 검정(Mann-Whitney U test)

두 집단의 평균값에 통계적으로 유의한 차이가 있는가를 분석하기 위해 t-검정을 이용한다. 그러나 등간척도 또는 비율척도와 같은 연속척도로 측정된 값이라도 정규분포를 이루지 못하거나 서열척도로 측정된 자료에 대해 두 집단 간의 차이를 검정하기 위해 비모수 검정 방법인 Mann-Whitney U test를 이용한다.

(5) 윌콕슨 부호 순위 검정(Wilcoxon rank sum test)

정규분포를 이루지 못하거나 서열척도로 측정된 자료에 대해 동일 집단에 대한 처치 전후의 차이를 비교하기 위해 비모수 검정법인 Wilcoxon 부호 순위 검정을 이용한다. 두 모집단의 평균의 차에 대한 검정을 할 때, t-검정을 사용하는데 필요한 두 모집단의 정규분포와 공통 분산의 가정을 만족시키지 못할 경우 사용하는 방법이다.

(6) 크루스칼 왈리스 검정(Kruskal-Wallis test)

서열척도로 측정된 변수와 정규분포를 이루지 못하는 등간 및 비율척도로 측정된 연속자료의 분석에 이용된다. 즉 2개 이상의 모집단의 중심위치를 비교하는데 있어서 정규분포를 한다는 가정을 할 수 없을 때 사용하는 방법이다.

(7) 프리드먼 검정(Friedman test)

정규성이 없는 한 개의 집단에서 3개 이상의 측정 결과를 분석하는 통계 방법으로서 대응 K-표본이라고도 한다.

제 5 장　연구보고서 작성 및 발표

제1절　연구결과의 해석 및 보고

1. 분석과 해석의 의미
   ① 분석의 의미
   　주어진 가설을 검정하고 계획된 분석과정을 통해 통계적으로 자료를 배치하는 것
   ② 해석의 의미
   　㉠ 협의의 해석 : 해당 연구에서 변수 간의 관계만 해석하는 것
   　㉡ 광의의 해석 : 연구결과를 관계된 이론 또는 다른 연구결과들과 비교하는 것

2. 연구결과의 해석·논의

(1) 연구결과의 해석

① 연구결과 해석 시 유의할 점

㉠ 연구방법의 적합성을 충분히 검토해야 한다.

㉡ 측정자료의 신뢰성을 검토해야 한다.(변수측정의 신뢰도)

② 긍정적 연구결과의 해석

㉠ 결과가 기존사실을 지지한 경우 가설을 설정할 때 이미 고찰한 이론적 기틀이나 선행 연구결과에 따라서 해석해야 한다.

㉡ 통계적 유의성에 관한 신중한 검토, 대안적 해석의 가능성 점검, 연구방법의 적합성 확인(가설이 입증되어 결과가 지지가 될지라도 결론을 이끌어 내는 데는 신중해야 함)

③ 부정적 혹은 중립적 연구결과의 해석

연구가설이 지지가 되지 못했을 때, 연구결과가 가설에서 예측한 대로 나오지 않은 이유를 밝혀야 하기 때문에 주의가 필요하다.

④ 부정적 결과의 이유

㉠ 연구 방법상 오류로 인한 것이다

㉡ 연구가설의 근거가 된 이론이나 개념화 과정, 설정된 가설 자체의 오류로 인한 것이 많다.

⑤ 기타 문제

일반화 정도와 추후 연구를 제언, 연구결과의 간호실무 적용 등을 논의해야 한다.

(2) 결론

결론에 포함되어야 하는 내용은 다음과 같다.

① 연구문제는 무엇인가?

② 해답을 얻은 질문과 해답을 얻지 못한 질문은 무엇인가?

③ 주어진 연구문제의 해답을 얻기 위해 다른 방법으로 할 수 있거나 해야 할 것은 무엇인가?

④ 결과를 일반화할 수 없는 이유가 있는가?

⑤ 연구결과를 간호 실무에 직접 적용할 수 없거나 적용할 수 있는 이유가 있는가?

(3) 논문의 심사 기준

① 연구주제의 적절성

연구주제가 해당학문 분야에 적절하며 필요한 것인가, 얼마나 독창적인가, 그리고 논리가 설득력이 있는가를 고려한다.

② 연구방법의 타당성

㉠ 문헌 고찰 연구(review article)

해당 주제와 관련한 다른 연구를 충분히 고찰하였는가를 본다.(관련 주제 타학문 분야와의 비교 및 최신내용 고찰여부)

ⓛ 양적 방법을 이용한 경험 연구(quantitative research)

표집 방법, 표본의 특성, 크기 등의 적절성, 실험 및 조사 절차는 타당한지, 자료를 분석하는데 적용한 통계 방법은 적절한지, 연구내용이 논리적이고 내적 일관성을 유지하고 있는지를 고려한다.

ⓒ 질적 방법을 이용한 경험연구(qualitative research)

연구 대상(사람, 장면, 시기 등을 포함)이 적절하게 선정되었는지, 그리고 연구 절차 및 분석방법이 타당한지를 고려한다.

③ 연구결과 및 논의의 적절성

연구결과가 갖고 있는 함축적 의미(통계적 의미와 실제적 의미)를 적절히 해석하고 있는지, 세부결과 간의 유기적 관계를 기술하는 방식이 일관성과 논리적인 응집성을 갖추었는지, 해당 연구결과를 기존 관련 연구와 충분히 비교·해석하였는지, 그리고 전반적인 연구결과를 창의적이고 풍부하게 해석하였는지를 고려한다.

④ 학문적 기여도

학문적·이론적 발전에 기여하는 부분이 어느 정도인가를 본다.

⑤ 실용적 기여도

실용적인 적용 면에 기여하는 부분이 어느 정도인가를 본다.

⑥ 논문 작성의 적절성

어휘 선정 및 편집 방침 등 정량적인 평가를 한다.

3. 연구결과의 발표

(1) 연구보고서의 양식

어느 학문 분야를 막론하고 연구보고서를 작성하는 방법은 거의 유사하다. 다른 점이 있다면 일반적으로 참고문헌을 인용하거나 나열하는 양식이 약간 다르다. 최근의 경향으로는 보고서 작성 양식의 표준화를 위해 미국 심리학회에서 제정한 APA 양식이 간호학에서 널리 채택되고 있다. 미국 심리학회의 양식을 기준으로 연구보고서 작성요령을 소개한다.

(2) 표지(title page)

① 연구제목 : 짧지만 연구의 내용을 포괄적으로 설명해주어야 한다.
② 연구자 이름
③ 연구자 소속단체 이름

(3) 초록(abstract)

포함시켜야 할 내용 : 연구의 주제 또는 목적, 연구방법, 연구결과, 결론

(4) 서론(introduction)

포함시켜야 할 내용 : 연구의 주제와 목적, 연구주제에 관한 이론적인 배경, 연구주제와 관련된 문헌고찰, 가설

(5) 연구방법(method)

아래와 같은 4개의 subheading과 함께 자세한 설명을 한다.

① 설계 ② 피험자 또는 참가자 ③ 도구 ④ 절차

(6) 결과(results)

① 자료 분석을 위한 자료 파일(data file)을 어떻게 준비하였는지를 기술한다.
② 자료 분석을 위해 사용된 통계방법에 대해서 자세히 기술한다.
③ 자료 분석 결과를 일반적으로 table이나 figure로 요약한다.
④ 자료 분석 결과는 의미를 부여하거나 해석을 하지 않고 기술한다.

(7) 논의(discussion)

① 결과에 관한 자세한 해석과 결과가 포함하고 있는 의미를 기술한다.
② 서론에서 제시한 가설의 검증 여부를 기술한다.
③ 결과와 문헌고찰 내용을 비교한다.
④ 연구자가 인용한 이론의 지지 여부를 논의한다.
⑤ 연구 결과의 적용범위와 일반화의 범위에 대해서 논의한다.
⑥ 연구의 한계점에 대해서 논의한다.
⑦ 앞으로 이 분야의 연구를 위한 학술적인 제언을 한다.

(8) 참고문헌(references)

인용된 참고문헌을 일정한 양식에 따라 작성한다.

(9) 부록(appendices)

연구에 사용된 질문지, 실험기구의 사진 등 원문에 포함시킬 수 없는 자료를 부록으로 첨부한다.

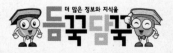

여기서 멈출 거예요? 고지가 바로 눈앞에 있어요.
마지막 한 걸음까지 시대에듀가 함께할게요!

시대에듀

명품 독학사
한번에
Pass!

독학사 학위취득 끝판왕!

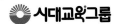

시험장에 가져가는
- -
독학사 핵심요약집
간호학과 4단계 간호연구방법론

명장명품을 위하여
(주)시대고시기획

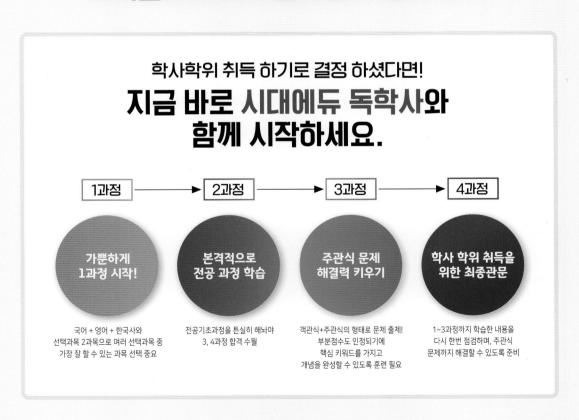